医药卫生高等职业教育改革创新教材

液体与其他制剂技术及设备

（供药学类及相关专业使用）

主　编　郝晶晶

主　审　邹　兵

副主编　杨宗发　赵春霞

编　者　（以姓氏笔画为序）

王峥业　杨宗发　李　伟　李海亮

赵春霞　郝晶晶　康金华　魏增余

中国医药科技出版社

内容提要

本书是医药卫生高等职业教育改革创新教材之一。依据制药企业液体及其他制剂生产岗位要求，划分为制药用水的生产、小容量注射剂的生产、大容量注射剂的生产、粉针剂的生产、其他制剂生产5个项目，每个项目又下设工作任务。将理论与实践有机地结合，突出教学与实践岗位的对接，充分体现了基于工作过程系统化的职业教育特点。

本书可供医药卫生高等职业院校药学专业及相关专业使用，也可作为药品生产企业员工培训教材。

图书在版编目（CIP）数据

液体与其他制剂技术及设备 / 郝晶晶主编. —北京：中国医药科技出版社，2014. 10

医药卫生高等职业教育改革创新教材

ISBN 978-7-5067-6833-7

Ⅰ. ①液… Ⅱ. ①郝… Ⅲ. ①制剂—高等职业教育—教材 Ⅳ. ① R943

中国版本图书馆 CIP 数据核字（2014）第 112769 号

美术编辑 陈君杞

版式设计 郭小平

出版 中国医药科技出版社

地址 北京市海淀区文慧园北路甲 22 号

邮编 100082

电话 发行：010-62227427 邮购：010-62236938

网址 www.cmstp.com

规格 787×1092mm 1/16

印张 19¾

字数 354 千字

版次 2014 年 10 月第 1 版

印次 2018 年 7 月第 2 次印刷

印刷 北京市密东印刷有限公司

经销 全国各地新华书店

书号 ISBN 978-7-5067-6833-7

定价 49. 00 元

前言
PREFACE

本套教材供医药卫生高等职业院校药学专业及相关专业教学使用，也可以作为药品生产企业员工培训教材。《液体与其他制剂技术及设备》内容丰富，特色鲜明，突出实践，重在应用，充分体现了基于工作过程系统化的职业教育特点，体现“四个创新”。

1. 体例创新 按照工作过程设计，依据制药企业液体及其他制剂生产岗位要求，划分为制药用水的生产、小容量注射剂的生产、大容量注射剂的生产等五个工作项目；每个工作项目又下设难度递增的工作任务，每个工作任务均按照资讯、计划、实施、评价等过程设计；将理论与实践有机地结合，突出教学与实践岗位的对接。

2. 内容创新

（1）教学项目的选择，涵盖了液体及其他制剂生产典型工作任务，依据原料易得、应用广泛、方法新颖、设备先进的原则，选择相应的制剂品种的生产为载体，反映新知识、新技术、新工艺和新方法。

（2）以生产合格的产品为纽带，按照制剂生产工艺编制教学模块，模块教学过程中将知识、技能与情感态度有机整合在学生实践过程中，教学内容对接药物制剂工职业资格标准和医药行业规范，教材中编制的生产工艺规程、设备操作规程、生产记录等文件符合国家GMP要求，与岗位对接。

（3）注重发挥学生的主体作用，以引导学生小组合作式训练为主，以教师指导为辅，培养学生团队合作意识。

3. 结构创新 教材编写严格反映工作逻辑，按照学生的认知规律由浅入深编排教学内容，体现模块化和系列化。

4. 呈现形式创新 教材中教学设备增加了部分实物图和原理图，并配置了图解。

本教材由郝晶晶（北京卫生职业学院）担任主编，负责全书的内容、体例设计及全书统稿和终稿审定。赵春霞（北京卫生职业学院）担任副主编，与郝晶晶共同负责编写项目四；杨宗发（重庆医药高等专科学校）担任副主编，负责编写项目三及任务9；魏增余（江苏省连云港中医药高等职业技术学校）负责编写项目一；李伟（北京卫生职业学院）与康金华（北京卫生职业学院）共同负责编写项目二；李海亮（北京卫生职业学院）负责编写任务10；王峥业（江苏省徐州医药高等职业学校）负责编写任务11；全书由华润双鹤药业股份有限公司邹兵担任主审。

本教材编写过程中得到了主编单位北京卫生职业学院及各参编同志所在学校的热情关怀和大力支持，部分图片及操作内容引自相关设备厂家的宣传材料和说明书，在此一并感谢。因编者水平所限，缺点错误在所难免，敬请批评指正，以利再版时改正和提高。

编 者

2014年5月

目录
CONTENTS

项目一 制药用水的生产

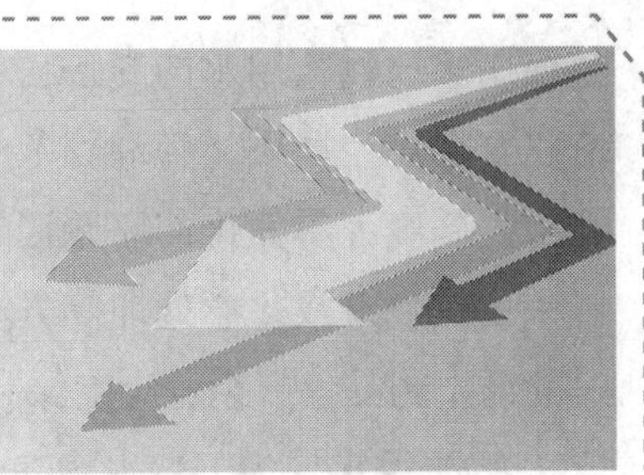

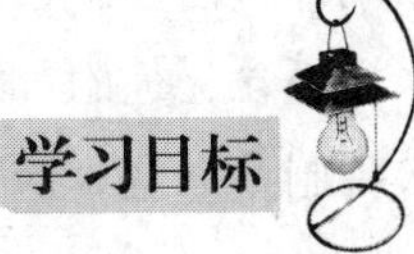

学习目标

知识目标

通过纯化水、注射用水的生产任务，掌握制药用水的类别、用途和水质要求，掌握纯化水、注射用水的制备工艺；熟悉制药用水的贮存要求；了解制药用水在制剂生产过程中的应用。

能力要求

通过完成本项目任务，熟练掌握纯化水、注射用水的生产过程、各岗位操作及清洁规程、设备维护及保养规程；学会纯化水、注射用水的生产设备的操作、清洁和日常维护及保养，学会正确填写生产记录。

任务 1 纯化水的生产

·任务资讯·

一、制药用水概述

（一）制药用水的种类

水是药物生产中用量大、使用广的一种辅料，用于生产过程及药物制剂的制备。《中国药典》二部中所收载的制药用水，因其使用的范围不同而分为饮用水、纯化水、注射用水及灭菌注射用水。一般应根据各生产工序或使用目的与要求选用适宜的制药用水。制药用水的制备从系统设计、材质选择、制备过程、贮存、分配和使用均应符合药品生产质量管理规范的要求。制水系统应经过验证，并建立日常监控、检测和报告制度，有完善的原始记录备查。制药用水系统应定期进行清洗与消毒，消毒可以采用热处理或化学处理等方法。采用的消毒方法以及化学处理后消毒剂的去除应经过验证。药品生产企业应确保制药用水的质量符合预期用途的要求。

1. 饮用水 为天然水经净化处理所得的水，其质量必须符合现行中华人民共和国国家标准《生活饮用水卫生标准》，通常为制药用水的原水。

2. 纯化水 为饮用水经蒸馏法、离子交换法、反渗透法或其他适宜的方法制得的制药用水，不含任何附加剂。其质量应符合《中国药典》二部纯化水项下的规定。纯化水有多种制备方法，应严格监测各生产环节，防止微生物污染，确保使用点的水质。

3. 注射用水 为纯化水经蒸馏所得的水，应符合细菌内毒素试验要求。注射用水必须在防止细菌内毒素产生的设计条件下生产、贮藏及分装。其质量应符合注射用水项下的规定。为保证注射用水的质量，应减少原水中的细菌内毒素，监控蒸馏法制备注射用水的各生产环节，并防止微生物的污染。应定期清洗与消毒注射用水系统。注射用水的储存方式和静态储存期限应经过验证确保水质符合质量要求，例如可以在80℃以上保温或70℃以上保温循环或4℃以下的状态下存放。

4. 灭菌注射用水 为注射用水按照注射剂生产工艺制备所得。不含任何添加剂。主要用于注射用灭菌粉末的溶剂或注射剂的稀释剂。其质量应符合《中国药典》二部灭菌注射用水项下的规定。灭菌注射用水灌装规格应适应临床需要，避免大规格、多次使用造成的污染。

（二）制药用水的应用

各类制药用水的主要用途见表1–1。

表1–1 制药用水的主要用途

类别	主要用途
饮用水	药品包装材料粗洗用水、中药材和中药饮片的清洗、浸润、提取用水；作为药材净制时的漂洗、制药用具的粗洗用水；除另有规定外，也可作为药材的提取溶剂；制备纯化水的水源
纯化水	非无菌药品的配料、直接接触药品的设备、器具和包装材料最后一次洗涤用水、非无菌原料药精制工艺用水、制备注射用水的水源、直接接触非最终灭菌棉织品的包装材料粗洗用水等；可作为配制普通药物制剂用的溶剂或试验用水；可作为中药注射剂、滴眼剂等灭菌制剂所用饮片的提取溶剂；口服、外用制剂配制用溶剂或稀释剂；非灭菌制剂用器具的精洗用水；可作为非灭菌制剂所用饮片的提取溶剂
注射用水	直接接触无菌药品的包装材料的最后一次精洗用水、无菌原料药精制工艺用水、直接接触无菌原料药的包装材料的最后洗涤用水、无菌制剂的配料用水等；注射用水可作为配制注射剂、滴眼剂等的溶剂或稀释剂及容器的精洗
灭菌注射用水	注射用无菌粉末的溶剂或注射剂的稀释剂

二、制药用水的质量要求

制药用水的质量因种类的不同要求有所不同，其中饮用水应符合《生活饮用水卫生标准》（GB5749－2006）；纯化水与注射用水应符合《中国药典》二部的相关规定，见表1-2；灭菌注射用水除符合注射用水的质量要求外，还应符合注射剂项下的有关规定。

表1-2　纯化水与注射用水检验项目

检验项目	纯化水	注射用水	灭菌注射用水
酸碱度	符合规定		
pH		5.0～7.0	5.0～7.0
硝酸盐	＜0.000006%	同纯化水	同注射用水
亚硝酸盐	＜0.000002%	同纯化水	同注射用水
氨	＜0.00003%	＜0.00002%	同注射用水
电导率	应符合规定	同纯化水	同注射用水
总有机碳	不得过0.50mg/L	同纯化水	
二氧化碳			符合规定
易氧化物	符合规定		符合规定
不挥发物	100ml中残渣≤1mg	同纯化水	同注射用水
重金属	＜0.00001%	同纯化水	同注射用水
细菌内毒素		每1ml含量＜0.25EU	同注射用水
微生物限度	≤100个	≤10个	同注射用水

三、纯化水的制备技术

纯化水质量应符合《中国药典》二部的相关规定。纯化水制备系统的配置方式通常情况下根据地域和水源的不同而不同，应根据不同的原水水质情况进行分析与计算，然后配置相应的组件来依次把各指标处理到允许的范围之内。目前常用的制备技术有离子交换法、电渗析法、反渗透法、蒸馏法等。主要配置方式如图1-1所示。生产纯化水的常用设备有电热式蒸馏水器、离子交换器、电渗析器、反渗透器及超滤器等，它们既可单独使用，也可联合应用。目前制药行业常用设备一般采用反渗透制水装置。

（一）离子交换法

离子交换是溶液同带有可交换离子（阳离子或阴离子）的不溶性固体物接触时，溶液中的阳离子或阴离子代替固体物中的相反离子的过程。凡具有交换离子能力的物质，均成为离子交换剂。有机合成的离子交换剂又称为离子交换树脂，能与阳离子交

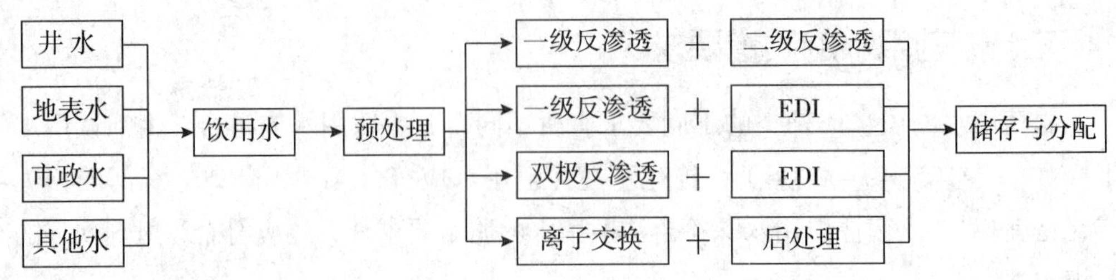

图1-1　纯化水制备方法

换的树脂称为阳离子交换树脂，能与阴离子交换的树脂称为阴离子交换树脂。

1. 基本原理　离子交换法制备纯化水，就是利用阳、阴离子交换树脂上的极性基团分别同水中存在的各种阳离子与阴离子进行交换，达到纯化水的目的，同时对细菌和热原也有一定的去除作用。一般常用的合成离子交换剂的价格比较高昂，必须再生重复使用。再生过程受化学平衡中离子交换平衡常数的制约，时常要加入比理论值过量的再生剂。因此，在下一次离子交换循环前，要把柱内的再生剂淋洗干净。

2. 离子交换循环操作　包括反洗、再生、淋洗和交换几个步骤：①反洗。反洗是离子交换剂再生前的准备步骤，目的是使床层扩大和重新调整，把水中滤出的杂物、污物清洗排出，以便液流分配的更均匀。清洗液一般用水，因其价廉易得。②再生。一般说来，用一价的再生剂洗脱一价离子时，再生剂的浓度对再生的影响较小。用一价再生剂洗脱树脂上的二价离子时，增加再生剂的浓度，可提高洗脱的效果。通常再生剂浓度取5%～10%，最高不超过30%（偶有取高至33%的）。要防止再生剂再生时生成沉淀，填塞床层，宜先用稀的再生剂，逐渐再用浓的再生剂洗脱。③淋洗。树脂再生后，须将过量的再生剂淋洗干净。再生剂置换出来后，可提高淋洗速度，以减少淋洗时间。④交换。交换时要维持床层的结构正常，避免产生沟流和空洞。如果进料浓度过高，可能使树脂脱水，以致床层过度紧缩，使树脂受到损伤。固体树脂加入床层时，要考虑树脂的溶胀，如溶胀速度过大，将使树脂破裂。一般装柱时，应将树脂溶胀至体积稳定后，再行装入，以免床层内树脂颗粒之间受到过大的压力。

3. 离子交换器的基本结构　离子交换器的基本结构是离子交换柱。离子交换柱常用有机玻璃或内衬橡胶的钢制圆筒制成。一般产水量在$5m^3/h$以下时，常用有机玻璃制造，其柱高与柱径之比为（5～10）：1；产水量较大时，材质多为钢衬胶或复合玻璃钢的有机玻璃，其柱高与柱径之比为（2～5）：1。如图1-2所示，在每只离子交换柱的上、下端分别有一块布水板，此外，从柱的顶部至底部分别设有：进水口、上排污口、树脂装入口；树脂排出口、下出水口、下排污口等。在运行操作中，其作用分别如下：①进水口（上出水口），在正常工作和淋洗树脂时，用于进水。②上排污口，在空柱状态，进水、松动和混合树脂时，用于排气；逆流再生和返洗时，用于排污。③上布水板，在返洗时，防止树脂溢出，保证布水均匀。④树脂装入口，用于进料、补充和更换新树脂。⑤树脂排出口，用于排放树脂（树脂的输入和卸出均可采用水输送）。⑥下布水板，在正常工作时，防止树脂漏出，保证出水均匀。⑦下排污口，松动和混合树脂时，作压缩空气的入口；淋洗时，用于排污。⑧下出水口，经过交换完毕的水由此口出，进入下道程序；逆流再生时，作再生液的进口。

阳柱及阴柱内离子交换树脂的填充量一般占柱高的2/3。混合柱中阴离子交换树脂与阳离子交换树脂通常按照2∶1的比例混合，填充量一般占柱高的3/5。

新树脂投入使用前，应进行预处理及转型。当离子交换器运行一周期后，树脂达到交换平衡，失去交换能力，则需活化再生。所用酸、碱液平时贮存在单独的贮罐，用时由专用输液泵输送，由出水口向交换柱输入，由上排污口排出。

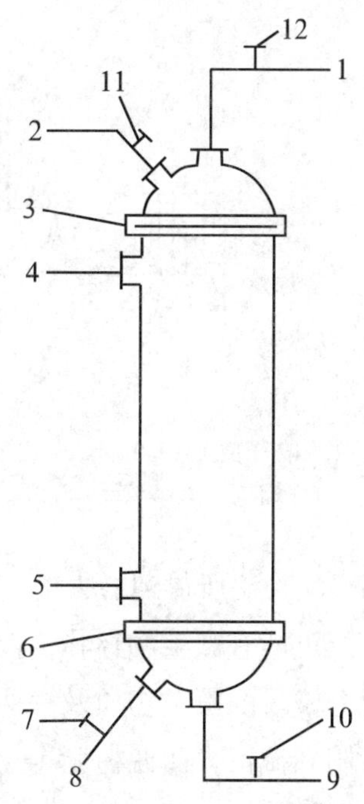

图1–2 离子交换柱结构示意

1. 进水口 2. 上排污口 3. 上布水板 4. 树脂装入口 5. 树脂排出口 6. 下布水板 7. 淋洗排水阀 8. 下排污口 9. 下出水口 10. 出水阀 11. 排气阀 12. 进水阀

由于水中杂质种类繁多，故在进行离子交换除杂时，既备有阴离子树脂也备有阳离子树脂，或是在装有混合树脂的离子交换器中进行。

4. 树脂床的组合 树脂床按照组合方式分四种：①单床，树脂柱内只放阳离子交换树脂或阴离子交换树脂；②复床，为一柱阳树脂与一柱阴树脂组成；③混合床，为阳、阴树脂以一定的比例混合均匀装入同一柱内；④联合床，为复床与混合床串联。为了保证纯化水质量，在实际应用上很少采用复床系统。在医院及药厂中多采用混合床系统或联合床系统。图1–3所示为成套离子交换法制备纯水设备的装置示意。

原水先通过过滤器，以除去水中的有机物、固体颗粒、细菌及其他杂质，根据水源情况选择不同的过滤滤芯，如丙纶线绕管、陶瓷砂芯、各种折叠式滤芯等，原水先从阳离子交换柱顶部进入柱体后，经过一个上布水器，抵达树脂粒子层，经与树脂粒子充分接触，将水中的阳离子和树脂上的氢离子进行交换，并结合成无机酸，交换后的水呈酸性。当水进入阴离子交换柱时，利用树脂去除水中的阴离子，同时生成水。原水在经过阳离子交换柱和阴离子交换柱后，得到了初步的净化。然后，再进入混合离子交换柱后，方作为产品纯化水引出使用。

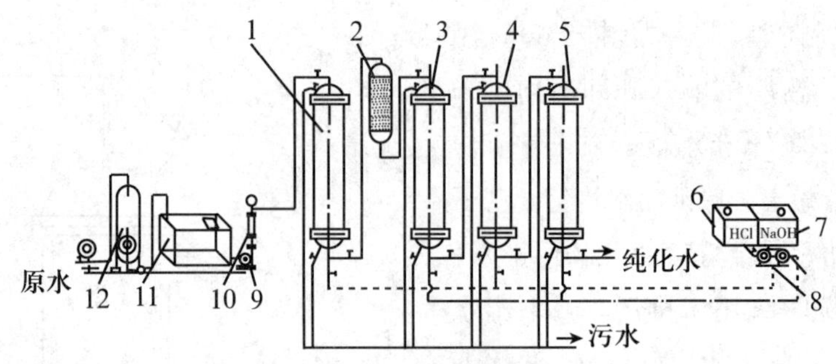

图1-3 离子交换法制纯水设备的装置示意

1. 阳离子交换柱 2. 除二氧化碳器 3. 阴离子交换柱 4. 混合离子交换柱 5. 再生柱 6. 酸液罐 7. 碱液罐 8. 输液泵 9. 泵 10. 转子流量计 11. 贮水箱 12. 过滤器

用离子交换法所得到的去离子水在250℃时的电阻率可达10MΩ·cm以上，但是由于树脂床层可能有微生物存在，以致使水含有热原。特别是树脂本身可能释放有机物质，如低分子量的胺类物质及一些大分子有机物（腐殖土、鞣酸、木质素等）均可能被树脂吸附和截留，而使树脂毒化，这是用离子交换法进行水处理时可能引起水质下降的重要原因。

用电渗析和离子交换的组合工艺取代单一离子交换工艺，可节省酸、碱用量50%～90%，不仅降低了制水成本，而且操作简便，减少了酸、碱废水的排放量。

（二）电渗析法

电渗析法是利用离子交换膜和直流电场的作用，从水溶液和其他不带电组分中分离带电离子组分的一种电化学分离过程。

1. 基本原理 如图1-4所示，在两极间交替放置着阴膜和阳膜，如在两膜所形成的隔室中充入含离子的水溶液（如NaCl水溶液），接上直流电源后，Na^+将向阴极移动，易通过阳膜却受到阴膜的阻挡而被截留在隔室2、4中。同理，Cl^-易通过阴膜而受到阳膜的阻挡在隔室2、4截留下来。其结果使2、4隔室水中离子浓度增加，一般称为浓缩室，与其相间的第3隔室离子浓度下降，一般称为淡化室。极室中发生电化学反应，与普通电极反应相同。

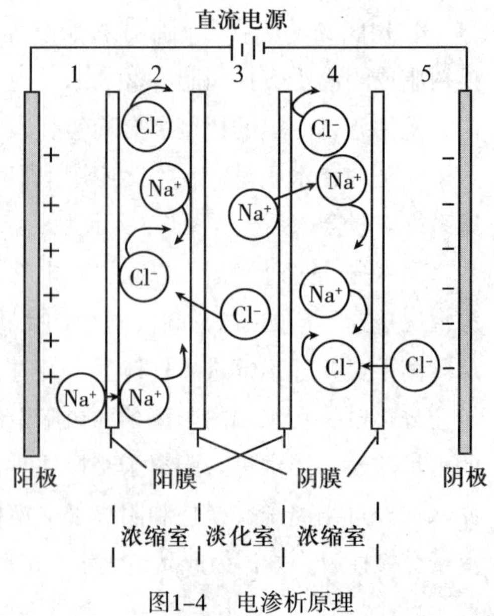

图1-4 电渗析原理

电渗析器主要是由阴、阳离子交换膜、隔板、电极框和上下压紧板等部分组成的，而且都为平板式结构，通常是按一张阴膜、隔板甲、一张阳膜和隔板乙的顺序依次交替排列，组成一个膜对，膜对是组成膜堆的基本单元。在膜和隔板框上开有若干个孔，当膜和隔板多层重叠排列在一起时，这些孔便构成了进出浓、淡液流的管状流道，其中浓液流道只与浓缩室相通；淡液流道只与淡化室（脱盐室）相通，这样分离后的浓、淡液自成系统，相互不会混流。如图1–5所示，这种电渗析器的优点是加工制造和部件更换都比较容易，便于清洗，其缺点是组装比较麻烦。

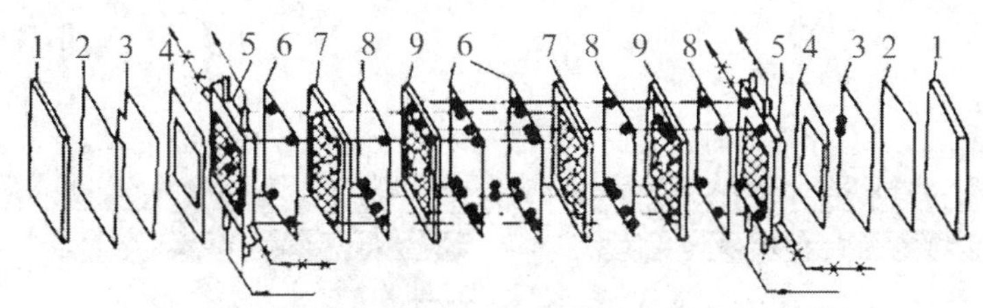

图1–5 电渗析器结构原理

1. 压紧板 2. 垫板 3. 电极 4. 垫圈 5. 极水隔板 6. 阳膜 7. 淡水隔板 8. 阴膜 9. 浓水隔板

2. 主要部件 电渗析器的主要部件包括电极、膜堆和预紧件三部分，其中，膜堆是电渗析器的主体，它由若干个膜对组成，每个膜对又主要由隔板和阴、阳离子交换膜组成。离子交换膜是电渗析器的主要部件，国内生产的有异相膜和均相膜两种：异相膜由离子交换树脂粉与成膜的惰性材料聚乙烯醇黏合制成；均相膜是将离子交换树脂的母体与成膜材料经化学结合而成的共聚体，它的组成均匀，电渗析效率较高，但机械强度不高，弹性差，易碎裂和污染。隔板是电渗析器中作为隔开膜与膜之间的支撑骨架以及流水通道之用，构成淡化室与浓缩室，以提高电渗析的效率。一般由聚氯乙烯塑料板制成，可分为有网板和无网板。电极是导入直流电源进行电渗析脱盐之用，它的质量好坏影响电渗析的效果，一般阳极以铂丝较好，亦可选用石墨或银等。阴极通常为不锈钢。

（三）反渗透法

1. 基本原理 反渗透法是指利用外界压力使水通过半透膜去除杂质，从而得到纯净的水的过程。其原理如图1–6所示。因为通常的渗透概念是指一种浓溶液向稀溶液的自然渗透（图1–6b），而靠外界压力使原水中的水透过膜，杂质被膜阻挡下来，使原水中的杂质浓度将越来越高，故称作反渗透（图1–6c）。

反渗透膜不仅可以阻挡截留细菌、病毒、热原、高分子有机物，还可以阻挡盐类及糖类等小分子。反渗透法制纯水时没有相变，故能耗较低。反渗透膜能使水透过的机理有许多假说，一般认为是反渗透膜对水的溶解扩散过程，水被膜表面优先吸附溶解，在压力作用下水在膜内快速移动，溶质不易被膜溶解，而且扩散系数也低于水分子，所以透过膜的水远多于溶质。

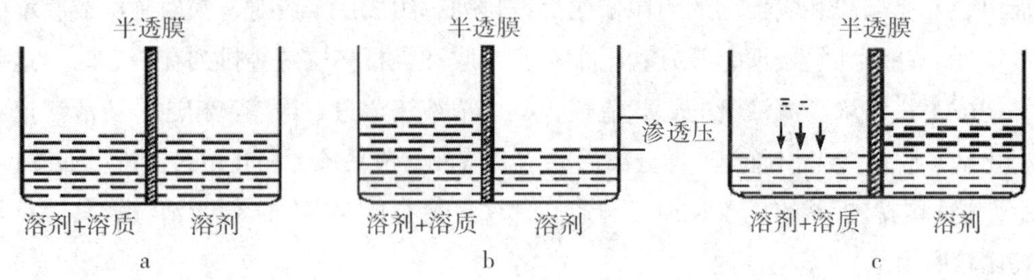

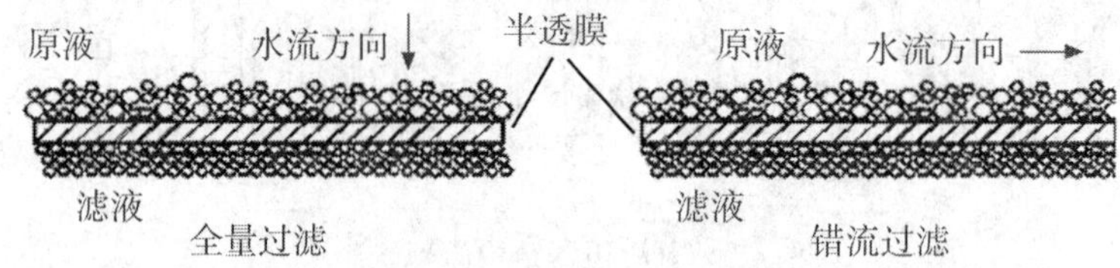

图1-6 反渗透原理示意

2. 反渗透装置组件 与一般微孔膜过滤装置的结构完全一样，但需要较高的压力（一般在2.5MPa～7MPa），所以结构强度要求高。水透过率较低，故一般反渗透装置中单位体积的膜面积要大。工业生产中使用较多的反渗透装置是螺旋卷式及中空纤维式结构。

（1）螺旋卷式反渗透组件 如图1-7、图1-8所示，螺旋卷式的结构是由中间为多空支撑材料、两边是膜的“双层结构”装配组成的。其中3个边沿被密封而黏结成膜袋状，另一个开放的边沿与一根多孔中心透过液收集管连接，在膜袋外部的原料液侧再垫一层网眼型间隔材料（隔网），也就是把膜-多孔支撑体-膜-原料液侧网依次叠合。

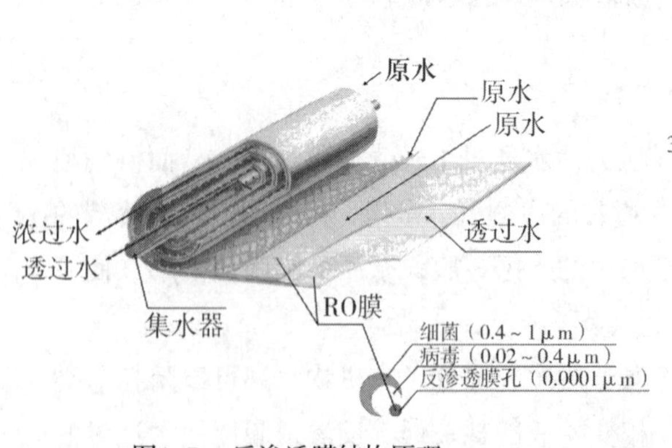

图1-7 反渗透膜结构原理

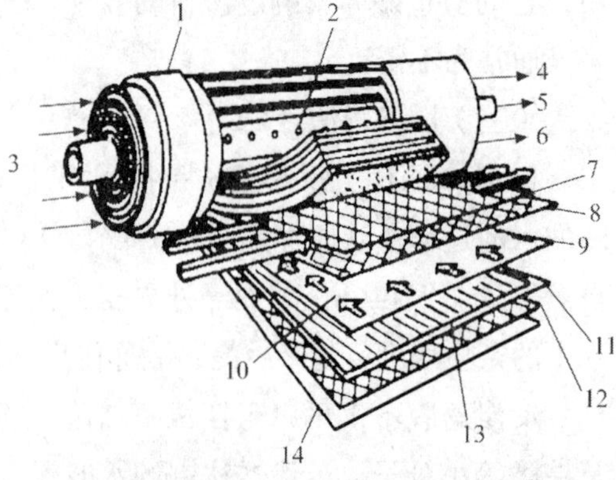

图1-8 螺旋卷式反渗透组件

1. 组件密封和壳体胶圈 2. 透过液收集管 3. 料液 4. 浓缩液 5. 透过液 6. 浓缩液 7. 料液隔网 8. 膜 9. 透过液隔网 10. 透过液流向 11. 膜 12. 料液隔网 13. 黏结线 14. 外罩

绕中心透过液收集管紧密地卷在一起，形成一个膜卷（或称膜元件）。再装进圆柱形压力容器里，构成一个螺旋卷式膜组件，原料从一端进入组件，沿轴向流动，在驱动力作用下易透过物沿径向渗透通过膜至中心管导出，另一端则为渗余物。

在实际使用中，可将几个（多达6个）膜卷的中心管密封串联起来再装入压力容器内，形成串联式膜组件单元，也可将若干个膜组件并联使用。

螺旋卷式反渗透组件结构紧凑，单位体积内膜的有效膜面积较大；制作工艺相对简单；安装、操作比较方便；适合在低流速、低压下操作，高压操作难度较大；在使用过程中，膜一旦被污染，不易清洗，因而对原料的前处理要求较高。

（2）中空纤维式反渗透组件　中空纤维式反渗透组件系将大量的中空纤维膜两端用黏合剂黏在一起，装入金属壳体内，做相应的密封，即成反渗透组件。这种组件的特点是膜与支撑体为一体的自承式，而且纤维的管径较细，外径为80～400 μm，内径为40～100 μm。单位组件体积中所具有的有效膜面积（即装填密度）很高，一般可达16000～30000m^2/m^3，高于其他所有组件形式，因此，单位膜面积的制造费用相对较低。

中空纤维式反渗透组件组装时把大量（有时是几十万根或更多）的中空纤维膜，弯成U形（图1-9）或做成管壳式换热器直管束（图1-10）那样的中空纤维束而装入圆筒形耐压容器内。纤维束的开口端用环氧树脂浇铸成管板。采用何种封装方式及原料液走壳程或管程取决于被用于分离料液的性质和何种分离过程。通常料液从内向外流动有利于保护选择性皮层，而从外向内流通可以获得更大的膜面积。

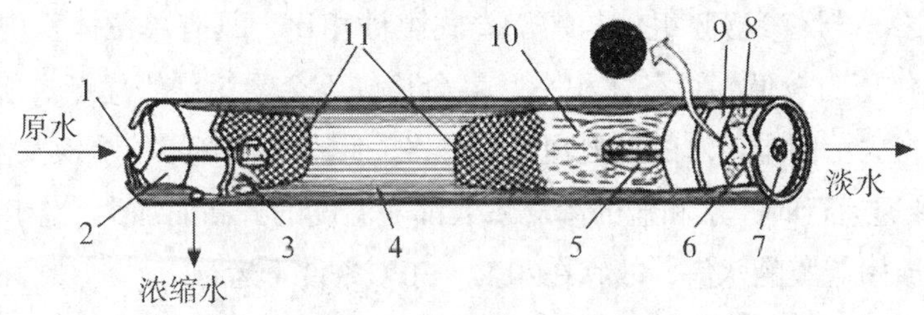

图1-9　中空纤维膜弯成U形

1，6. O形密封环　2，7. 端板　3，10. 中空纤维膜　4. 外壳
5. 原水分布管　8. 支撑管　9. 环氧树脂管板　11. 流动网格

高压原料液在中空纤维的外部流动有如下的好处：首先纤维壁承受外压的能力要比承受内压的能力大；其次，原料液在纤维的外部流动时，如果一旦纤维强度不够，只能被压瘪，直至中空内腔被堵死，但不会破裂，这就防止了透过液被原料液污染。反过来，若把原料液引入这样细的纤维内腔，则很难避免这种因破裂造成的污染。而且一旦发生这种现象，清洗将十分困难。不过，随着膜质量的提高和某些分离过程的需要（如为了防止浓差极化），也采用原料流体走中空纤维内腔（即内压型）的方式。

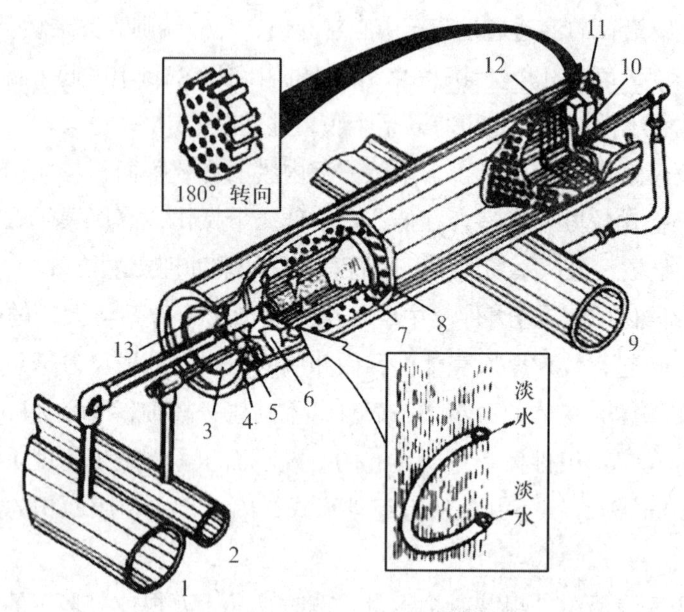

图1-10　中空纤维膜做成直管束

1. 供水管　2. 浓缩水管　3，10. 端板　4. 中心管　5. O形密封环　6. 隔板　7. 多孔分散管
8. 中空纤维膜　9. 透过水管　11. 多孔支撑板　12. 环氧树脂管板　13. 箍环

3. 反渗透装置的特点

（1）中空纤维反渗透膜组件与螺旋卷式组件相比，具有单位体积内膜面积大、结构紧凑、工作压力较低、设备体积小、寿命长、不会受污染等优点。但组件价格较高，膜堵塞时，去污困难，水的预处理要求严格，膜一旦破坏不能更换及修复。

（2）反渗透运行时，水和盐的渗透系数都随温度的升高而加大，温度过高，将会导致膜的压实或引起膜的水解，故宜在20℃～30℃条件下运行。

（3）透水量随压力的升高而加大，应根据盐类的含量、膜的透水性能及水的回收率来确定操作压力，一般在2.5MPa～7MPa。

（4）膜表面的盐浓度较高，以致同原液间产生浓差极化，阻力增加，透水增加，透水量下降，甚至引起盐在膜表面沉淀。为此，需要提高进液流速，保持湍流状态。

（5）反渗透膜使用条件较为苛刻，比如原水中悬浮物、有害化学元素、微生物等均会降低膜的使用效果，所以应用反渗透法时原水的预处理较为严格。

四、典型纯化水工艺流程与设备

目前制药企业普遍使用的纯化水制备工艺流程如图1-11、图1-12所示。

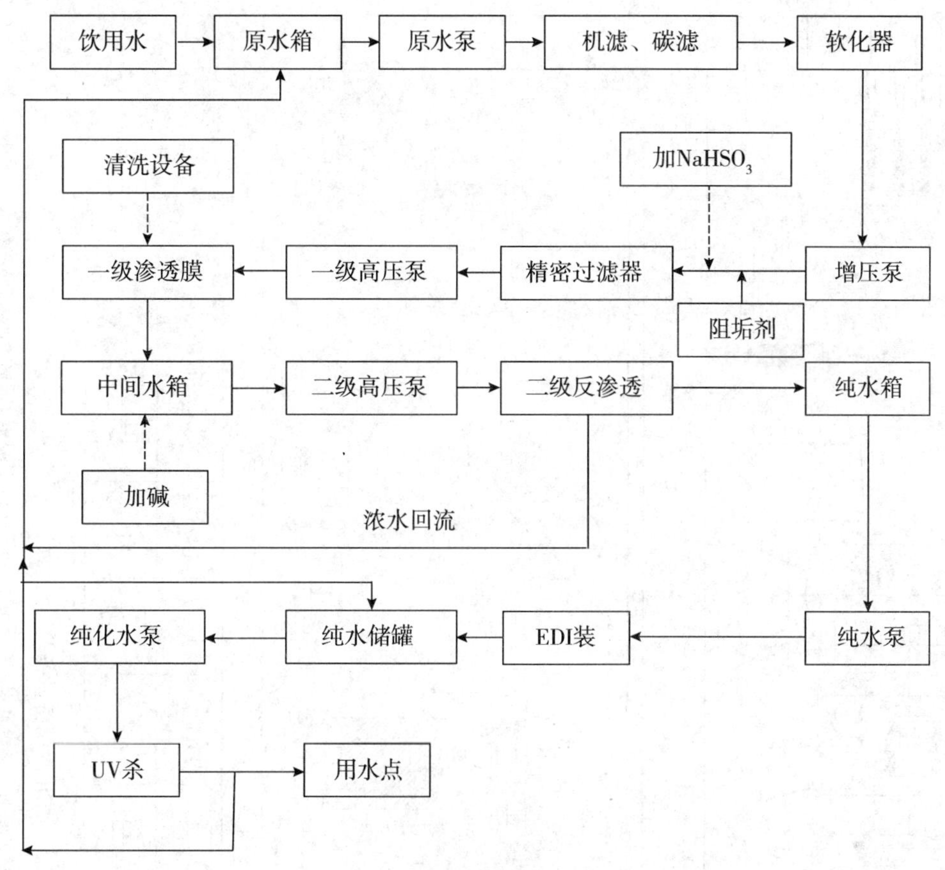

图1-11 典型纯化水制备工艺流程

反渗透制水设备（图1-13）是将原水经过精细过滤器、颗粒活性炭过滤器、压缩活性炭过滤器等，再通过泵加压，利用孔径为1/10000μm（相当于大肠埃希菌大小的1/6000，病毒的1/300）的反渗透膜（RO膜），使较高浓度的水变为低浓度水，同时将工业污染物、重金属、细菌、病毒等大量混入水中的杂质全部隔离除去，得到符合规定理化指标及卫生标准的水的相关设备设施。典型的反渗透系统包括反渗透给水泵、阻垢剂加药装置、还原剂加药装置、5μm精密过滤器、一级高压泵、一级反渗透装置、CO_2脱气装置或NaOH加药装置、二级高压泵、二级反渗透装置以及反渗透清洗装置等。

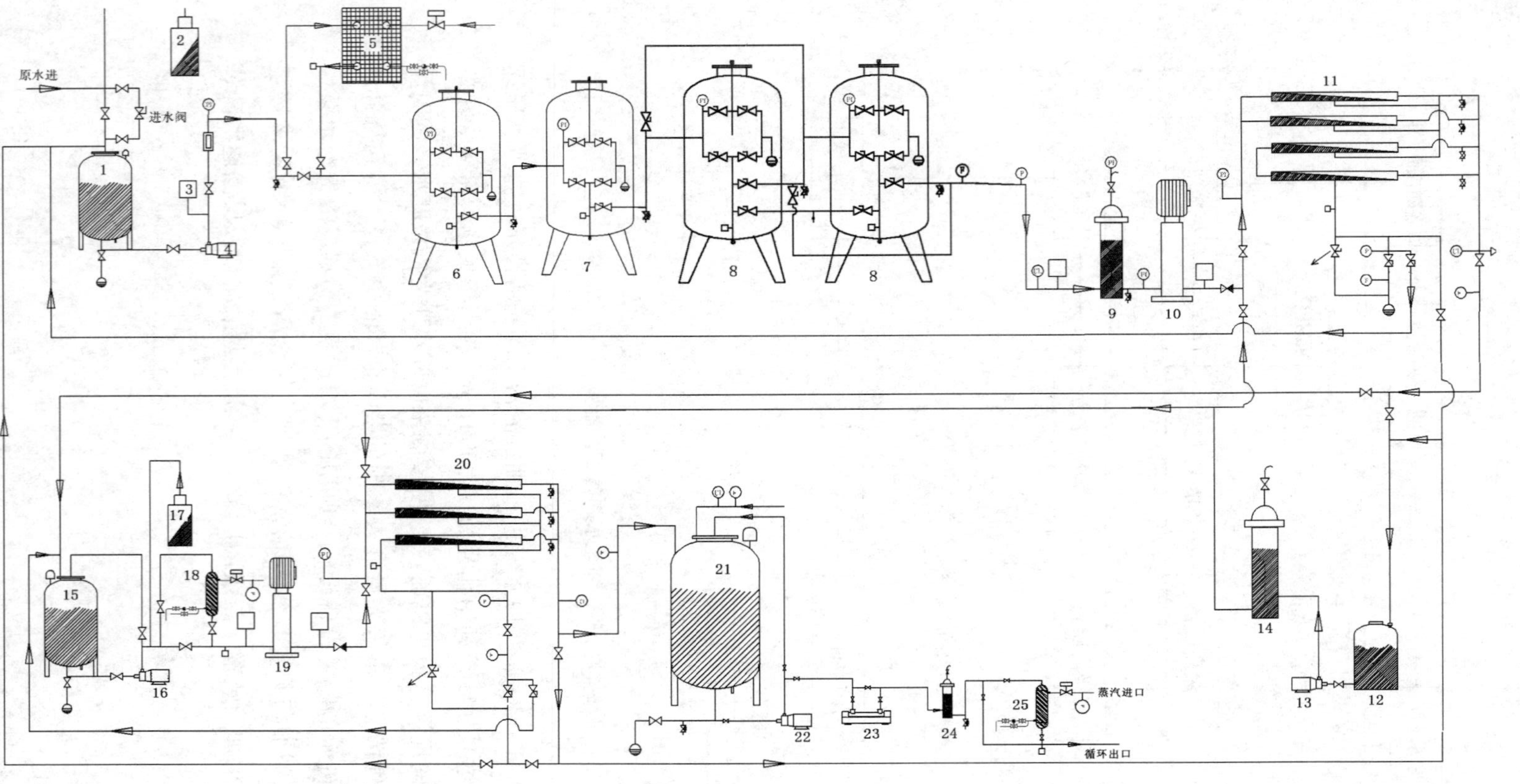

	隔膜阀		气动角座阀		压力开关	CL	电导仪		取样阀
	止回阀	PI	压力表		排水		流量计	FT	数显流量计探头

图1-12 纯化水制备设备及流程示意

1. 原水箱 2. 加药装置（絮凝剂） 3. 原水泵出口高压保护 4. 原水泵 5. 加热板 6. 多介质过滤器 7. 活性炭过滤器 8. 软化器 9. 保安过滤器 10. 一级高压泵 11. 一级反渗透装置 12. 清洗箱 13. 清洗泵 14. 药洗过滤器 15. 淡水箱 16. 淡水泵 17. 加NaOH装置 18. 换热器 19. 二级高压泵 20. 二级反渗透装置 21. 纯水箱 22. 纯水泵 23. 紫外灭菌器 24. 微孔过滤器 25. 换热器

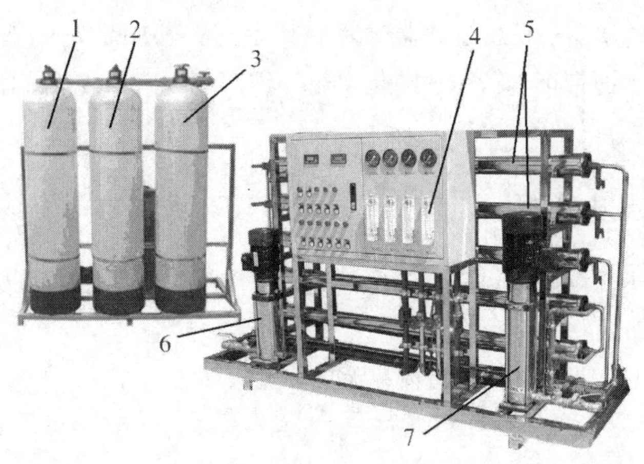

图1-13　反渗透制水设备实物

1. 多介质过滤器　2. 活性炭过滤器　3. 软化器　4. 流量计　5. 一级反渗透　6. 淡水泵　7. 纯水泵

工作任务

纯化水生产指令如表1-3所示。

表1-3　纯化水生产指令

<table>
<tr><td colspan="2">文件编号</td><td colspan="2"></td><td>生产车间</td><td colspan="2"></td></tr>
<tr><td>序号</td><td colspan="2">使用部门</td><td>用途</td><td>需求量</td><td colspan="2">需求时间</td></tr>
<tr><td>1</td><td colspan="2">水针剂车间</td><td>洗瓶</td><td>1000L</td><td colspan="2">年　月　日　时至
年　月　日　时</td></tr>
<tr><td></td><td colspan="2"></td><td></td><td></td><td colspan="2">年　月　日　时至
年　月　日　时</td></tr>
<tr><td colspan="2">起草人</td><td></td><td>审核人</td><td></td><td>批准人</td><td></td></tr>
<tr><td colspan="2">日期</td><td></td><td>日期</td><td></td><td>日期</td><td></td></tr>
</table>

任务分析

一、处方分析

纯化水符合《中国药典》二部纯化水项下的规定。纯化水可用于非无菌药品的配料、直接接触药品的设备、器具和包装材料最后一次洗涤用水，非无菌原料药精制工业用水、制备注射用水的水源，直接接触非最终灭菌棉织品的包装材料粗洗用水等。

二、工艺分析

按照纯化水的制备工艺要求，其生产过程为原水→原水加压泵→多介质过滤器→

活性炭过滤器→软水器→精密过滤器→第一级反渗透→pH调节→中间水箱→第二级反渗透（反渗透膜表面带正电荷）→纯化水箱→纯水泵→紫外线杀菌器→微孔过滤器→用水点。

三、质量标准分析

本品为饮用水经蒸馏法、离子交换法、反渗透法或其他适宜的方法制得的制药用水，不含任何添加剂。

1. 性状 本品为无色的澄清液体；无臭，无味。

2. 检查

（1）酸碱度 取本品10ml，加甲基红指示液2滴，不得显红色；另取10ml，加溴麝香草酚蓝指示液5滴，不得显蓝色。

（2）硝酸盐 取本品5ml置试管中，于水浴中冷却，加10%氯化钾溶液0. 4ml与0.1%二苯胺硫酸溶液0.1ml，摇匀，缓缓滴加硫酸5ml，摇匀，将试管于50℃水浴中放置15min，溶液产生的蓝色与标准硝酸盐溶液［取硝酸钾0.163g，加水溶解并稀释至100ml，摇匀，精密量取1ml，加水稀释成100ml，再精密量取10ml，加水稀释成100ml，摇匀，即得（每1ml相当于1μg NO_3^-）］0.3ml，加无硝酸盐的水4.7ml，用同一方法处理后的颜色比较，不得更深（0.000006%）。

（3）亚硝酸盐 本品10ml，置纳氏管中，加对氨基苯磺酰胺的稀盐酸溶液（1→100）1ml与盐酸萘乙二胺溶液（0.1→100）1ml，产生的粉红色，与标准亚硝酸盐溶液［取亚硝酸钠0.750g（按干燥品计算），加水溶解，稀释至100ml，摇匀，精密量取1ml，加水稀释成100ml，摇匀，再精密量取1ml，加水稀释成50ml，摇匀，即得（每1ml相当于1μg NO_2^-）］0.2ml，加无亚硝酸盐的水9.8ml，用同一方法处理后的颜色比较，不得更深（0.000 002%）。

（4）氨 取本品50ml，加碱性碘化汞钾试液2ml，放置15min；如显色，与氯化铵溶液（取氯化铵31.5mg，加无氨水适量使溶解并稀释成1000ml）1.5ml，加无氨水48ml与碱性碘化汞钾试液2ml制成的对照液比较，不得更深（0.00003%）。

（5）电导率 应符合规定（《中国药典》二部附录Ⅷ S），10℃，≤3.6μS/cm；20℃，≤4.3μS/cm；25℃，≤5.1μS/cm。

（6）总有机碳 不得过0. 50mg/L（《中国药典》二部附录Ⅷ R）

（7）易氧化物 取本品100ml，加稀硫酸10ml，煮沸后，加高锰酸钾滴定液（0.02mol/L）0.10ml，再煮沸10min，粉红色不得完全消失。

以上总有机碳和易氧化物两项可选做一项。

（8）不挥发物 本品100ml，置105℃恒重的蒸发皿中，在水浴上蒸干，并在105℃干燥至恒重，遗留残渣不得过1mg。

（9）重金属 取本品100ml，加水19ml，蒸发至20ml，放冷，加醋酸盐缓冲液（pH3.5）2ml与水适量使成25ml，加硫代乙酰胺试液2ml，摇匀，放置2min，与标准铅溶液1.0ml加水19ml用同一方法处理后的颜色比较，不得更深（0.00001%）。

（10）微生物限度 取本品，采用薄膜过滤法处理后，依法检查（《中国药典》二部附录ⅪJ），细菌、霉菌和酵母菌总数每1ml不得过100个。

3. 类别 溶剂、稀释剂。

4. 贮藏 密闭保存。

任务计划

按照制药用水生产步骤要求，将学生分成若干个班组，由组长带领本组成员认真学习各步骤环节要求，对工作任务进行讨论，并进行人员分工，对每位员工应完成的工作任务内容、完成时限和工作要求等做出计划（表1–4）。

表1–4 纯化水生产计划表

工作车间：		制剂名称：	规格：	
工作岗位	人员及分工	工作内容	工作要求	完成时限

任务实施

一、任务描述

按照生产指令，以反渗透法在指定时间运行纯化水设备生产纯化水1000L，备用。

二、岗位职责

1. 按规定着装，进岗后做好工作间、设备及个人清洁卫生，并做好操作前一切准备工作。

2. 严格按照《纯化水制备岗位操作法》、《二级反渗透纯水装置标准操作规程》、《二级反渗透纯水装置清洁保养操作规程》执行。按规定对纯水质量指标进行定期检测和送检，确保工艺用水的质量。

3. 定期检查贮罐备水情况，确保生产岗位工艺用水。

4. 当纯水质量达不到指标要求时，必须按规定对树脂床进行再生处理，直至纯水质量达标。

5. 制水设备、输送管道、贮罐进行清洁消毒，时刻保持操作现场环境卫生、工艺卫生。

6. 负责纯水所用设备的安全使用及日常保养，防止发生安全事故。

7. 自觉遵守生产工艺纪律，经常检查设备运转情况，非本设备操作人员不得乱动设备，操作时发现故障就及时上报，保证纯化水生产达到规定要求。

8. 按规定真实、及时填写各种记录，做到字迹清晰、内容真实、数据完整，不得任意涂改和撕毁。

9. 工作结束，及时按照清场标准操作规程做好清洁清场工作，并认真填写相应记录；做到岗位生产状态标志、设备状态标志、清洁状态标志等清晰无误。

三、岗位操作法

（一）生产前的准备

1. 检查清场合格标识，如果清场不合格，需要重新清场，并经QA检查人员检查合格后，填写合格证，才能继续操作；

2. 设备要有“合格”标志牌，“已清洁”状态标志；

3. 做好氯化物、铵盐、酸碱度的化验检测准备工作；

4. 按《纯水设备消毒规程》对设备、所需容器、工器具等进行消毒；

5. 悬挂本次设备运行状态标志，进入操作。

（二）操作

1. 预处理 按照反渗透法制备纯化水设备操作规程清洗多介质过滤器、活性炭过滤器；检查精密过滤器；正确启动设备。

2. 运行反渗透装置 预处理系统的阀门处于正确运行状态，开机，压力调节阀开至适宜角度，开淡水阀、浓水阀、电源开关；调节压力阀和浓水阀，使流量符合标准，各项检测指标合格。根据需要选择手动或自动开机运行。生产结束依次关闭运行方式，关闭增压泵、一级高压泵、二级高压泵、电源开关等。

（三）清场

按照《反渗透纯水制备设备清洁操作规程》、《制水车间清洁操作规程》对操作间、制水设备、工器具等进行清洁消毒，经QA人员检查合格后，发放清场合格证，副本悬挂于操作间指定位置。

（四）记录

及时填写纯化水生产记录，纯化水设备运行记录以及相关的清场记录等。

四、反渗透法纯化水设备组件及标准操作规程

（一）预处理

1. 原水桶 原水桶每月清洗一次。

2. 多介质过滤器 一般称为机械过滤器或砂滤器（图1–14），过滤介质为不同直径的石英砂分层填装，较大直径的介质通常位于过滤器顶端，水流自上而下通过逐渐精细的介质层。根据原水质情况在进水管道投加絮凝剂。其作用主要是降低水浊度，并且可以去除原水中的大颗粒、胶体、有机物以及泥沙等，以降低浊度对膜系统的影响，从而为后续的工序运行创造了有利条件。

[操作要点] ①反洗：开启V_3、V_4、V_1阀门，其余阀门关闭，开启原水泵，反洗5～15min。②正洗：开启V_1、V_2、V_5阀门，其余阀门关闭，开启原水泵，正洗时间5～10min。③运行；开启V_1、V_2、V_6阀门，其余阀门关闭，开启原水泵，运行时多介质过滤器内必须完全充满水。

[注] 多介质过滤器每运行2天，需反洗1~2次（先反洗后正洗，正洗完毕后再运行）。

3. 活性炭过滤器（多介质过滤器处于运行状态下进行） 活性炭过滤器（图1–15）中的活性炭具有大量的微孔和巨大的比表面积，具有极强的物理吸附能力。能够十分有效地吸附水中杂质，尤其是有机物和微生物。主要用于去除水中的游离氯、色度、微生物、有机物以及部分重金属等有害物质，以防止它们对反渗透膜系统造成影响。过滤介质通常由颗粒活性炭构成固定层。经过处理后的出水，余氯应<0.1ppm（$1ppm=10^{-6}$）。可以采用定期的巴氏消毒来保证活性炭的吸附作用。

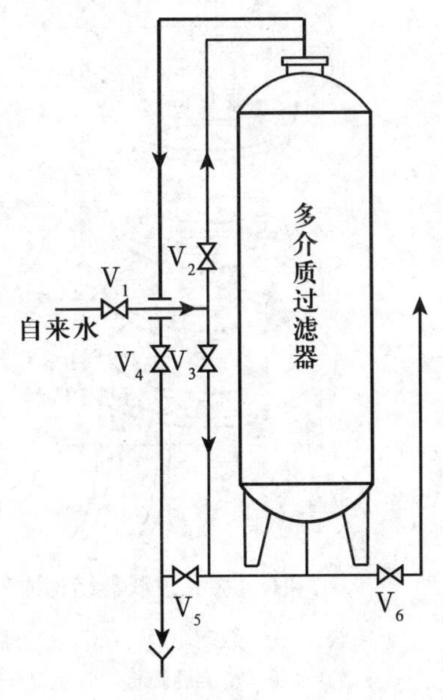

图1–14 多介质过滤器

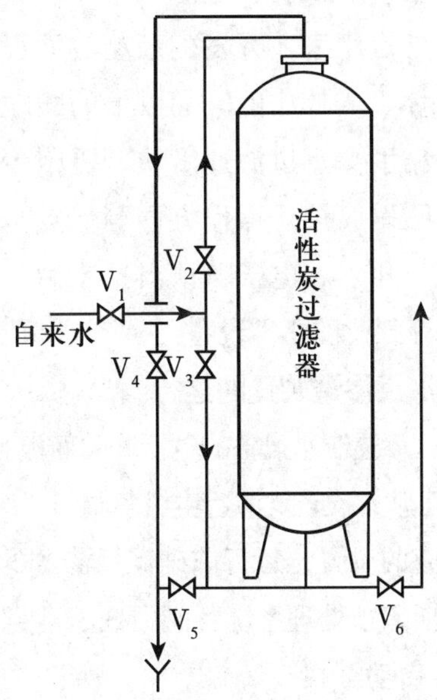

图1–15 活性炭过滤器

［**操作要点**］①反洗：开启V_3、V_4、V_1阀门，其余阀门关闭，开启原水泵，反洗时间5～15min。②正洗：开启V_1、V_2、V_5阀门，其余阀门关闭，开启原水泵，正洗时间5～10min。③运行；开启V_1、V_2、V_6阀门，其余阀门关闭，开启原水泵，运行时活性炭过滤器内必须完全充满水。

活性炭过滤器每运行2天，需反洗、正洗1~2次（先反洗后正洗）。因复合膜不耐余氯，活性炭过滤器的作用是除余氯，因此绝不能用未经过活性炭过滤器的水进入反渗透膜，否则膜将损坏且无法恢复。

4. 软化器 软化器通常由盛装树脂的容器、树脂、阀或调节器以及控制系统组成，能自动完成反洗、再生、冲洗、运行工作。一般使用自动控制，若用手动控制的参考多介质过滤器。软化器一般配备两个，一个运行再生时，另一个可以继续运行，确保生产的连续性。通过树脂的离子交换反应，降低水的硬度，防止钙、镁离子与碳酸根、硫酸根离子结合，在后序水处理设备或管道中结垢。

5. 精密过滤器 精密过滤器（又称作保安过滤器），过滤精度一般为5μm，其作用在于截留一切粒径大于5μm的物质，以满足反渗透的入水要求。筒体外壳一般采用不锈钢材质制造，内部采用PP熔喷、线烧、折叠、钛滤芯、活性炭滤芯等管状滤芯作为过滤元件，以达到出水水质的要求。机体可选用快装式，以方便快捷地更换滤芯及清洗。精密过滤器的滤芯一般90d更换或清洗一次。

滤芯的清洗办法：3%～5%NaOH泡12h以上，冲洗干净，再用3%～5%盐酸泡12h以上，冲洗干净，晾干待用。

6. 微孔过滤器 微孔过滤器（图1-16）是采用孔径0.2～1μm的滤膜过滤，简称MF。微孔过滤器是国内外近年来才开发的新型过滤设备。它可以滤除液体、气体中0.1μm以上的微粒和细菌，它有过滤精度高、过滤速度快、吸附少、无介质脱落、耐酸碱腐蚀、操作方便等优点。现已广泛用于医药、化工、电子、饮料、果酒、生化水处理、环保等工业的必需设备。

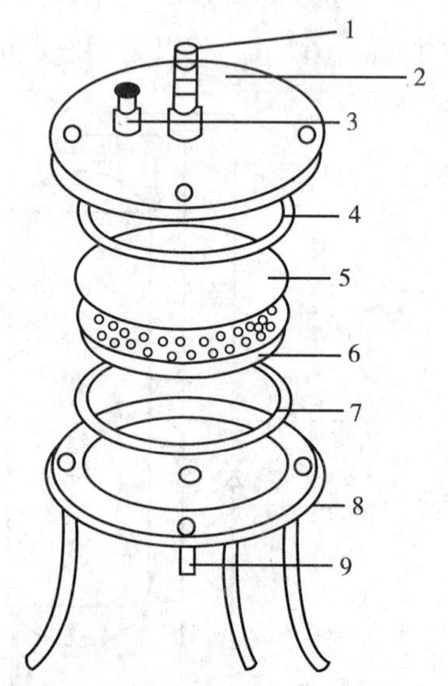

图1-16 微孔过滤器结构原理

1. 水入口 2. 盖板 3. 放气阀 4. 盖板垫圈 5. 微孔滤膜 6. 多孔筛板 7. 底盘垫圈 8. 滤器底盘 9. 水出口

（二）反渗透装置的运行

检查反渗透制水设备的电器开关面板（图1-17）显示是否正常；检查反渗透主机各阀门（图1-18）是否处于相应的位置。运行前确保反渗透的各项准备工作已完毕，预处理系统各阀门处于运行状态。

1. 全自动开机

（1）一级 一级压力调节阀开45°、淡水阀、浓水阀开，电源开关指向开，增压泵、一级高压泵和加药泵开关指向自动，运行方式按钮拨向自动，装置自动起动。调节一级压力调节阀和浓水阀，使流量达到额定值。

（2）二级　二级压力调节阀开45°、淡水阀、浓水阀开，电源开关指向开，二级高压泵开关指向自动，运行方式按钮拨向自动，装置自动起动。调节二级压力调节阀和浓水阀，使流量达到额定值。

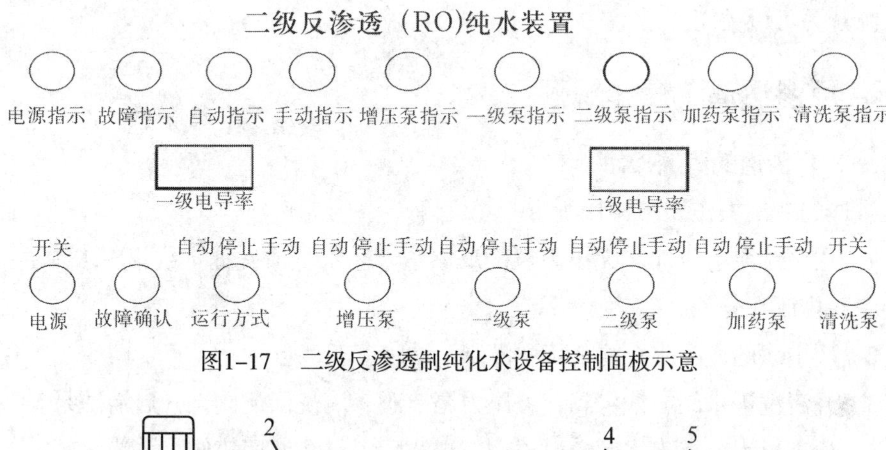

图1-17　二级反渗透制纯化水设备控制面板示意

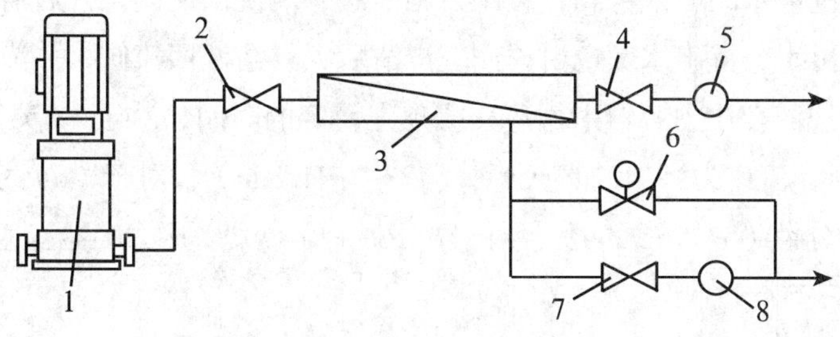

图1-18　反渗透主机阀门示意

1. 高压泵　2. 压力调节阀　3. 反渗透膜　4. 淡水阀　5. 淡水流量计　6. 电磁阀　7. 浓水阀　8. 浓水流量计

2. 手动开机

（1）一级　一级压力调节阀开45°，淡水阀、浓水阀开，电源开关指向开，增压泵、一级高压泵和加药泵开关指向手动，运行方式按钮拨向手动，装置自动起动。调节一级压力调节阀和浓水阀，使流量达到额定值。

（2）二级　二级压力调节阀开45°，淡水阀、浓水阀开，电源开关指向开，二级高压泵开关指向手动，运行方式按钮拨向手动，装置自动起动。调节二级压力调节阀和浓水阀，使流量达到额定值。

［注］①自动时各泵运行受各种罐的液位条件控制，条件满足时即自动开启。②手动时各泵运行不受各种罐的液位条件控制。③电磁阀在设备累积运行2h，自动开启冲洗2min。各加药装置的药液浓度应每次相同，加药泵调节完毕后勿随意变动。④反渗透运行时清洗水泵开关一定要处于关闭状态，否则会烧坏清洗水泵。

（三）关机

运行方式、增压泵、一级高压泵、二级高压泵和加药泵开关指向停止，电源开关指向关闭。预处理控制是手动的：关闭原水桶前的自来水进水阀。预处理控制是自动的，关闭一级泵前的源水进水阀。

预处理若是自动控制，则主机电源需24h通电，即RO的总电源不能关闭，但面板上的电源开关可以关闭。

五、反渗透清洗操作规程

（一）反渗透的清洗操作

反渗透的清洗操作如图1–19所示。

（1）用清洗泵将干净、无游离氯的反渗透产品水从清洗桶（或相应水源）打入压力容器中并排放几分钟。

（2）用干净的产品水在清洗箱中配制清洗液。

（3）开清洗进水阀、浓水阀，关压力调节阀、清洗回流阀，开启清洗泵。

（4）检查出水，待出水颜色由浑浊变澄清后，开清洗回流阀，关浓水阀。

（5）将清洗液在压力容器中循环1h或预先设定的时间，对于（8英寸）或（8. 5英寸）压力容器时，流速为35~40加仑/分钟（133~151L/min），对于（6英寸）压力容器流速为15~20加仑/分钟（57~76L/min），对于10.16cm（4英寸）压力容器流速为9~10加仑/分钟（34~38L/min）。

（6）清洗时间到后，完全开启淡水阀（若淡水阀关闭的话），再关闭清洗泵。

（7）清洗完成以后，排空清洗箱并冲洗干净，然后注满干净的产品水以备下一步冲洗。

（8）用泵将干净、无游离氯的产品水从清洗箱（或相应水源）打入压力容器中并排放不少于20min。

（9）在冲洗反渗透系统后，在产品水排放阀打开状态下进行反渗透运行，直到产品水清洁、无泡沫或无清洗剂（通常需15~30min）。

［注］①在清洗液中应避免阳离子表面活性剂，因为如果使用，可能会造成膜元件不可逆转的污染。②反渗透膜保护液及抗菌液的泵入也参考“清洗SOP”。

（二）注意事项

（1）需清洗条件　膜元件内的膜片会受到无机盐垢、微生物、胶体颗粒和不溶性的有机物质的污染。操作过程中这些污染物沉积在膜表面，导致标准化的产水流量和系统脱盐率的分别下降或同时恶化。当下列情况出现时，需要清洗膜元件：①标准

注：1英寸=2.54cm，全书下同。

化产水量降低10%以上；②标准化透盐率增加5%以上；③进水和浓水之间的标准化压差上升了15%。

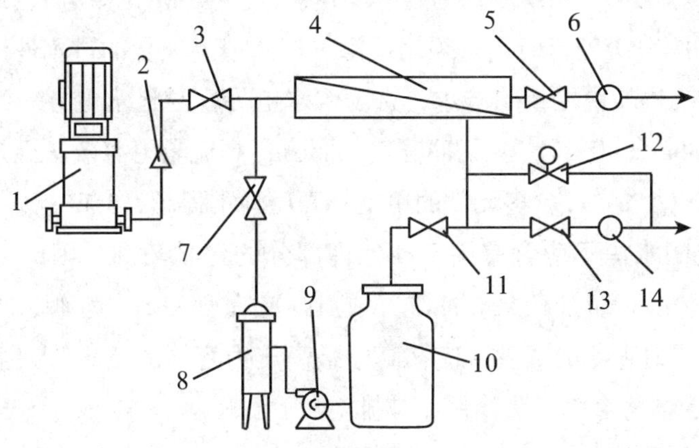

图1-19　反渗透清洗系统示意

1. 高压泵　2. 单向阀　3. 压力调节阀　4. 反渗透膜　5. 淡水阀　6. 淡水流量计　7. 清洗进水阀　8. 精密过滤器　9. 清洗泵　10. 清洗桶　11. 清洗回流阀　12. 电磁阀　13. 浓水阀　14. 浓水流量计

[注]①以上的基准比较条件取自系统经过最初48h运行后的操作性能。②日常操作时必须测量和记录每一段压力容器的压差（ΔP），随着元件内进水通道被堵塞，ΔP将增加。需要注意的是，如果进水温度降低，元件产水量也会下降，这是正常现象而非膜的污染所致。预处理、压力控制失常或回收率的增加将会导致产水量的下降或透盐量的增加。当观察到系统出现问题时，此时元件可能并不需要清洗，但应该首先考虑这类原因。

（2）当使用任何化学品时，必须遵循获得认可的安全操作。

（3）当准备洗涤液时，应确保在循环进入元件前，所有的化学品得到很好的溶解和混合。

（4）在清洗之后，建议采用高品质的不含余氯的水对系统元件进行冲洗（最低温度20℃），推荐用反渗透产品水，如果对管道没有腐蚀问题时，可用经脱氯的饮用水和经预处理的给水。在恢复到正常压力和流量前，必须注意要在低流量和压力下冲洗大量的清洗液。除此注意事项之外，在清洗过程中清洗液也会进入产水测，因此，产水必须排放10min以上或直至清洗开机启动运行后产水清澈为止。

（5）在清洗液循环期间，pH值2～10时温度不能超过50℃，pH值1～11时温度不能超过35℃，pH值1～12时温度不能超过30℃。

[注]对于直径大于（6英寸）的元件，清洗液流动方向与正常运行方向应相同，以防止元件产生望远镜现象，因为压力容器内的止推环仅安装在压力容器的浓水端。在小型元件的系统清洗时也建议注意这一点。

六、反渗透系统维护保养规程

1. 通常反渗透（RO）系统设计为连续操作模式。实际RO系统将会以一定的频度启动和停止。当RO膜系统停机时，必须用反渗透产水或高质量的进水冲洗整个系统，以便从膜组件内置换掉高含盐量的浓水，直至浓水电导率与进水电导一致。冲洗要在低压下进行［大约3bar（40psi）］。就冲洗效果而言，高流量更有效。但是，单元件压降不应该超过1.0bar（15psi），含多元件的单支外壳压降不得超过3.5bar。

2. 用于冲洗的水源不应含有用于预处理部分的化学药剂，因此，冲洗系统前，应停止任何化学药品计量加药泵。冲洗完成后，应完全关闭进水阀，如果进入排放口的浓水管路低于压力容器的高度，应在高于最高压力容器的浓水管路上设置空气破坏口。否则，压力容器将会因虹吸作用而被排空。

3. 当系统需停机超过48h以上时，请注意：

（1）元件不能失水干掉，元件再次干掉将出现通量不可逆损失；

（2）合适地保护系统以阻止微生物的生长，或每隔24h冲洗一次；

（3）当条件允许时，应防止系统置于极端温度条件下。

4. RO停机24h可以无需全面提高和注意微生物的污染，如果无法用原水每隔24h冲洗一次，停机超过48h以上时，必须用化学药品保存液保存。

5. 系统若是使用过的，几乎所有情况下，RO系统应在保存前进行一次化学清洗，当已知膜存在污染时，这一点特别重要。

6. 设备常见故障及处理如表1–5、表1–6、表1–7所示。

表1–5　反渗透系统常见故障的分析

可能的原因	可能的发生地点	进水与浓水间压降	产水流量	盐透过率
金属氧化物	第一段	正常或增加	降低	正常或增加
胶体污染	第一段	正常或增加	降低	正常或增加
结垢	最后一段	增加	降低	增加
生物污染	任何一段	正常或增加	降低	正常或增加
有机污染	所有各段	正常	降低	增加或降低
氧化物（如Cl_2）	第一段最严重	正常或降低	增加	增加
磨损（炭粒、污泥粒）	第一段最严重	降低	增加	增加
O型圈或黏结部分泄漏	随机分布	正常或增加	正常或增加	增加
回收率过高	所有各段	降低	正常或降低	增加
pH调节器泵故障		正常	正常	增加

注：1bar=0.1MPa=1.02kg/cm^2，全书下同。

表1-6 反渗透膜污染特征及处理方法

污染物	一般特征	处理方法
钙类沉积物（碳酸钙及磷酸钙类，一般发生于系统第二段）	脱盐率下降 系统压降增加 系统产水量稍降	用溶液清洗系统 或选用陶氏膜专用洗液
氧化物 （铁、镍、铜等）	脱盐率明显下降 系统压降明显升高 系统产水量明显降低	用溶液清洗系统 或选用陶氏膜专用洗液
各种胶体 （铁、有机物及硅胶体）	脱盐率稍有降低 系统压降逐渐上升 系统产水量逐渐减少	用溶液清洗系统 或选用陶氏膜专用洗液
硫酸钙 （一般发生于系统第二段）	脱盐率明显下降 系统压降稍有或适度增加 系统产水量稍有降低	用溶液清洗系统，污染严重时用溶液清洗或选用陶氏膜专用洗液
有机物沉积	脱盐率可能降低 系统压降逐渐升高 系统产水量逐渐降低	用溶液清洗系统，污染严重时用溶液清洗或选用陶氏膜专用洗液
细菌污染	脱盐率可能降低 系统压降明显增加 系统产水量明显降低	依据可能的污染种类选择三种溶液中的一种清洗系统或选用陶氏膜专用洗液

表1-7 RO系统常见故障的处理

序号	故障	原因	处理措施
1	开关打开，但设备不启动	电器线路故障，如保险坏，电线脱落 热保护元件保护后未复位 原水缺水或纯化水罐满	检查保险，检查各处接线 热保护元件复位 检查水路，确保供水压力；检查水位 检查液位开关或更换
2	设备启动后，一级泵未打开	原水缺水或中间水箱水满 低压开关损坏或调节不当 热保护元件保护未复位 电器线路故障：电线脱落或接触器损坏 液位开关损坏	检查水位，拆卸或更换滤芯 更换低压开关或调整设置 热保护元件保护复位 检查线路、接触器
3	泵运转，但达不到额定压力和流量	泵反转 保安过滤器滤芯脏 泵内有空气 冲洗电磁阀打开 阀门调整不当：如浓水阀打开太大	重新接线 清洗或更换滤芯 排除泵内空气 待冲洗完毕后调整压 重新调整阀门
4	系统压力升高时，泵噪声大	原水流量不够 原水水流不稳，有涡流	检查原水泵和管路 检查原水泵和管路，检查管路是否有泄漏
5	冲洗后电磁阀未关闭	电磁阀控制元件和线路故障 电磁阀机械故障	检查或更换元件和线路 拆卸电磁阀，修复或更换
6	欠压停机	原水供应不足 保安过滤器滤芯堵塞 压力调整不当，自动冲洗时造成欠压	检查原水泵和前处理系统是否在工作 清洗、更换滤芯 调整系统压力到最佳状态，使滤后压力维持在20PSI以上

续表

序号	故障	原因	处理措施
7	浓水压力达不到额定值	管道泄漏 冲洗电磁阀未全部关闭	检查、修复管路 检查、更换冲洗电磁阀
8	压力足够，但压力显示不到位	压力软管内异物堵塞 软管内有空气 压力表故障	检查、疏通管路 排除空气 更换压力表
9	水质电导变差	膜污染、堵塞	按技术要求进行化学清洗
10	产量下降	膜污染、结垢 水温变化	按技术要求进行化学清洗 按实际水温重新计算确定产水量

七、生产记录

纯化水制备生产记录如表1-8所示，反渗透设备运行记录如表1-9所示，纯化水制备岗位清场记录如表1-10所示。

表1-8 纯化水制备生产记录

操作步骤	记录	操作人	复核人
1. 检查操作间上次清场情况和记录	已检查，符合要求		
2. 检查操作间是否有上次生产的遗留物	已检查，符合要求		
3. 检查操作现场有无与生产无关的物品、文件	已检查，符合要求		
4. 检查设备、管道是否处于完好	已检查，符合要求		
5. 对多介质过滤器、活性炭过滤器定期进行清洗	已清洁，符合要求		
6. 检查精密过滤器、微孔过滤器的压力，压力下降大于0. 1MPa，需要更换	清洁时间 是否符合要求		
7. 按照设备操作规程开机	是否按规程开机		
8. 操作结束后，按照操作规程顺序关机，完善生产记录	是否按要求执行		
9. 及时填写更换状态标志	已填写　未填写		
10. 生产结束后清场，填写清场记录	已填写　未填写		
11. 关闭水、电、气	已关闭　未关闭		

注：填写相应数据，并勾选记录

表1-9 反渗透设备运行记录表

设备编号：		日期：			操作人：	
时间						
原水	温度（℃）					
	压力（MPa）					
	流量					
	电导率（μS/cm）					
	pH					

续表

絮凝剂加药	浓度（%）					
	泵速（%）					
多介质过滤器	进水压力（MPa）					
	压差（MPa）					
活性炭过滤器	进水压力（MPa）					
	出水压力（MPa）					
	压差（MPa）					
阻垢剂加药	浓度（%）					
	泵速（%）					
保安过滤器	出水压力（MPa）					
	压差（MPa）					
一级反渗透	进水压力（MPa）					
	浓水压力（MPa）					
	压差（MPa）					
	淡水流量（LMP）					
	浓水流量（LMP）					
	电导率（μS/cm）					
	pH					
	回收率（%）					
	脱盐率（%）					
pH调节剂	浓度					
	泵速					
二级反渗透	进水压力（MPa）					
	浓水压力（MPa）					
	压差（MPa）					
	淡水流量（LMP）					
	浓水流量（LMP）					
	电导率（μS/cm）					
	pH					
	回收率（%）					
纯水箱	pH					
	电导率（μS/cm）					
总送水口	输送压力（MPa）					
	pH					
	电导率（μS/cm）					
总回水口	pH					
	电导率（μS/cm）					
紫外灯运行时间	h					
交接班记录						
交班人		设备运行情况				
接班人		设备运行情况				

表1-10 纯化水制备岗位清场记录

清场前	品名: 规格: 批号:	生产结束时间 清洁剂名称	年 月 日
检查项目	清场要求	清场情况	QA检查
操作台面、地面	操作台面、地面干净、整洁，地面无积尘、无结垢、无积水	按规定已做	合格□不合格□
物品整理	清除所有与生产无关的物品	按规定已做	合格□不合格□
工器具	冲洗，湿抹干净，放规定地点	按规定已做	合格□不合格□
清洁工具	清洗干净，放规定处干燥	按规定已做	合格□不合格□
生产设备	湿抹或冲洗，标志符合状态要求	按规定已做	合格□不合格□
工作场地	湿抹或湿拖干净，标志符合状态要求	按规定已做	合格□不合格□
废弃物	清离现场，放规定地点	按规定已做	合格□不合格□
状态标志	正确填写并悬挂设备状态标志和清洁状态标志	按规定已做	合格□不合格□
消毒频次	每周按规定消毒一次	按规定已做	合格□不合格□
注：符合规定在“□”中打“√”，不符合规定则清场至规定后填写			
清场时间	年 月 日 时	清场有效期	年 月 日 时
清场人员		复核人	
QA签名	年 月 日		
检查合格发放《清场合格证》，《清场合格证》粘贴处			
备注:			

任务评价

一、技能评价

评价项目		评价细则	评价结果	
			班组评价	教师评价
实训操作	纯水设备操作（40分）	1. 开启设备前能够检查设备（10分）		
		2. 能够按照操作规程正确操作设备（10分）		
		3. 能注意设备的使用过程中各项安全注意事项（10分）		
		4. 操作结束将设备复位，并对设备进行常规维护保养（10分）		
	产品质量（15分）	1. 水质检查符合要求（8分）		
		2. 收率符合要求（7分）		
	清场（15分）	1. 能够选择适宜的方法对设备、工具、容器、环境等进行清洗和消毒（8分）		
		2. 清场结果符合要求（7分）		

续表

<table>
<tr><th colspan="2" rowspan="2">评价项目</th><th rowspan="2">评价细则</th><th colspan="2">评价结果</th></tr>
<tr><th>班组评价</th><th>教师评价</th></tr>
<tr><td rowspan="4">实训记录</td><td rowspan="2">完整性
（15分）</td><td>1. 能完整记录操作参数（7分）</td><td></td><td></td></tr>
<tr><td>2. 能完整记录操作过程（8分）</td><td></td><td></td></tr>
<tr><td rowspan="2">正确性
（15分）</td><td>1. 记录数据准确无误，无错填现象（8分）</td><td></td><td></td></tr>
<tr><td>2. 无涂改，记录表整洁、清晰（7分）</td><td></td><td></td></tr>
</table>

二、知识评价

（一）选择题

1. 单项选择题

（1）下列属于《中国药典》规定制药工艺用水的是（　　）

A. 矿泉水　B. 井水　C. 纯化水　D. 地表水

（2）饮用水可以用于（　　）

A. 中药材和中药饮片的清洗　B. 无菌药品配制容器的精洗

C. 无菌药品包装容器的精洗　D. 注射剂配料罐的精洗

（3）纯化水可用于（　　）

A. 无菌药品的配制溶剂　B. 中药注射剂所用饮片的提取溶剂

C. 注射剂的稀释剂　D. 滴眼剂的稀释剂

（4）按照《中国药典》标准要求，纯化水的微生物限度应（　　）个

A. ≤100　B. ≤80　C. ≥100　D. ≤10

（5）按照《中国药典》标准要求，纯化水的总有机碳含量不得过（　　）mg/L

A. 0.50　B. 0.40　C. 0.60　D. 0.55

2. 多项选择题

（1）2010年版《中国药典》规定制药工艺用水包括（　　）

A. 饮用水　B. 纯化水　C. 矿泉水

D. 注射用水　E. 灭菌注射用水

（2）纯化水制备技术有（　　）等多种方式

A. 离子交换法　B. 电渗析法　C. 反渗透法

D. 蒸馏法　E. 煮沸法

（3）离子交换循环操作包括（　　）等步骤

A. 反洗　B. 再生　C. 淋洗

D. 交换　E. 过滤

（4）反渗透制水系统一般包括（　　）等装置

A. 给水泵　　B. 阻垢剂加药装置　　C. 精密过滤器

D. 反渗透装置　　E. 高压泵

（5）纯化水生产中在一级反渗透阶段要重点观察的操作参数有（　　）

A. 进水压力　　B. 浓水压力　　C. 电导率

D. pH　　E. 压差

（二）简答题

1. 纯化水生产工艺流程主要有哪些？

2. 纯化水生产设备主要有哪些类型？

3. 反渗透法制备纯化水的设备组件主要有哪些？

（三）案例分析题

某药厂制水车间操作工人用反渗透法制备纯化水过程中发现制得的纯水电导率超过《中国药典》标准1倍，请问有哪些原因会导致此情况发生，如何解决？

任务2 注射用水的生产

任务资讯

一、注射用水的制备技术

《中国药典》二部中规定，注射用水是使用纯化水为原料经蒸馏所得的水，应符合细菌内毒素试验要求。通常是通过单效蒸馏、多效蒸馏、热压式蒸馏等三种蒸馏方式获得，并在能防止产生细菌内毒素的设计条件下生产、贮藏及分装。可以作为配制注射剂、滴眼剂等的溶剂或稀释剂及容器的精洗。

为保证注射用水的质量，应减少原水中的细菌内毒素，监控蒸馏法制备注射用水的各生产环节，并防止微生物的污染。应定期清洗和消毒注射用水系统。注射用水的储存方式和静态储存期限应经过验证确保水质符合质量要求，例如可以在80℃以上保温或70℃以上保温循环或在4℃以下的状态下存放。贮存周期不宜超过12h。贮罐应采用优质低碳不锈钢（300系列的不锈钢，常用316L）及其他验证合格的材料（聚偏氟乙烯PVDF等）制作，以球形和圆柱形为宜，内壁应光滑，接管或焊缝不应有死角和沙眼；贮罐宜采用保温夹套，以保证注射用水的贮存温度；无菌制剂用注射用水宜采用氮气保护，不用氮气保护的注射用水贮罐的通气口应安装不脱落纤维的疏水性除菌滤器；显示液面、温度、压力等的传感器应不得形成滞水污染。

注射用水应采用优质低碳不锈钢循环管路输送，管路应保温，注射用水在循环中应控制温度不低于70℃。管路设计应简洁，避免盲管和死角。输送泵宜采用易拆卸清洗、消毒的不锈钢泵。在需要压缩空气或氮气压输送时，压缩空气和氮气必须经过净化处理。阀门宜采用无死角的隔膜阀。

注射用水贮罐、输送管道及输送泵应定期清洗、消毒灭菌，并对清洗、灭菌效果进行验证。

二、注射用水的制备设备

制备注射用水的设备有单蒸馏水器和重蒸馏水器。单蒸馏水器主要用于实验室或科研机构的注射用水制备，产量较低，由于加热蒸汽消耗较高，在企业生产中已被淘汰。重蒸馏水器中常用的有塔式蒸馏水器、气压式蒸馏水器和多效蒸馏水器等。

1. 电热式蒸馏水器 电热式蒸馏水器属单蒸馏水器，如图1–20所示是小型蒸馏水器，出水量在0.02m^3/h以下，多用于无汽源的场合。蒸馏锅内安装有若干个电加热器。电加热器必须浸入水中操作，否则电热器的管壁可能被烧坏。

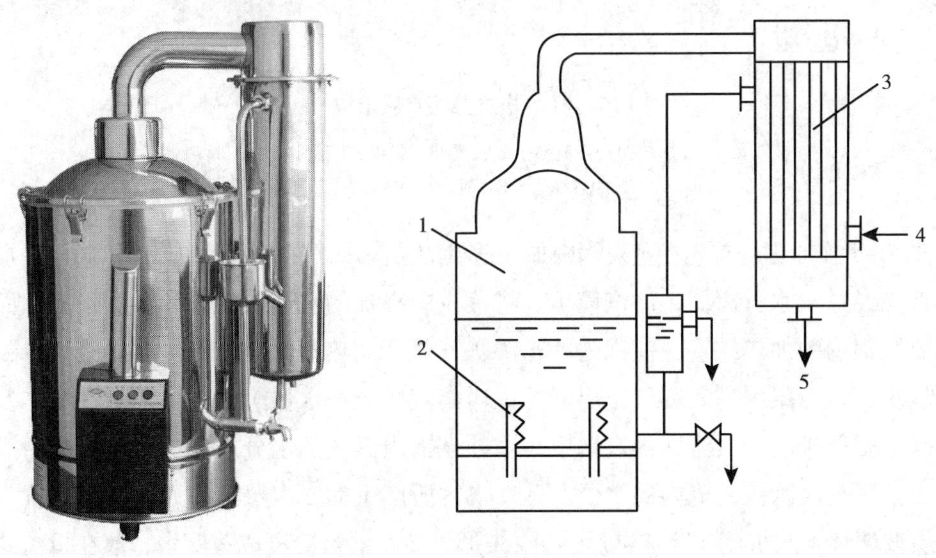

图1–20 电热式蒸馏水器

1. 蒸发锅 2. 电热器 3. 冷凝器 4. 饮用水 5. 纯化水

电热式蒸馏水器的工作过程是：原料水首先经过冷凝器被预热，进入蒸发锅内再被电加热器加热，沸腾汽化，产生的蒸汽经隔沫装置除去其夹带的雾状液滴，然后进入冷凝器进行热交换，被冷凝为蒸馏水。由于水只经过一次蒸馏，所制备的蒸馏水很难达到医用注射用水的质量要求，常作为纯化水使用。

2. 塔式蒸馏水器

（1）结构　塔式蒸馏水器的生产能力较大，有0.05～0.40m^2/h等多种规格。塔式蒸馏水器是较早定型生产的一类老式单蒸馏水器，国外已趋淘汰，而国内仍有厂家在应用，其结构如图1-21所示。

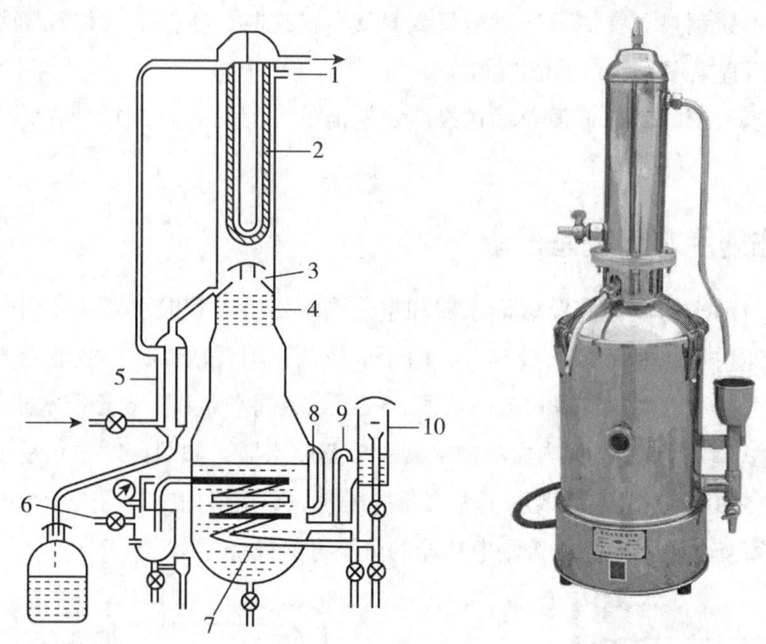

图1-21　塔式蒸馏水器结构

1. 排气孔　2. U形管第一冷凝器　3. 收集器　4. 隔沫装置　5. 第二冷凝器　6. 气-水分离器　7. 加热蛇管　8. 水位管　9. 溢流管　10. 废气排出器

（2）工作原理　首先在蒸发锅内加入适量的洁净水，然后开启加热蒸汽阀门。加热蒸汽首先经过汽水分离器（滤汽筒），将蒸汽中夹带的水滴、油滴和杂质除去，而后进入蒸发锅内的加热蛇管，使锅内的水沸腾气化。加热蒸汽放出潜热后冷凝为冷凝水（回气水），冷凝水进入废气排出器（也叫集气塔或补水器）内，将不凝性气体及二氧化碳、氨等排出，又流回蒸发锅中，以补充锅内蒸发的水分。过量的回气水由溢流管排出，用溢流管控制锅内的水位。蒸发锅内所产生的二次蒸汽，通过隔沫装置（中性硬质玻璃环）及折流式除沫器后，进入U形管冷凝器被冷凝成蒸馏水，落在折流式除沫器上，然后由出口流至冷却器，经进一步冷却降温后排出，即为成品蒸馏水。

3. 热压式蒸馏水器　热压式蒸馏水器如图1-22，主要由蒸发冷凝器及压气机所构成，另外还有附属设备换热器、泵等。

（1）工作原理　将原水加热，使其沸腾汽化，产生二次蒸汽，把二次蒸汽压缩，其压力、温度同时升高；再使压缩的蒸汽冷凝，其冷凝液就是所制备的蒸馏水，蒸汽冷凝所放出的潜热作为加热原水的热源使用。

（2）工作过程　将符合饮用标准的原水，以一定的压力经进水口流入，通过换热器预热后，用泵送入蒸发冷凝器的管内。管内水位由液位控制器进行调节。在蒸发冷凝器的下部，设有蒸汽加热蛇管和电加热器，作为辅助加热使用。将蒸发冷凝器管内的原水加热至沸腾汽化，产生的二次蒸汽进入蒸发室（室温105℃），经除沫器除去其中夹带的雾沫、液滴和杂质，而后进入压气机。蒸汽被压气机压缩，温度升高到120℃。把该高温压缩蒸汽送入蒸发冷凝器的管间，放出潜热后，蒸发冷凝器管内的水受热沸腾，产生二次蒸汽，再进入蒸发室，除去其中夹带的雾沫和杂质，进入压气机压缩，重复前面过程。管间的高温压缩蒸汽冷凝所生成的冷凝水（即蒸馏水）经不凝性气体排出器，除去其中的不凝性气体。纯净的蒸馏水经泵送入热交换器，回收其中的余热把原水预热，最后，成品水由蒸馏水出口排出。

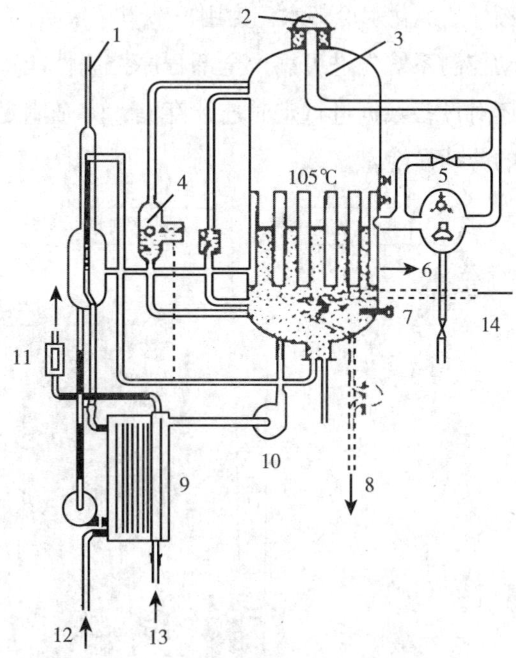

图1-22　热压式蒸馏水器结构示意

1. 不凝气体　2. 除雾器　3. 蒸发室　4. 液位控制器　5. 压气机　6. 冷凝器　7. 电加热器　8. 冷凝水　9. 换热器　10. 泵　11. 蒸馏水　12. 进水　13. 浓缩液　14. 蒸汽

（3）工作特点　①在制备蒸馏水的整个生产过程中不需用冷却水；②热交换器具有回收蒸馏水中余热的作用，同时对原水进行预热；③从二次蒸汽经过净化、压缩、冷凝等过程，在高温下停留约45min时间以保证蒸馏水无菌、无热原；④自动化程度高，自动型的热压式蒸馏水器，当机器运行正常后，即可实现自动控制；⑤产水量大，工业用热压式蒸馏水器的产水量为0.5m^3/h以上，最高可达10m^3/h；⑥热压式蒸馏水器有传动和易磨损部件，维修量大，而且调节系统复杂，启动慢，有噪声，占地面积大；⑦热压式蒸馏水器适合与供应蒸汽压力较低，工业用水比较短缺的厂家使用，虽然一次性投资较多，但蒸馏水生产成本较低，经济效益好。

4. 列管式多效蒸馏水机

（1）结构　列管多效蒸馏水机（图1-23）主要由列管预热器、蒸发器、气液分离器、冷凝器、微机控制柜等组成。列管多效蒸馏水机采用列管降膜蒸发技术，保证料水均匀地分布在各个蒸发管内壁，形成水膜蒸发。上效纯蒸汽为下效蒸发器提供热能，自身完成蒸发、液化形成蒸馏水。特点有：①采用多效蒸发的先进工作原理，使加热蒸汽得到最大限度的利用，极大地节约了能源；②该系列产品在工作的时候不用额外的纯化水冷却水，为用户节省了宝贵的水资源，降低了用户的生产制造成本；③自动控制系统先进可靠，全部程序控制性能稳定优异。该自控系统除自动控制功能以外还对设备数据进行定时连续存储，完全满足GMP的各项要求，极大地减轻了操作工人的劳动强度。

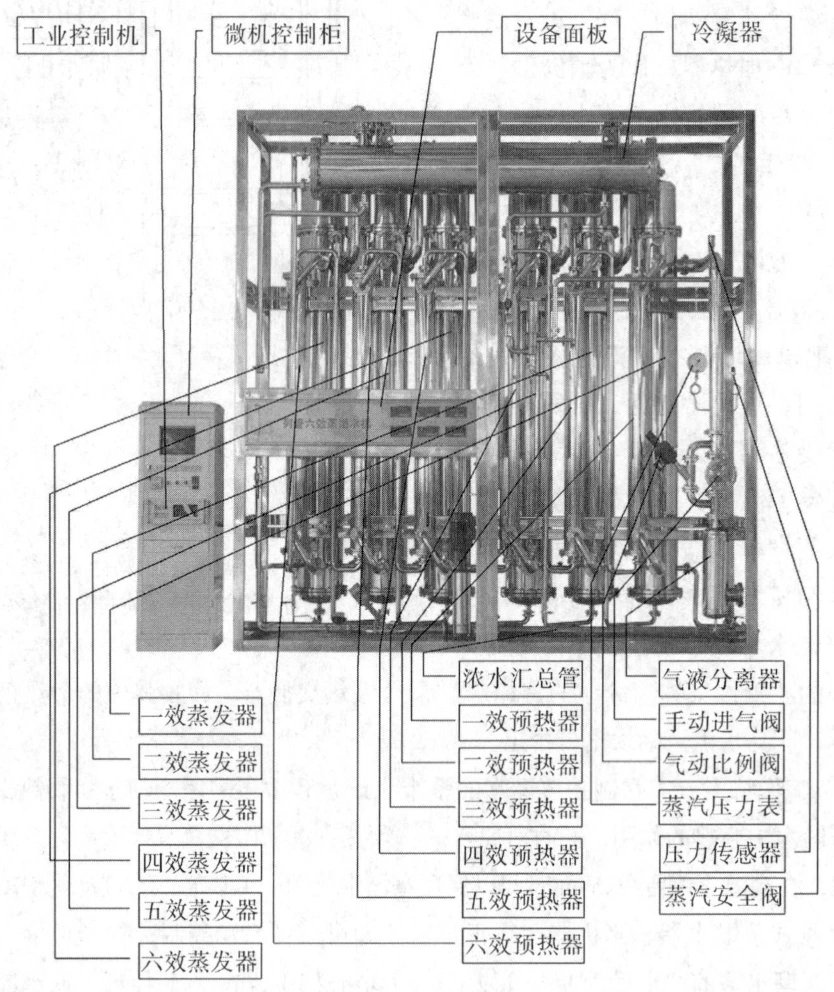

图1-23　列管式多效蒸馏水机

（2）辅助设施　①压缩空气的压力在0.4MPa～0.6MPa之间。低于0.4MPa压力使相关气动部件不能工作，压力超过0.8MPa会使产品上相关气动部件造成损坏。②交流380V电源，单独为此设备的供电功率不超过5kW。③设备工作时所需要的纯化水必须经由纯化水罐作为缓冲罐再进入蒸馏水机内。禁止不加纯化水缓冲罐直接给蒸馏水机供水。④蒸馏水机的工作空间必须有空气通风系统，保证工作空间有合理的工作温度。

（3）设备组成　列管式多效蒸馏水机（图1-24）主要由架体、蒸发器等设备和部件组成。

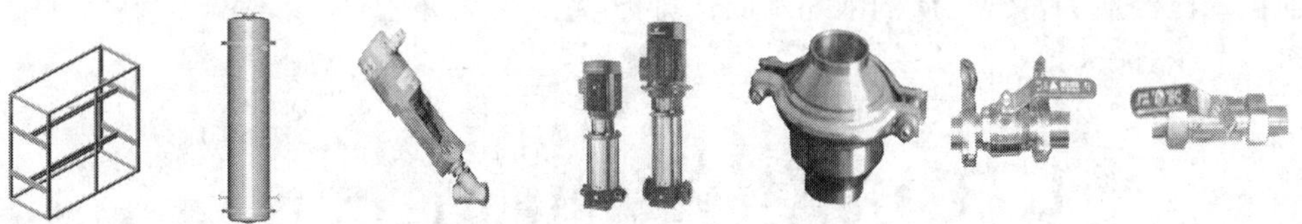

架体 蒸发器外形图 电动流量调节阀 格兰富多级泵 单向逆止阀 快接球阀 螺纹球阀

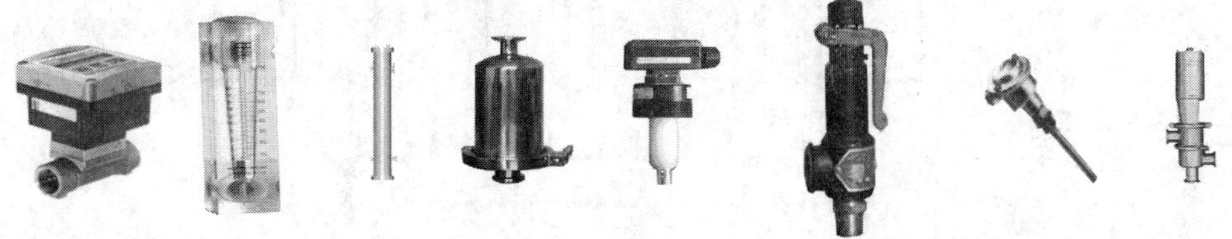

数字式流量变送器 流量计 冷凝器 呼吸器 电导率变送器 弹簧式安全阀 温度传感器 两位三通阀

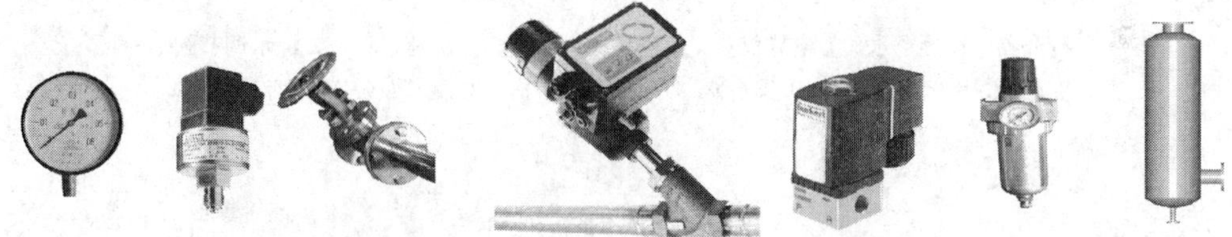

压力表 压力变送器 手动蒸汽调节阀 气动比例阀 电磁先导阀 空气过滤器 进气罐

图1-24 列管式多效蒸馏水机组成部件

（4）工作流程及工作原理 列管式多效蒸馏水机（六效）的流程与工作原理如图1-25所示，纯化水经过多级泵加压后首先进入冷凝器，冷凝器内纯化水在密闭的串联管道里流动并被冷凝器筒体里的六效二次蒸汽加热后出冷凝器进入六效预热器，纯化水在六效预热器里被进一步加热后出六效预热器进入五效预热器继续被五效预热器加热，同理，纯化水依次通过四至一效的预热器并被逐级加热，待纯化水出一效预热器时已经可以进入一效蒸发器筒体内进行喷淋。纯化水在一效筒体内部是降膜蒸发，高温纯化水在膜状下降的过程中被一效筒体里的蒸汽加热产生二次蒸汽，产生的二次蒸汽随未蒸发的纯化水顺列管内壁下降，未蒸发的纯化水会聚到一效蒸发器底部，并通过一效相对于二效的高压力将剩余纯化水送入二效蒸发器继续进行降膜蒸发，产生的二次蒸汽在一效底部会聚后通过中间的导汽管进入筒体的上部，在上部经过内螺旋分离除去夹杂的含有热原等杂质的大小液滴后变成纯净的高温纯蒸汽后进入二效的蒸发器筒体内继续作为二效的加热蒸汽，加热后凝结为蒸馏水依次向后面各效传递。后面各效的工作原理与一效工作原理相同。六效的二次蒸汽进入冷凝器，六效筒体内部的蒸馏水（为一至五效蒸馏水量的总和）进入冷凝器筒体下部，和六效的二次蒸汽冷凝后的六效蒸馏水汇合流出冷凝器成为设备的总蒸馏水产量。六效筒体底部的剩余纯化水已经成为富含杂质的浓缩水而被排掉。

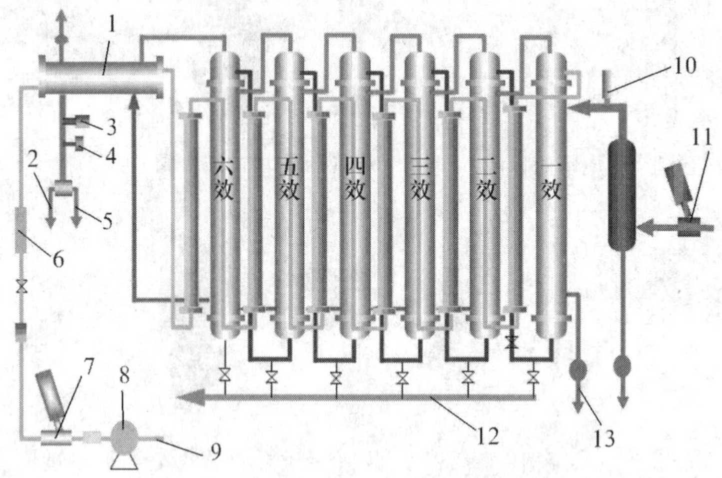

图1-25 列管式六效蒸馏水机流程示意

1. 冷凝器 2. 蒸馏水 3. 电导仪 4. 温度计 5. 取样口 6. 流量计 7. 纯水调节阀 8. 高压泵 9. 纯化水 10. 安全阀 11. 蒸汽调节阀 12. 浓缩水 13. 蒸汽冷凝水

工作任务

注射用水生产指令如表1-11所示。

表1-11 注射用水生产指令

文件编号			生产车间		
序号	使用部门	用途	需求量	需求时间	
	水针剂车间	配液	1000L	年 月 日 时至 年 月 日 时	
				年 月 日 时至 年 月 日 时	
起草人		审核人		批准人	
日期		日期		日期	

任务分析

一、处方分析

注射用水要符合《中国药典》二部标准。用于配制注射剂、滴眼剂等的溶剂或稀释剂及容器的精洗等。

二、工艺分析

按照重蒸馏法生产注射用水。

三、质量标准分析

本品为纯化水经蒸馏所得的水。

1. 性状 本品为无色的澄明液体；无臭，无味。

2. 检查

（1）pH值 取本品100ml，加饱和氯化钾溶液0.3ml，依法测定（《中国药典》二部附录Ⅵ H）pH值应为5.0～7.0。

（2）氨 取本品50ml，照纯化水项下的方法检查，但对照用氯化铵溶液改为1.0ml，应符合规定（0.00002%）。

（3）硝酸盐与亚硝酸盐、电导率、总有机碳、不挥发物与重金属 照纯化水项下的方法检查，应符合规定。

（4）细菌内毒素 取本品，依法检查（《中国药典》二部附录Ⅺ E），每1ml中含内毒素量应小于0.25EU。

（5）微生物限度 取本品至少200ml，采用薄膜过滤法处理后，依法检查（《中国药典》二部附录Ⅺ J），细菌、霉菌和酵母菌总数每100ml不得过10个。

3. 类别 溶剂。

4. 贮藏 密闭保存。

任务计划

按照注射用水生产岗位要求，将学生分成若干个班组，由组长带领本组成员认真学习注射用水生产岗位职责，对工作任务进行讨论，并进行人员分工，对每位员工应完成的工作任务内容、完成时限和工作要求等做出计划（表1-12）。

表1-12 注射用水生产计划表

工作车间：		制剂名称：	规格：	
工作岗位	人员及分工	工作内容	工作要求	完成时限

任务实施

一、任务描述

按照生产指令，正确操作列管式多效蒸馏水机生产注射用水1000L，备用。

二、岗位职责

1. 严格执行《注射用水岗位操作法》、《列管式多效蒸馏水机标准操作规程》、《列管式多效蒸馏水机清洁保养操作规程》；

2. 负责注射用水所用设备列管式多效蒸馏水机的安全使用及日常保养，防止发生安全事故；

3. 自觉遵守生产工艺纪律，保证注射用水生产达到规定要求，发现隐患要及时上报；

4. 真实、及时填写各种记录，做到字迹清晰、内容真实、数据完整，不得任意涂改和撕毁；

5. 工作结束，及时按照清场标准操作规程做好清洁清场工作，并认真填写相应记录；做到岗位生产状态标志、设备状态标志、清洁状态标志等清晰无误。

三、岗位操作法

（一）生产前的准备

1. 检查清场合格标识，如果清场不合格，需要重新清场，并经QA检查人员检查合格后，填写合格证，才能继续操作；

2. 设备要有“合格”标志牌，“已清洁”状态标志；

3. 做好氯化物、铵盐、酸碱度等的化验检测准备工作；

4. 按《注射用水设备消毒规程》对设备、所需容器、工器具等进行消毒；

5. 悬挂本次设备运行状态标识，进入操作。

（二）操作

按照列管式多效蒸馏水机标准操作规程正确启动运行设备。

（三）清场

在贮罐上贴标签，注明生产日期、操作人、罐号。按照《列管式多效蒸馏水机设备清洁规程》、《制水车间清洁规程》对操作间、制水设备、工器具等进行清洁消毒，经QA人员检查合格后，发放清场合格证，副本悬挂于操作间指定位置。

（四）记录

及时填写列管式蒸馏水机设备运行记录表以及相关的清场记录等。

四、操作规程

（一）操作前的准备

1. 锅炉蒸汽的供给 锅炉蒸汽在蒸馏水机设备运行的过程中是设备的能量输入。锅炉蒸汽质量的好坏直接影响到设备的工作性能甚至引起设备非正常工作。按照设备的使用要求，锅炉蒸汽应该是饱和的干蒸气，即饱和且不含管道凝水的蒸气。这首先要求蒸馏水机所在的制水车间应该设置一个分汽缸，锅炉房输送过来的蒸汽首先进入分汽缸，通过分汽缸去除蒸汽里的凝水，再从分汽缸送到蒸馏水机的设备前。另外，整个蒸汽的输送管道特别是室外部分应该严格做好保温措施，尽量减少蒸汽在室外管道内的损失。

蒸馏水机设备前端的进蒸汽管道上应该加装一块压力表。该压力表显示的蒸汽压力应该比设备的实际工作压力高0.05MPa～0.1MPa。确保蒸汽压力由于整个蒸汽管网的波动而对设备产生的影响最小。

2. 纯化水的供给 蒸馏水机所需的纯化水在目前一般是反渗透制取的纯化水。由反渗透出来的纯化水一定要经过一个纯水罐等中间罐再进入蒸馏水机内。同时纯化水的电导率应该≤1μS/cm，以保证进入蒸馏水机的纯化水有较低的离子含量，确保蒸馏水机长时间使用不结垢。进水温度的最高温度不应超过25℃，确保蒸馏水机的冷凝器能够正常工作。

3. 锅炉凝水的排放 锅炉蒸汽进入一效后凝结排出的水为锅炉凝水。

锅炉凝水的排放应该由凝水管同口径或更粗的管道接到室外。整个管道不应有明显的升高或阻力，目的是为了顺畅地排出锅炉凝水，不让锅炉凝水排放阀（或疏水器）有背压而使一效工作不正常。（一效不正常就会导致后面几效逐渐工作不正常，最后导致整个设备工作不正常）

4. 浓缩水的排放 末效底部的剩余未蒸发的纯化水就是浓缩水。此时的浓缩水已经失去进入设备前的纯化水的原来意义。其中离子含量高、热原含量高，是名副其实的废水。再回收利用已经无多大的价值且容易使设备结垢。最好的方法就是排放掉。设备底部有DG50的浓缩水排放管，应将此管道水平地接到室外，并在常压下无阻力地排放掉。

5. 不合格蒸馏水的排放 在设备开机、关机或中间某一时间内的设备异常都会从冷凝器内排出不合格蒸馏水。这部分水虽然温度或电导率值超标，但毕竟是经过蒸馏的纯化水，应该由单独的管路接引到不合格水的储罐保存起来。量虽然不大，但储存多了并凉到室温后可以送回纯化水罐循环使用，有效利用水资源，降低生产成本。

（二）列管式蒸馏水机手动操作步骤

列管式蒸馏水机手动操作步骤如图1-26所示。

1. 开机前锅炉蒸汽手动阀等所有手动阀关闭。打开各效蒸发器底部的放水阀与阀

V_7、V_8，一效排放锅炉凝水的阀门应半开，末效底部的排水阀半开；

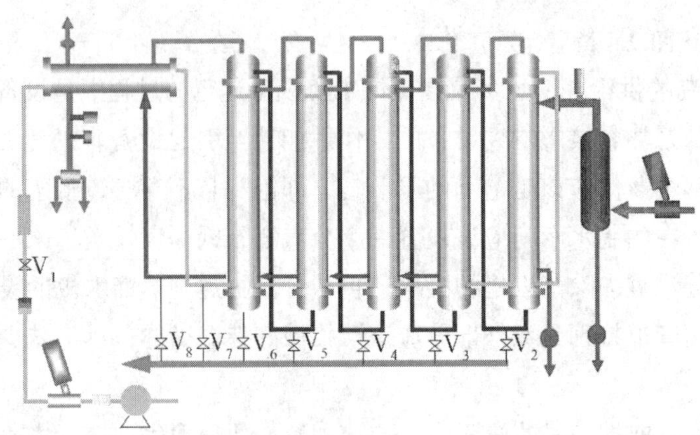

图1-26 列管式蒸馏水机手动操作步骤

2. 启动多级泵，开始给列管设备供纯化水；

3. 开启锅炉蒸汽手动阀，使蒸汽压力保持在0.2MPa～0.25MPa；

4. 调节阀V_1，使刚开始的进水量为额定进水量的1/3左右，约经过3min后料水进入一效蒸发器，这时可以见到一效进汽的压力表压力有一定幅度的下降，应手动调节一效进气阀使压力回升到0.25MPa左右；

5. 待一效进水3～4min后关闭一效底部的排水阀V_2；

6. 过4min左右关闭二效底部的排水阀V_3；

7. V_3阀关闭后过4min左右关闭三效底部的排水阀V_4，调节进蒸汽的压力达到0.3MPa，并调节阀V_1在以前进水量的基础上增加适量的进料水量；

8. V_4阀关闭后过4min左右关闭四效底部的排水阀V_5，调节阀V_1在以前进水量的基础上增加规定的增加水量；

9. 如果设备是五效产品，则V_5阀关闭后过4min左右半开五效底部的排水阀V_6，调节阀V_1在以前进水量的基础上增加规定的增加水量；如果设备是六效产品，则V_5阀关闭后过4min左右关闭六效底部的排水阀V_6，调节阀V_1在以前进水量的基础上增加表2规定的增加水量；

10. 如果是五效设备，进水量未达到额定要求的话，继续按增加量和以前的时间间隔增加进水直到进水达到进水量额定要求，设备进入正常工作状态；如果设备是六效产品，则V_5阀关闭后过4min左右半开六效底部的排水阀V_7；进水量未达到额定要求的话，继续按的增加量和以前的时间间隔增加进水，直到进水达到进水量额定要求，设备进入正常工作状态；

11. 操作人员时刻观察进蒸汽的压力和进纯化水的流量，使这两项参数满足设备的额定指标；

12. 如果蒸馏水出水温度低于92℃或出水电导率值>1 μS/cm，操作人员应该手动切换蒸馏水出水管路，使不合格蒸馏水由不合格水出口排出到不合格水罐冷却后重新利用或直接排掉；

13. 关机　在设备面板上切换出蒸馏水的两位三通阀到不合格水状态；关闭进蒸气的手动阀门；约过1min后关闭多级泵，关闭进水阀V_1；打开各蒸发器底部的放水阀（五效：$V_2 \sim V_5$，六效：$V_2 \sim V_6$），关机完毕。

（三）列管式蒸馏水机半自动操作步骤

全部的操作过程基本上与《列管式蒸馏水机手动操作步骤》相同，只是泵的启动在设备面板上操作，蒸馏水的合格与否不用操作人员操作，设备面板上的温度表和电导率表会根据各自的传感器判断在线检测值的合格与否，并通过各自的继电器点控制出蒸馏水口的两位三通阀的自动切换。

（四）列管式蒸馏水机常见故障及排除

列管式蒸馏水机常见故障及排除见表1-13。

表1-13　列管式蒸馏水机常见故障及排除

序号	故障现象	故障原因	处理方法
1	产量偏低	一效进锅炉蒸汽压力偏低	调节进气压力至正常值0.3MPa
		进料水少	调节进料水至正常进水量
		一效锅炉凝水排放不畅	使一效锅炉凝水排放畅通
		设备结垢	适当减少进纯化水量，适当提高进气压力
		末效底部排浓缩水不畅	确保五效底部排浓缩水畅通
		锅炉蒸汽含水量高	加分气缸去除远端锅炉管道里的凝水，使进入设备的蒸汽为饱和干蒸气
2	水质不合格	启动时间过短	关闭设备并排放掉设备内存水后重新按照规定时间开启设备
		上次关机后存水没放净	关闭设备并排放掉设备内存水后重新按照规定时间开启设备
		设备由于各种原因解体后重新组装	设备在正常条件下连续运行，进行冲刷，直到出水合格
		一效进锅炉蒸汽压力偏低	调节进气压力至正常值0. 3MPa
		一效锅炉凝水排放不畅	使一效锅炉凝水排放畅通
3	水质不稳定	蒸汽压力不稳	保持蒸汽压力稳定
		进料水流量不稳	保持进料水流量稳定
4	自动控制异常	现场供电不稳或有突然断电突然供电等多种原因	迅速联系厂家进行维护

五、清洁规程

1. 保持设备的工作环境清洁卫生，设备周围严禁放置与设备无关的其他杂物，以免影响设备的正常工作和操作工人的正常操作。

2. 保持设备本身清洁无尘，确保电器连接线路无水渍沉积，以免影响设备的电器安全。

3. 设备操作结束后应放净设备内部的存水，防止存水在设备内滋生热原而污染设备内部。

六、维护保养规程

1. 设备维护 严格按照设备说明书中规定的工作参数进行工作。其中对设备产生影响的是进纯化水的水质好坏。如果长时间给设备供应电导率值大于2 μS/cm的劣质水，很容易使设备结垢，而设备结垢后产蒸馏水的能力明显降低。所以，定期检验所进纯化水的水质至关重要。

2. 设备结垢后的处理 设备结垢分自然结垢和异常结垢两种情况：①自然结垢是指设备所进的纯化水即使达到说明书中规定的指标，在长期使用后仍轻微结垢的现象。自然结垢一般发生在设备正常使用4～5年以上，其时间的长短视水质的纯度而定。由于自然结垢比较轻微，对设备的产水量没有大的影响，一般情况下设备仍能保持合格的产水量，用户不要做除垢处理。②异常结垢指的是由于进纯化水连续不合格，含盐量高而使设备迅速结垢的异常现象。这种结垢一般时间短、垢层厚，严重影响设备的产水量，如果不进一步采取除垢措施，可能导致设备不产合格水，甚至报废。设备严重结垢后，首先要取垢的样本到当地锅检所或相关的专业检测部门对垢的成分进行化验，根据其化学成分采取合理的除垢方法。切忌用户擅自处理设备的结垢，使设备大幅度降低性能甚至报废。

3. 设备的检修 设备的检修主要是电器元件的定期检修。如果发现设备的电器连线有松脱、老化等现象，应及时接牢或对破损的线路进行更换，以确保设备的自动操作以及工作安全。

七、生产记录

列管式蒸馏水机设备运行记录如表1–14所示，注射用水制备岗位清场记录如表1–15所示。

表1–14 列管式蒸馏水机设备运行记录表

项目 内容 时间					
工业蒸汽压力（MPa）					
压缩空气压力（MPa）					
纯水电导率					
注射用水温度					
注射用水电导率					
冷却水流量					
设备运行情况					
记录人					
备注					

表1–15 注射用水制备岗位清场记录

清场前	品名: 规格: 批号:	生产结束时间	年 月 日
		清洁剂名称	
检查项目	清场要求	清场情况	QA检查
操作台面、地面	操作台面、地面干净、整洁，地面无积尘、无结垢、无积水	按规定已做	合格□不合格□
物品整理	清除所有与生产无关的物品	按规定已做	合格□不合格□
工器具	冲洗，湿抹干净，放规定地点	按规定已做	合格□不合格□
清洁工具	清洗干净，放规定处干燥	按规定已做	合格□不合格□
生产设备	湿抹或冲洗，标志符合状态要求	按规定已做	合格□不合格□
工作场地	湿抹或湿拖干净，标志符合状态要求	按规定已做	合格□不合格□
废弃物	清离现场，放规定地点	按规定已做	合格□不合格□
状态标识	正确填写并悬挂设备状态标志和清洁状态标志	按规定已做	合格□不合格□
消毒频次	每周按规定消毒一次	按规定已做	合格□不合格□
注：符合规定在“□”中打“√”，不符合规定则清场至规定后填写			
清场时间	年 月 日 时	清场有效期	年 月 日 时
清场人员		复核人	
QA签名	年 月 日		
检查合格发放《清场合格证》，《清场合格证》粘贴处			
备注:			

·任务评价·

一、技能评价

<table>
<tr><th colspan="2" rowspan="2">评价项目</th><th rowspan="2">评价细则</th><th colspan="2">评价结果</th></tr>
<tr><th>班组评价</th><th>教师评价</th></tr>
<tr><td rowspan="8">实训操作</td><td rowspan="4">纯水设备操作（40分）</td><td>1. 开启设备前能够检查设备（10分）</td><td></td><td></td></tr>
<tr><td>2. 能够按照操作规程正确操作设备（10分）</td><td></td><td></td></tr>
<tr><td>3. 能注意设备的使用过程中各项安全注意事项（10分）</td><td></td><td></td></tr>
<tr><td>4. 操作结束将设备复位，并对设备进行常规维护保养（10分）</td><td></td><td></td></tr>
<tr><td rowspan="2">产品质量（15分）</td><td>1. 水质检查符合要求（8分）</td><td></td><td></td></tr>
<tr><td>2. 收率符合要求（7分）</td><td></td><td></td></tr>
<tr><td rowspan="2">清场（15分）</td><td>1. 能够选择适宜的方法对设备、工具、容器、环境等进行清洗和消毒（8分）</td><td></td><td></td></tr>
<tr><td>2. 清场结果符合要求（7分）</td><td></td><td></td></tr>
<tr><td rowspan="4">实训记录</td><td rowspan="2">完整性（15分）</td><td>1. 能完整记录操作参数（8分）</td><td></td><td></td></tr>
<tr><td>2. 能完整记录操作过程（7分）</td><td></td><td></td></tr>
<tr><td rowspan="2">正确性（15分）</td><td>1. 记录数据准确无误，无错填现象（8分）</td><td></td><td></td></tr>
<tr><td>2. 无涂改，记录表整洁、清晰（7分）</td><td></td><td></td></tr>
</table>

二、知识评价

（一）选择题

1. 单项选择题

（1）注射用水质量检验项目有别于纯化水的有（　　）

A. 硝酸盐　　B. 亚硝酸盐　　C. 电导率　　D. 细菌内毒素

（2）注射用水可以在（　　）℃以上保温贮存。

A. 50　　B. 60　　C. 70　　D. 80

（3）注射用水可以在（　　）℃以下的状态贮存。

A. 4　　B. 10　　C. 15　　D. 20

（4）可以作为直接接触无菌药品的包装材料的最后一次精洗用水是（　　）

A. 饮用水　　B. 纯化水　　C. 纯净水　　D. 注射用水

（5）生产注射用水所用的原水是（　　）

A. 饮用水　　B. 纯化水　　C. 井水　　D. 矿泉水

2. 多项选择题

（1）《中国药典》规定注射用水可以用于（　　）。

A. 无菌原料药精制工艺用水

B. 无菌制剂的配料用水

C. 直接接触无菌药品的包装材料的最后一次精洗用水

D. 直接接触无菌原料药的包装材料的最后洗涤用水

E. 配制注射剂的溶剂

（2）注射用水储存方式常用的有（　　）等。

A. 60℃上保温　　B. 70℃以上保温循环

C. 4℃以下的状态　　D. 80℃以上保温　　E. 10℃以下

（3）2010版《中国药典》规定注射用水可以通过（　　）等多种方式获得。

A. 单效蒸馏　　B. 电渗析法　　C. 多效蒸馏

D. 热压式蒸馏　　E. 煮沸法

（4）列管多效蒸馏水机主要由（　　）等组成。

A. 列管预热器　　B. 蒸发器　　C. 气液分离器

D. 冷凝器　　E. 微机控制柜

（5）《中国药典》要求注射用水质量检验项目与纯化水一样的项目有（　　）。

A. 硝酸盐　　B. 不挥发物　　C. 电导率

D. 细菌内毒素　　E. 重金属

（二）简答题

1. 热压式蒸馏水器的工作原理是什么？

2. 制备注射用水常用的重蒸馏器主要有哪些类型？

3. 列管式多效蒸馏水机的设备组件主要有哪些？

（三）案例分析题

某药厂制水车间操作工人用列管式蒸馏水机制备注射用水过程中发现制得的注射用水产水量降低一倍，请问有哪些原因会导致此情况发生，如何解决？

（魏增余）

项目二 小容量注射剂的生产

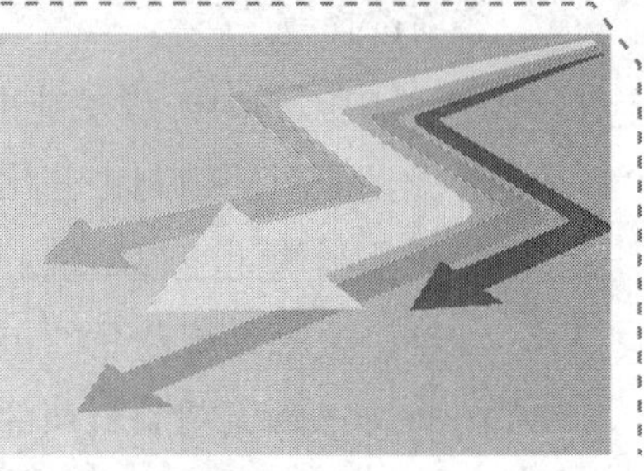

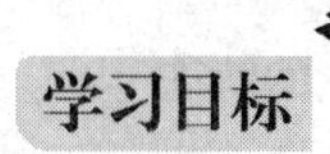

学习目标

知识目标

通过盐酸普鲁卡因注射液、维生素C注射液的生产任务，掌握小容量注射剂的概念及制备工艺；熟悉注射剂的溶剂和附加剂，注射剂的灭菌方法；了解注射剂的质量要求等。

技能目标

通过完成本项目任务，熟练掌握小容量注射剂的生产过程。学会各岗位操作方法。学会洗瓶机、灭菌机（柜、箱）、灌封机及包装线的生产设备的操作、清洁和日常维护及保养。学会正确填写生产记录。

任务3 盐酸普鲁卡因注射液的生产

任务资讯

一、概述

注射剂（injection）系指药物与适宜的溶剂或分散介质制成的供注入体内的溶液、乳状液或混悬液及供临用前配制成稀释成溶液或混悬液的粉末或浓溶液的无菌制剂。无论是以液体针剂还是以粉针剂贮存，到临床应用时均以液体状态直接注射入人体的组织、血管或器官内。

（一）注射剂的特点

1. 药效迅速，作用可靠 注射剂直接注射入体内，吸收快，作用迅速，不经胃肠道，没有首过效应，剂量准确，作用可靠。

2. 适用于不宜口服给药的患者 在临床上经常遇到昏迷、抽搐、惊厥等状态的患者，或消化系统障碍的患者，对于这些不能口服给药的患者，采用注射给药是有效的途径之一。

3. 适用于不宜口服的药物 某些药物由于本身的性质不易被胃肠道吸收，或者具有刺激性，或者容易被消化液破坏，可将这些药物制成注射剂来使用。如酶、蛋白质等生物药物由于其在胃肠道不稳定，常制成粉针剂。

4. 发挥局部定位作用 如局部麻醉药等。

5. 注射给药不方便且安全性较低 注射剂是一类直接入血制剂，使用不当易发生危险，且注射时疼痛，易发生交叉污染，安全性差。

6. 其他 注射剂制造工艺较复杂，生产费用较大，价格较高等。

（二）注射剂的质量要求

按《中国药典》二部规定，注射剂在生产与贮藏期间应符合下列有关规定。

1. 溶液型注射液应澄明 除另有规定外，混悬型注射液中药物粒度应控制在15μm以下，含15～20μm（有个别20～50μm）者，不应超过10%，若有可见沉淀，振摇时应容易分散均匀。混悬型注射液不得用于静脉注射或椎管注射；乳状液型注射液应稳定，不得有相分离现象，不得用于椎管注射。静脉用乳状液型注射液中乳滴的粒度90%应在1μm以下，不得有大于5μm的乳滴。除另有规定外，静脉输液应尽可能与血液等渗。

2. 注射剂所用原、辅料及溶剂 注射剂所用的原、辅料应从来源及工艺等生产环节进行严格控制并应符合注射用的质量要求。注射剂所用溶剂必须安全无害，并不得影响疗效和质量。一般分为水性溶剂和非水性溶剂。

（1）水性溶剂 最常用的为注射用水，也可用0.9%氯化钠溶液或其他适宜的水溶液。

（2）非水性溶剂 常用的为植物油，主要为供注射用大豆油，其他还有乙醇、丙二醇、聚乙二醇等溶剂。供注射用的非水性溶剂，应严格限制其用量，并应在品种项下进行相应的检查。

3. 配制注射剂时，可根据药物的性质加入适宜的附加剂，如渗透压调节剂、pH值调节剂、增溶剂、助溶剂、抗氧剂、抑菌剂、乳化剂、助悬剂等。所用附加剂应不影响药物疗效，避免对检验产生干扰，使用浓度不得引起毒性或明显的刺激。常用的抗氧剂有亚硫酸钠、亚硫酸氢钠、焦亚硫酸钠，一般浓度为0.1%～0.2%；常用的抑菌剂为0.5%苯酚、0.3%甲酚和0.5%三氯叔丁醇等。多剂量包装的注射液可加适宜的抑菌剂，抑菌剂的用量应能抑制注射液中微生物的生长，加有抑菌剂的注射液，仍应采用适宜的方法灭菌。静脉输液与脑池内、硬膜外、椎管内用的注射液均不得加抑菌剂。除另有规定外，一次注射量超过 15ml 的注射液，不得加抑菌剂。

4. 注射剂常用容器有玻璃安瓿、玻璃瓶、塑料安瓿、塑料瓶（袋）等。容器的密封性，须用适宜的方法确证。除另有规定外，容器应符合有关注射用玻璃容器和塑料容器的国家标准规定。容器用胶塞特别是多剂量包装注射液用的胶塞要有足够的稳定性，其质量应符合有关国家标准规定。除另有规定外，容器应足够透明，以便内容物的检视。

5. 生产过程中应尽可能缩短注射剂的配制时间，防止微生物与热原的污染及药物变质。静脉输液的配制过程更应严格控制。制备混悬型注射液、乳状液型注射液过程中，要采取必要的措施，保证粒子大小符合质量标准的要求。注射用无菌粉末应按无菌操作制备。注射剂必要时应进行相应的安全性检查，如异常毒性、过敏反应、溶血与凝聚、降压物质等，均应符合要求。

6. 灌装标示装量为不大于 50ml 的注射剂，应按下表适当增加装量。除另有规定外，多剂量包装的注射剂，每一容器的装量不得超过 10 次注射量，增加装量应能保证每次注射用量。

标示装量（ml）	增加量（ml）	
	易流动液	黏稠液
0.5	0.10	0.12
1	0.10	0.15
2	0.15	0.25
5	0.30	0.50
10	0.5	0.70
20	0.60	0.90
50	1.0	1.5

接触空气易变质的药物，在灌装过程中，应排除容器内空气，可填充二氧化碳或氮等气体，立即熔封或严封。

7. 熔封或严封后，一般应根据药物性质选用适宜的方法灭菌，必须保证制成品无菌。注射剂在灭菌时或灭菌后，应采用减压法或其他适宜的方法进行容器检漏。

8. 除另有规定外，注射剂应遮光贮存。

9. 注射剂所用辅料，在标签或说明书中应标明其名称，加有抑菌剂的注射剂，应标明所加抑菌剂的浓度；注射用无菌粉末，应标明注射用溶剂。

（三）注射剂的分类和给药途径

1. 注射剂的分类 根据剂型特点，注射剂可分为大容量注射剂、小容量注射剂及粉针剂。小容量注射剂也称水针剂，指装量小于50ml的注射剂。另外注射剂按照药物的分散方式不同，可分为溶液型注射剂、混悬型注射剂、乳状液型注射剂及临用前配成液体使用的注射用无菌粉末等。

（1）溶液型注射剂　该类注射剂应澄明，可以是水溶液或油溶液等，如安乃近注射液、二巯丙醇注射液等。

（2）混悬型注射剂　将不溶性固体药物分散于液体分散介质中制成的一类供肌肉或静脉注射用的药剂称为混悬型注射剂。除另有规定外，混悬型注射剂药物粒度应控制在15 μm以下，15 ~ 20 μm者，不应超过10%，若有可见沉淀，振摇时应容易分散均匀。混悬型注射剂不得用于静脉或椎管注射，如醋酸可的松注射液、鱼精蛋白胰岛素注射液等。

（3）乳状液型注射剂　该类注射剂应稳定，不得有相分离现象，不得用于椎管注射，静脉用乳状液型注射液乳滴的粒度90%应在1 μm以下，不得有大于5 μm的乳滴，如静脉营养脂肪乳注射液等。

（4）注射用无菌粉末　亦称粉针，指供注射用的无菌粉末或块状制剂，如青霉素、蛋白酶类粉针剂等。

2. 注射剂的给药途径

（1）皮内注射　注射于表皮与真皮之间，一次剂量在0.2ml以下，常用于过敏性试验或疾病诊断，如青霉素皮试液、白喉诊断毒素等。

（2）皮下注射　注射于真皮与肌肉之间的松软组织内，一般用量为1 ~ 2ml。皮下注射剂主要是水溶液，药物吸收速度稍慢。由于人体皮下感觉比肌肉敏感，故具有刺激性的药物及混悬型注射剂，一般不宜作皮下注射。

（3）肌内注射　注射于肌肉组织中，一次剂量为1 ~ 5ml。可注射油溶液、混悬液及乳浊液。油注射剂具有一定的延效作用，且乳状液型注射剂有一定的淋巴靶向性。

（4）静脉注射　注入静脉内，药效最快，常作急救、补充体液和供营养之用。一次剂量自几毫升至几千毫升，且多为水溶液。油溶液和一般混悬液或乳浊液易引起毛细血管栓塞，一般不宜静脉注射，但平均直径小于1 μm的乳浊液，可作静脉注射。凡能导致红细胞溶解或使蛋白质沉淀的药液，均不宜静脉给药。

（5）脊椎腔注射　注入脊椎四周蛛网膜下隙内，一次剂量一般不得超过10ml。由于神经组织比较敏感，且脊椎液缓冲容量小、循环慢，故脊椎腔注射剂必须等渗，pH值在5.0 ~ 8.0之间，注入时应缓慢。

（6）其他　包括动脉内注射、心内注射、关节内注射、滑膜腔内注射、穴位注射以及鞘内注射等。

二、热原

热原系指能引起恒温动物体温异常升高的致热物质。热原是微生物的代谢产物，注射后能引起人体致热反应。大多数细菌都能产生热原，致热能力最强的是革兰阴性杆菌。霉菌与病毒也能产生热原。

热原是微生物的一种内毒素，存在于细菌的细胞膜和固体膜之间，是由磷脂、脂多糖和蛋白质所组成的复合物。其中脂多糖是内毒素的活性中心，具有特别强的致热活性，因而可大致认为热原=内毒素=脂多糖。热原的分子量一般为1×10^6左右。

含有热原的注射液注入体内后，能使人体产生发冷、寒战、体温升高、恶心呕吐等不良反应，严重者出现昏迷、虚脱，甚至有生命危险，临床上称为“热原反应”。

（一）热原的性质

1. 耐热性 热原在100℃加热1h不分解，在180℃ 3～4h、250℃ 30～45min或650℃ 1min可使热原彻底破坏。

2. 滤过性 热原体积小，为1～5nm，可通过一般的滤器包括微孔滤膜而进入滤液，但是一些超滤装置可除去热原。

3. 水溶性 由于磷脂结构上连接有多糖，所以热原能溶于水。

4. 不挥发性 热原本身不挥发，但在蒸馏时，可随水蒸气中的雾滴带入蒸馏水中，因此在蒸馏水器的蒸发室上部应设隔沫装置，以分离蒸汽和雾滴。

5. 可吸附性 热原可被活性炭吸附，因此可使用活性炭除去热原。

6. 其他 热原能被强酸、强碱破坏，也能被强氧化剂（如高锰酸钾或过氧化氢等）破坏，超声波及某些表面活性剂（如去氧胆酸钠）也能使之失活。

（二）热原的主要污染途径

1. 溶剂 如注射用水，是热原污染的主要来源。若蒸馏设备结构不合理，操作与接收容器不当或贮藏时间过长易发生热原污染。故注射用水应新鲜使用，蒸馏器设计合理，环境应洁净。

2. 原、辅料 特别是用生物方法制备的药物和辅料易滋生微生物，另外葡萄糖、乳糖等辅料在贮藏过程中可因包装损坏而污染。

3. 容器、用具、管道与设备等 注射剂生产中容器、用具、管道与设备等，应按《药品生产质量管理规范》要求认真清洗处理，否则常易导致热原污染。

4. 制备过程与生产环境 注射剂制备过程中室内洁净度不合格，操作时间过长，操作不规范，产品灭菌不及时或灭菌不合格，均能增加细菌污染的机会，从而可能产生热原。

5. 输液器具 有时注射剂本身不含热原，但有可能由于输液器具污染而引起热原反应。

（三）热原的去除方法

1. 高温法 能经受高温加热处理的容器与用具，如针头、针筒或其他玻璃器皿，在洗净后，在180℃ 3～4h或250℃加热45min以上，可破坏热原。

2. 酸碱法 玻璃容器、用具可用重铬酸钾硫酸清洗液或稀氢氧化钠溶液处理来破坏热原。热原亦能被强氧化剂破坏。

3. 吸附法 注射剂常用优质针剂用活性炭处理，活性炭性质稳定、吸附性强，兼具助滤和脱色作用，活性炭可以吸附部分热原，故广泛用于注射剂生产过程。一般用量为0.05%～0.5%（*W/V*）。

4. 离子交换法 可用弱碱性阴离子交换树脂与弱酸性阳离子交换树脂除去热原。

5. 凝胶过滤法 如用二乙氨基乙基葡聚糖凝胶（分子筛）过滤除去热原。

6. 反渗透法 用反渗透法通过三醋酸纤维膜除去热原，这是近几年发展起来的新方法。

7. 超滤法 可用3.0～15nm孔径的超滤膜除去热原。如用超滤膜过滤可除去10%～15%葡萄糖注射液的热原。

（四）热原的检查方法

热原检查法包括家兔实验法和细菌内毒素检查法。家兔法是将一定剂量的供试品，静脉注入家兔体内，在规定时间内，观察家兔体温升高的情况，以判定供试品中所含热原的限度是否符合规定。

细菌内毒素检查法是利用鲎试剂来检测或量化由革兰阴性菌产生的细菌内毒素，以判断供试品中细菌内毒素的限量是否符合规定的一种方法。该法灵敏度高，操作简单，实验费用少，可迅速获得结果，但对革兰阴性菌以外的内毒素不够灵敏，故尚不能取代家兔的热原试验法。

三、注射剂的溶剂与附加剂

（一）注射剂的溶剂

注射剂的溶剂应无菌、无热原，性质稳定，且溶解范围较广，安全无害，不影响药物疗效和质量。注射剂所用溶剂一般分为水性溶剂和非水性溶剂。最常用的水性溶剂为注射用水，常用的非水性溶剂包括注射用油及其他注射用溶剂。

1. 注射用水 参见“项目一制药用水的生产”中的“任务资讯”部分。

2. 注射用油 注射用油包括芝麻油、大豆油、茶油等植物油，主要使用的是供注射用的大豆油，其质量要求应符合《中国药典》二部中有关规定。注射用大豆油应为浅黄色澄明液体，无异臭，无酸败味；碘值为126～140；皂化值为188～195；酸值不大于0.1；过氧化物、不皂化物、碱性杂质、重金属、砷盐、脂肪酸组成和微生物限度等应符合要求。

3. 其他注射用溶剂 注射剂的溶剂除注射用水和注射用油外，因药物特性的需要可选择其他溶剂或采用复合溶剂，常用的有以下两种。

（1）亲水性非水溶剂 有乙醇、甘油、1、2-丙二醇、聚乙二醇300（PEG300）、聚乙二醇400（PEG400）等。

（2）亲油性非水溶剂　常用的有苯甲酸苄酯、二甲基亚砜、油酸乙酯和肉豆蔻酸异丙酯等。

以上各种非水溶剂均应符合注射用规格。

（二）注射剂常用的附加剂

为确保注射剂的安全、有效和稳定，除主药和溶剂外还可加入其他物质，这些物质统称为“附加剂”。所用附加剂应不影响药物疗效，避免对检验产生干扰，使用浓度不得引起毒性或明显的刺激。各国药典对注射剂中所用的附加剂的类型和用量往往有明确的规定。附加剂种类不同，在注射剂中的作用不同，主要包括以下几种。

1. 增加主药溶解度的附加剂　配制注射剂时，对于溶解度较小，不能满足临床要求的药物，需采用适宜的方法来增加药物溶解度。

增加药物溶解度的方法包括：①加酸或碱，使难溶性药物生成可溶性盐；②加入增溶剂；③采用混合溶剂或非水溶剂；④加入助溶剂；⑤在主药的分子结构上引入亲水基团。

增溶剂和助溶剂是常用的增加药物溶解度的附加剂，同时也能提高药液的澄明度。在注射剂中常用的增溶剂是聚山梨酯（吐温类），主要用于小容量注射剂和部分中药注射剂。而用于大容量注射剂的增溶剂有卵磷脂、泊洛沙姆188等。但供静脉注射用的注射液应慎用增溶剂，脊椎腔注射用的注射液不得添加增溶剂。

助溶剂可与溶解度小的药物形成可溶性复合物，如安钠咖是苯甲酸钠与咖啡因的复合物，利尿素是水杨酸钠与可可豆碱的复合物。

2. 防止主药氧化的附加剂　为延缓和防止药物氧化变质，提高稳定性，注射剂中可加入抗氧剂（常用的有亚硫酸钠、亚硫酸氢钠和焦亚硫酸钠等，一般浓度为0.1%～0.2%）、金属络合剂或通入惰性气体。在配液和灌封时通入惰性气体以驱除注射用水和容器空间的氧，可有效防止药物氧化。常用的惰性气体有N_2和CO_2。使用时，应注意CO_2可能改变某些药液的pH值。此外，还可采用降低温度、避光、调节适宜的pH值等措施。

3. 抑菌剂　多剂量包装的注射液可加适宜的抑菌剂，抑菌剂的用量应能抑制注射液中微生物的生长。加有抑菌剂的注射液，仍应用适宜的方法灭菌，静脉输液与脑池内、硬膜外、椎管内用的注射液均不得加抑菌剂。除另有规定外，一次注射量超过15ml的注射液，不得加抑菌剂。加有抑菌剂的注射剂，在标签中应标明所加抑菌剂的名称与浓度。常用的抑菌剂有0.5%苯酚、0.3%甲酚、0.5%三氯叔丁醇等，另外还有其他抑菌剂，如苯甲醇、硫柳汞、羟苯酯类等。

4. pH值调节剂　注射液的pH值一般在4～9之间。调节注射液的pH值，可以增加药物稳定性，减少对机体的局部刺激性，确保用药安全。常用pH值调节剂有盐酸、枸橼酸、氢氧化钠、氢氧化钾、碳酸氢钠、磷酸氢二钠、磷酸二氢钠等。

5. 渗透压调节剂 凡渗透压与血浆、泪液相等的溶液称为等渗溶液。若大量注入低渗溶液，可造成溶血，大量注入高渗溶液，可造成细胞皱缩和血栓。因此注射剂应调节其渗透压与血浆等渗。

渗透压与红细胞膜张力相等的溶液称为等张溶液。

（1）等渗调节 注入机体内的液体一般要求等渗，如0.9%的氯化钠、5%的葡萄糖溶液为等渗溶液。肌内注射可耐受0.45%～2.7%的氯化钠溶液（相当于0.5～3个等渗浓度）。对于静脉注射，应调整为等渗或偏高渗，低渗溶液容易造成溶血；高渗溶液容易引起红细胞萎缩，有形成血栓的可能，但只要注射速度足够慢，血液可自行调节使渗透压很快恢复正常。脊椎腔内注射，必须调节至等渗。

常用的等渗调节方法有冰点降低数据法和氯化钠等渗当量法。表2-1为一些药物的1%水溶液的冰点降低值与氯化钠等渗当量，根据这些数据，可将所配溶液调节为等渗溶液。

表2-1 一些药物水溶液的冰点降低数据值与氯化钠等渗当量

药物名称	1%（g/ml）水溶液冰点降低值（℃）	1g药物的氯化钠等渗当量（E）	等渗浓度溶液的溶血情况		
			浓度（%）	溶血（%）	pH值
硼酸	0.28	0.47	1.90	100	4.6
盐酸乙基吗啡	0.19	0.15	6.18	38	4.7
硫酸阿托品	0.08	0.10	8.85	0	5.0
盐酸可卡因	0.09	0.14	6.33	47	4.4
氯霉素	0.06				
依地酸钙钠	0.12	0.21	4.50	0	6.1
盐酸麻黄碱	0.16	0.28	3.20	96	5.9
无水葡萄糖	0.10	0.18	5.05	0	6.0
葡萄糖（H_2O）	0.091	0.16	5.51	0	5.9
氢溴酸后马托品	0.097	0.17	5.67	92	5.0
盐酸吗啡	0.086	0.15			
碳酸氢钠	0.381	0.65	1.39	0	8.3
氯化钠	0.58		0.90	0	6.7
青霉素G钾	0.1	0.16	5.48	0	6.2
硝酸毛果芸香碱	0.133	0.22			
聚山梨酯80	0.01	0.02			
盐酸普鲁卡因	0.12	0.18	5.05	91	5.6
盐酸丁卡因	0.109	0.18			

①冰点降低数据法　冰点相同的稀溶液具有相等的渗透压，可根据此性质进行渗透压调节。一般情况下，血浆冰点为-0.52℃，因此，任何溶液冰点降低到-0.52℃，即与血浆等渗。等渗调节剂的用量可用式（2-1）计算。

$$W=\frac{0.52-a}{b} \tag{2-1}$$

式中，W为配制等渗溶液需加等渗调节剂的百分含量（g/100ml）；a为药物溶液的冰点下降度数，若溶液中含有两种或两种以上的物质时，则a为各物质冰点降低值的总和；b为所用等渗调节剂1%溶液的冰点下降度数。

例：配制3%的盐酸麻黄碱注射液100ml，需加多少克氯化钠，可调为等渗溶液？

查表（2-1）可知，$a=0.16\times3=0.48$，$b=0.58$。则

$$W=(0.52-0.48)/0.58=0.07\ (\text{g})$$

即需加入0. 07g氯化钠可使3%的盐酸麻黄碱注射液100ml成为等渗溶液。

对于成分不明或查不到冰点降低数据的注射液，可通过实验测定，再依上法计算。

②氯化钠等渗当量法　氯化钠等渗当量指与药物1g呈现等渗效应的氯化钠的量，一般用E表示。查出药物的氯化钠等渗当量后，可计算出等渗调节剂的用量，计算方法见式（2-2）。

$$X=0.009V-EW \tag{2-2}$$

式中，X为配成Vml等渗溶液需加入氯化钠的克数；E为药物的氯化钠等渗当量；W为Vml溶液内所含药物的克数；0.009为每1ml等渗氯化钠溶液中所含氯化钠的克数。

例：配制1%盐酸吗啡注射液200ml，应加入多少克氯化钠，使其成为等渗溶液？

查表（2-1）可知，盐酸吗啡的氯化钠等渗当量E为0.15，且1%盐酸吗啡注射液200ml含主药量为$1\%\times200=2$g。则

$$X=0.009\times200-0.15\times2=1.5\ (\text{g})$$

即配制1%盐酸吗啡注射液200ml，应加入1.5g氯化钠使其成为等渗溶液。

（2）等张调节　等渗和等张溶液定义不同，等渗溶液不一定等张，等张溶液亦不一定等渗。对有些药物来说，它们的等渗和等张浓度相等，如0.9%的氯化钠溶液。但还有一些药物如盐酸普鲁卡因、甘油、丙二醇等，其等渗溶液注入体内，还会发生不同程度的溶血现象。这类药物一般还需加入氯化钠、葡萄糖等等张调节剂。

在新产品试制中，即使所配制的溶液为等渗溶液，为用药安全，亦应进行溶血试验，必要时加入氯化钠、葡萄糖等调节为等张溶液。

6. 其他附加剂　注射剂中附加剂还包括局部止痛剂、助悬剂、乳化剂、延效剂等。

四、灭菌

灭菌系指用物理或化学等方法杀灭或除去所有致病和非致病微生物繁殖体和芽孢。灭菌法系指采用适当的物理或化学手段将物品中活的微生物（包括繁殖体和芽

孢）杀灭或除去的方法。灭菌是制药生产中一项重要工艺过程，包括厂房、设备、容器、用具、工作服装、原辅材料、成品、包装材料和仪器等的灭菌。

我国药品标准中不同制剂对微生物检查的要求不同，注射剂、滴眼剂（供角膜创伤或手术用）等要求无菌；口服制剂、软膏剂、滴眼剂（一般用途）、眼膏剂等要求进行微生物限度检查，即活的微生物数在规定标准以下。

微生物包括细菌、真菌、病毒等，其中细菌的芽孢具有较强的抗热性，灭菌效果应以杀死细菌芽孢为准。为保证药品质量，要根据《药品生产质量管理规范》的要求，在药品生产的全过程均应采取各种有效的措施来减少微生物的污染。在灭菌方法的选择上，既要杀死或除去制剂中的微生物，又要保证药物制剂临床使用的安全有效。

每一种灭菌方法在实际应用前均需经过验证，以确保达到预期的灭菌效果。

常用灭菌的方法分为物理灭菌法和化学灭菌法二大类。

（一）物理灭菌法

物理灭菌法包括干热灭菌法、湿热灭菌法、紫外线灭菌法、过滤除菌法及其他灭菌法等。

1. 干热灭菌法 干热灭菌法是指物质在干燥空气中进行加热达到杀灭细菌的方法。一般160℃～170℃ 2h以上，170℃～180℃ 不少于1h，250℃ 45min以上可达到灭菌效果。干热灭菌通常用于湿热灭菌无效的物质，包括药用植物油及各种对热稳定的药物粉末等，也用于耐高温的玻璃器皿、陶瓷制品和手术器具的灭菌。

2. 湿热灭菌法 系指物质在灭菌器内利用高压蒸汽或其他热力学灭菌手段杀灭细菌的方法。灭菌时蒸汽比热大（尤其是饱和蒸汽灭菌能力最强），穿透力强，容易使蛋白质变性，所以湿热灭菌法灭菌能力较强，为热力学灭菌中最有效及用途最广的方法。该法适用于药品、药品的溶液、玻璃器械、培养基、无菌衣、敷料以及其他遇高温与湿热不发生变化或损坏的物质的灭菌。湿热灭菌法包括以下几种方法。

（1）热压灭菌法 热压灭菌法是指在密封的容器内，使用饱和水蒸气进行灭菌的方法。由于热压灭菌器内的水蒸气量不断增加，而使灭菌器内的压力渐渐增大，利用高压蒸汽杀灭细菌，是湿热灭菌中最可靠的灭菌方法。如在98kPa（$1kg/cm^2$）（0.2MPa）的压力下，温度121℃，灭菌15～20min，能杀死所有的细菌繁殖体与芽孢。

在药品中存在微量的微生物时，往往难以用现行的无菌检查法检出。因此，有必要对灭菌方法的可靠性进行验证。F与F_0值可作为验证灭菌可靠性的参数。

F值为在一定温度下，给定Z值所产生的灭菌效果与在参比温度下给定Z值所产生的灭菌效果相同时，所相当的灭菌时间（分钟）。F_0值为标准灭菌时间，系指在一定灭菌温度下、Z值为10℃时所产生的灭菌效果与121℃、Z值为10℃所产生的灭菌效果相同时所相当的时间（分钟）。F_0目前仅应用于热压灭菌，由于F_0值是将不同灭菌温度下灭菌效果都转化成121℃热压灭菌时的灭菌效力，因此可作为灭菌过程的比较参数，对灭菌过程的设计及验证灭菌效果极为有用，一般要求F_0值不低于8min。影响F_0的因素很多，如容器大小、形状、热穿透系数、容量的数量与排布、药液黏度、容器充填量等。（Z值，即灭菌温度系数，系指灭菌时间减少到原来的1/10所需升高的温度）

（2）流通蒸汽灭菌法　流通蒸汽灭菌法是在不密封的容器内用蒸汽灭菌，此时容器内的压力与大气压相等，蒸汽温度为100℃。灭菌时间一般为30～60min。1～2ml的注射液和对热不稳定的药品均可采用该法。

（3）低温间歇灭菌法　低温间歇灭菌系将待灭菌制剂或药品，在60℃～80℃加热1h，将其中的细菌繁殖体杀死，然后在室温或温箱中放置24h，让其中的芽孢发育为繁殖体，再次加热将其杀灭，如此循环3次以上，直至全部芽孢孵化并被杀灭为止。该法适用于对热不稳定的制剂与药品，如某些特殊的乳剂或生物制品。

湿热灭菌的效果与蒸汽的性质相关性的比较见表2-2。

表2-2　湿热灭菌的效果与蒸汽的性质有关

蒸汽种类	热含量	穿透力	灭菌效力	备注
饱和蒸汽	较高	较好	高	
湿饱和蒸汽	较低	较差	较低	蒸汽中含有细微水滴
过热蒸汽	较高	差	较低	水蒸气继续加热形成
不饱和蒸汽	较低	较差	较低	蒸汽中含有空气

3. 紫外线灭菌法　紫外线对细菌繁殖体与芽孢均有杀灭作用，其杀菌的原理与微生物中的核酸有关。用于灭菌的紫外线波长是200～300nm，因为细菌中的脱氧核糖核酸（DNA）核蛋白的紫外吸收峰值在254～257nm之间，所以该波段的紫外线灭菌效果最好。该法适用于表面灭菌。

4. 过滤除菌法　过滤除菌法系指将药液通过无菌的特定滤器，吸附或筛除去除活的或死的微生物而得到无菌滤液的一种除菌方法。过滤器材通常有滤柱、滤膜等。该法适合于对热不稳定药液的除菌，如酶、蛋白质类注射液。

5. 其他物理灭菌方法　①辐射灭菌法：系指用γ射线使有机大分子化合物电离分解，从而杀死细菌的一种方法；②微波（电磁波）加热灭菌法：系利用微波（电磁波）加热，直接对药液进行灭菌的方法；③火焰灭菌法：是指用火焰对物品直接灼烧灭菌的方法，是最简便，灭菌效果最好的方法，常用于金属制品、玻璃制品和瓷制品的灭菌；④超声波灭菌法：超声波是一种高频率的声波，适用于液体灭菌，如疫苗制品的灭菌、安瓿的清洗和灭菌等。

（二）化学灭菌方法

化学灭菌方法系指用化学药品直接作用于微生物而将其杀死的方法，分为化学气体灭菌法与化学灭菌剂灭菌法。

1. 化学气体灭菌法 化学气体灭菌法是指用化学品的气或蒸汽对被灭菌对象进行熏蒸，从而达到杀灭其中微生物的灭菌方法。该法主要用于塑料管道内、玻璃、金属、橡胶等固体表面、设备表面、室内空气的灭菌，也可以用于包装材料、注射器、针头的灭菌。用于灭菌的气体主要有环氧乙烷、过氧乙酸、甲醛、丙二醇、乙醇、乳酸、苯酚等。

2. 化学杀菌剂灭菌法 化学灭菌剂只能杀死繁殖体，对细菌芽孢无效。常用的有0.1%～0.2%苯扎溴铵（新洁尔灭）溶液、75%的乙醇等。常用于药物生产中设备和设施的表面灭菌，使用时要注意其化学腐蚀性，浓度不能过高及在配制有效期内使用。

五、制备工艺

小容量注射剂通常采用湿热灭菌法制备。该类注射剂除一般理化性质外，无菌、热原、澄明度、无可见异物、pH值等项目的检查均应符合规定。其生产过程对洁净度要求较为严格，灌封关键区域位于A级洁净区，洗瓶、配液、过滤操作位于B级洁净区。小容量注射剂的制备包括原辅料和容器的前处理、称量、配制、过滤、灌封、灭菌、质量检查、印字包装等步骤。小容量注射剂生产工艺流程如图2-1。

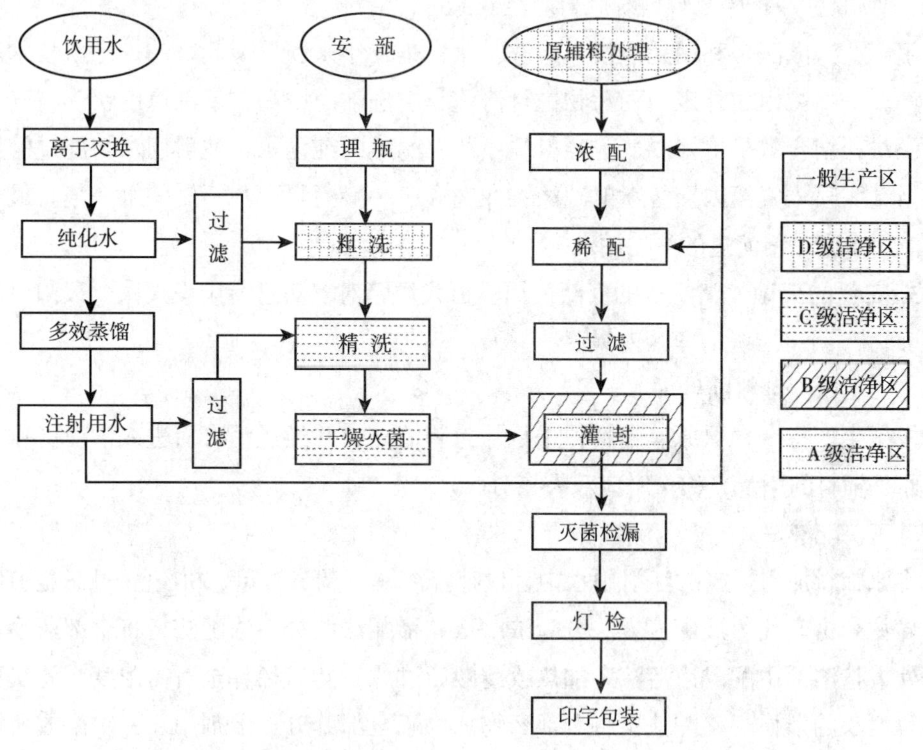

图2-1 小容量注射剂制备工艺流程

（一）安瓿的处理

小容量注射剂常用容器为玻璃曲颈易折安瓿。曲颈易折安瓿有两种，色环易折安瓿和点刻痕易折安瓿。色环易折安瓿是将一种膨胀系数高于安瓿玻璃两倍的低熔点粉末熔固在安瓿颈部成为环状，冷却后由于两种玻璃的膨胀系数不同，在环状部位产生一圈永久应力，用力一折即可平整折断，不易产生玻璃碎屑。点刻痕易折安瓿是在曲颈部位有一细微刻痕，在刻痕中心标有直径2mm的色点，折断时，施力于刻痕中间的背面，折断后，断面平整。

目前安瓿多为无色，有利于检查药液的可见异物。有一些需要避光保存的药物，可采用琥珀色玻璃安瓿。琥珀色可滤除紫外线，适用于光敏药物。琥珀色安瓿含氧化铁，痕量的氧化铁有可能被药液浸取而进入产品中，如果产品中含有的成分能被铁离子催化，则不能使用琥珀色玻璃容器。

安瓿的理瓶、清洗、灭菌常用洗、烘、灌、封联动一体设备。

1. 安瓿的理瓶 操作人员将安瓿瓶口朝上整齐推至理瓶盘上，挑出不规格安瓿和破瓶。

2. 安瓿的洗涤方法 安瓿在制造和运输过程中可能受到污染，必须经过洗涤方可使用。使用超声波气–水喷射洗瓶机对空安瓿进行清洗。

超声波洗涤法是利用超声技术清洗安瓿，是近年来新发展起来的一项新技术。利用超声波对物体内、外表面的污物进行清洗，清洗洁净度高，清洗速度快。与气水喷射洗涤法相结合效果更好。气水喷射洗涤法：滤过的纯化水、注射用水与滤过的压缩空气由针头喷入安瓿内交替喷射洗涤，冲洗顺序一般为气→水→气→水→气。最后一次洗涤用水应是精滤过的注射用水。

3. 安瓿的灭菌 清洗后的安瓿使用隧道式烘箱对安瓿进行干燥灭菌。灭菌后的安瓿在B级背景下的A级洁净区内保存。

（二）原、辅料前处理

根据生产指令领取原、辅料，进行外包装清洁，并经过消毒后进入洁净区；正确计算原、辅料的用量，称量时应双人核对。

（三）配液

将原辅料加入适当的注射用水中，搅拌至溶解，调节含量、pH值，过滤至澄明、可见异物合格。注射液配液方法分为浓配法和稀配法两种。浓配法指将全部药物加入部分处方量溶剂中配成浓溶液，加热或冷藏后过滤，然后稀释至所需浓度。此法可滤除溶解度小的杂质。稀配法指将全部药物加入于全部处方量溶剂中，一次配成所需浓度，再过滤，此法可用于优质原料配液。配液时为吸附热原和其他杂质，通常需要加入药用活性炭。配液必须使用新鲜注射用水，《中国药典》规定注射用水生产后必须在12h内使用。

配制药液前，应按处方规定计算原料的用量，如一些含结晶水的药物，应注意换算；如果注射剂在灭菌后主药含量有所下降时，应酌情增加投药量。溶液的浓度，除另有关规定外，一律采用百分浓度（g/ml）表示。原、辅料经准确称量，并经两人核对后，方可投料。投药量可按下式计算：

$$原料实际用量=\frac{原料理论用量\times 成品标示量\%}{原料实际含量} \quad (2\text{–}3)$$

投料计算：

原料理论用量=实际配液量×成品含量%

实际配液量=实际灌装量＋实际灌装时损耗量

例　欲制备2ml装的2%盐酸普鲁卡因注射液10000支，原料实际含量为99%，求需投药量多少？

解：实际灌注量=（2ml＋0.15ml）×10000=21500 ml（其中0.15ml系按规定应增加的装量）

实际配液量=21500ml＋（21500ml×0.5%）=22575ml（其中0.5%为实际灌注时的损耗量）

原料理论用量=22575×2%=451.5（g）

原料实际含量为99%；盐酸普鲁卡因注射液的含量应为标示量的95.0%～105.0%，故按平均值即100%，代入公式，即得原料实际用量为：

$$原料实际用量=\frac{451.5\times 100\%}{99\%}=456.0\ (g)$$

该原料的实际投料量为456. 0g。

（四）过滤

注射液的过滤一般采用二级过滤，即先将药液进行初滤，常用滤器为钛滤器（孔径为1～30μm），用于浓配环节中的脱炭过滤。再进行精滤，常用微孔滤膜（孔径为0.22～0.45μm）滤器，药液经含量、pH值检测合格后方可精滤。为确保过滤质量，很多药厂将精滤后的药液灌装前再进行终端过滤，所用滤器为孔径0.22μm的微孔滤膜滤器。

1. 钛滤器　钛滤器以工业纯钛粉（纯度≥99.68%）为主要原料经高温烧结而成。钛滤器常用于浓配环节中的脱炭过滤。主要特性有：①化学稳定性好，能耐酸、耐碱，可在较大pH值范围内使用；②机械强度大，精度高、易再生、寿命长；③孔径分布窄，分离效率高；④抗微生物能力强，不与微生物发生作用；⑤耐高温，一般可在300℃以下正常使用；无微粒脱落，不对药液形成二次污染。

2. 微孔滤膜滤器　微孔滤膜是一种高分子滤膜材料，具有很多的均匀微孔，孔径从0.025～14μm不等，其过滤机理主要是物理过筛作用。

微孔滤膜的种类很多，常用的有醋酸纤维滤膜、聚丙烯滤膜、聚四氟乙烯滤膜等。其优点是孔隙率高、过滤速度快、吸附作用小、不滞留药液、不影响药物含量，设备简单、拆除方便等；缺点是耐酸、耐碱性能差，对某些有机溶剂如丙二醇适应性也差（过滤时应选择不同材质使用），截留的微粒易使滤膜阻塞，影响滤速，故应用其他滤器预滤后，才可使用该滤器过滤，常用于精滤。

（五）灌封

灌封即灌装和熔封，将药液灌注于安瓿中，熔封。这是注射剂生产中非常关键的操作，灌封操作通常是暴露在空气中进行的，因此必须严格控制环境洁净度，应在B级背景下的A级洁净区中，并尽量缩短药液暴露的时间，在规定时间内完成灌封。易氧化药物灌装时应通入惰性气体进行保护。

安瓿的封口目前主要采用旋转拉丝封口，该方法封口严密，不易出现毛细孔，对药液的影响小。灌封过程中可能出现的问题有剂量不准，封口不严，出现泡头、平头、焦头等。

（六）灭菌检漏

灌封结束后，要尽快进行检漏灭菌（应在4h内），以保证产品的无菌。小容量注射剂通常采用湿热灭菌法，安瓿进行漏气检查后灭菌。安瓿封口不严，有毛细孔或微小裂缝存在时，易被微生物与污物污染或出现药物泄漏，因此必须剔除漏气产品。抽真空色水法是常用的漏气检查方法，采用此法，安瓿未密封时药液会变色，从而方便进行剔除。灭菌操作室的洁净度按一般生产区要求。

（七）质检

使用灯检箱检查中间产品质量，剔除装量不合格、可见异物不符合要求，外观不合格，包括勾、尖、泡、黑头等。

（八）印字包装

质检合格的产品进行印字、包装。

六、小容量注射剂的生产设备

（一）安瓿洗涤设备

1. 喷淋式安瓿洗瓶机组

（1）结构　喷淋式安瓿洗瓶机组由喷淋机、甩水机、蒸煮箱、水过滤器及水泵等机件组成。喷淋机主要由传送带、淋水板及水循环系统三部分组成，如图2–2所示。

（2）工作原理　洗瓶时，先将盛满安瓿的铝盘放置在传送带上，由传送带将铝盘送入箱体内，接受来自顶部淋水板由多孔喷头喷淋出的纯化水，使安瓿内部灌满水。安瓿洗涤灌满水后，即送入蒸煮箱蒸煮，安瓿在蒸煮箱内通入蒸汽加热约30min，随即趁热将蒸煮后的安瓿送入甩水机，将安瓿内的水甩干。然后再送往喷淋机上灌水，再经甩水机将水甩出，如此反复洗涤2～3次，最后一次精洗用注射用水，即可达到清洗要求。水箱中的洗涤用水要进行过滤净化，同时经常换水，以确保循环使用的供水系统的洁净。该机组生产效率高，洗涤效果尤以5ml以下小规格安瓿为好，但体积庞大、占用场地大、耗水量多，不适用于曲颈安瓿。

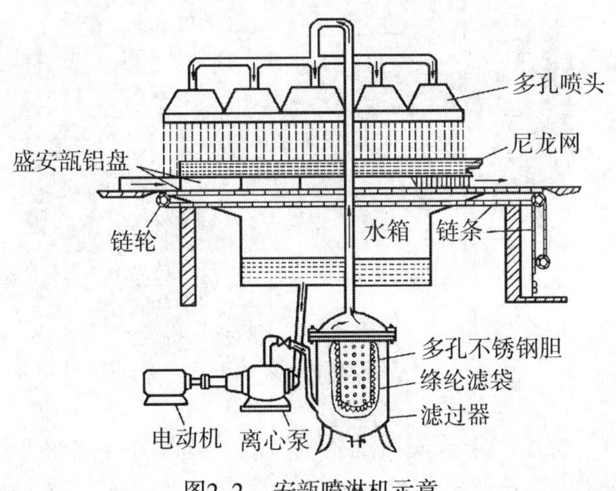

图2-2　安瓿喷淋机示意

2. 气水喷射式安瓿洗瓶机组

（1）结构　气水喷射式安瓿洗瓶机组适用于曲颈安瓿和大规格安瓿的洗涤。该机组主要由供水系统、压缩空气及其过滤系统、洗瓶机等三大部分组成。气水喷射式安瓿洗瓶机组的工作原理是利用洁净的洗涤水及过滤后的压缩空气，通过针头交替喷射安瓿的内壁进行洗涤，使安瓿达到洁净，见图2-3a、图2-3b。

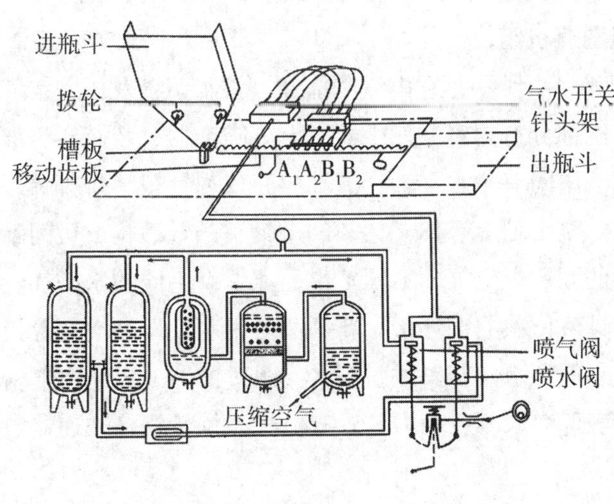

a

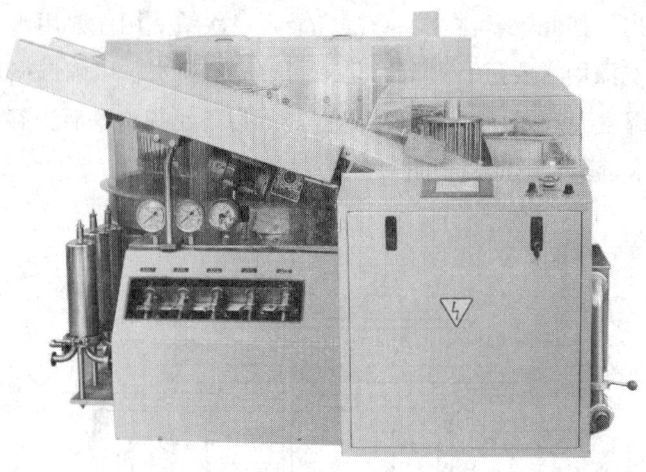

b

图2-3 气水喷射式安瓿洗瓶机组

a. 示意图 b. 实物图

（2）工作原理 气水喷射式安瓿洗瓶机组的关键部分是洗瓶机。洗瓶机工作时，首先将安瓿放于进料斗，在拨轮的作用下，安瓿有顺序地进入往复摆动的槽板中，然后落入移动齿板上，到达针头架（并列4个针头）位置并下移，针头插入安瓿，同时气水开关打开气与水的通路，进行二水二气冲洗吹净：即安瓿送达位置A_1时，针头插入安瓿内，并注水洗瓶；当安瓿到达位置A_2时，继续对安瓿补充注水洗瓶。到达位置B_1时，针头向安瓿内通入已净化的压缩空气，将瓶内的洗涤水吹去；到达位置B_2时，继续由压缩空气对安瓿内的积水吹净。此时，针头架上移，针头离开安瓿；同时关闭气水开关，停止向安瓿供水供气，从而完成了二水二气的洗瓶工序。

3. 超声波安瓿洗瓶机组

（1）结构 如图2-4所示，它由清洗部分、供水系统及压缩空气系统、动力装置三大部分组成。清洗部分有超声波发生器、上下瞄准器、装瓶斗、推瓶器、出瓶器、水箱、转盘等组成。中间有一水平轴，沿轴向有18列针毂，每排针毂有沿径向辐射均匀分布的18支针头。整个轴上有18×18=324个针头的针毂构成可间歇绕水平轴回转的转盘。与转盘相对的固定盘上，于不同工位上配置有不同的水、气管路接口，在转盘间歇转动时，各排针毂依次与循环水、新鲜注射用水、压缩空气等接口相通。供水系统及压缩空气系统有循环水、新鲜注射用水、水过滤器、压缩空气精过滤器与粗过滤器、控制阀、压力表、水泵等。动力装置有电机、蜗轮蜗杆减速器、分度盘、齿轮、凸轮等组成。

（2）工作原理 将安瓿排放在倾斜的安瓿斗中，安瓿斗下口与清洗机的1工位针头平行，并开有18个通道。利用通道口的机械栅门控制，每次放行18支安瓿到传送带的V形槽搁瓶板上，18支安瓿被推瓶器依次推入转盘的第1工位，当转盘转到2工位时，由针头注入循环水。从2工位到7工位，安瓿进入水箱，共停留25s左右接受超声波空化清洗，使污物振散、脱落或溶解。此时水温控制在50℃~60℃，这一阶段为粗洗。当针毂间歇旋转将安瓿带出水面到8、9工位时，将洗涤水倒出，针毂转到10、11、12工位时，安瓿倒置，针头对安瓿冲注循环水进行洗涤，到13工位时有针管喷出压缩空气将安瓿内污水吹净，在14工位时，接受新鲜注射用水的最后冲洗，15、16工位再吹入压缩空气。至此，安瓿洗涤干净，此阶段为精洗。最后安瓿转到18工位时，针管再一次对安瓿送气并利用气压将安瓿从针管架上推离出来，再由出瓶器送入输送带，推出清洗机。

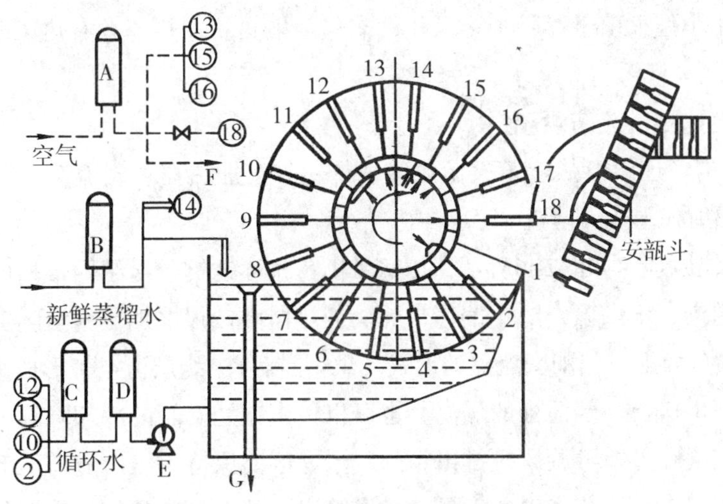

图2-4　18工位连续回转超声波清洗机原理示意

1. 上瓶　2. 注循环水　3，4，5，6，7. 超声波清洗　8，9. 空位　10，11，12. 循环水冲洗　13. 吹气排水　14. 新鲜注射用水冲洗　15，16. 吹气　17. 空位　18. 吹气送瓶　A~D–过滤器　E–循环泵　F–吹除玻璃屑　G–溢流回收

（二）配液设备

配液罐可分为浓配罐和稀配罐。浓配在浓配罐中进行，稀配时药液粗滤后经药液输送管道打入稀配罐中稀配；只需稀配时可在稀配罐中。

1. 结构　多为不锈钢配液罐，如图2–5所示。罐体上带有夹层，罐盖上装有搅拌器，药液输送管道，注射用水连接管道和喷淋清洗装置。

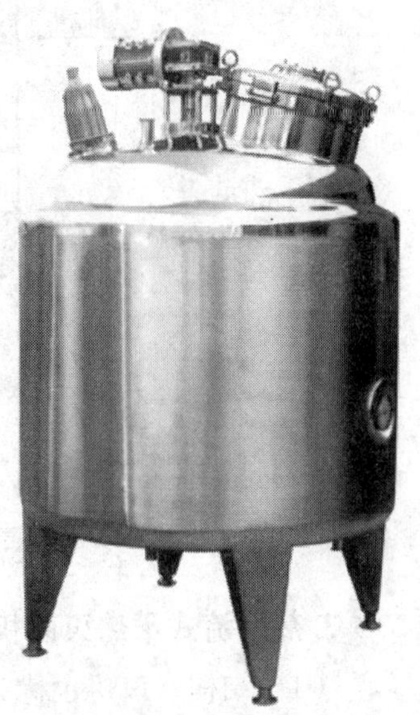

图2–5　配液罐实物

2. 工作原理　搅拌器由电机经减速器带动，转速约20r/min，加速原、辅料的扩散溶解，并促进传热防止局部过热。配液罐夹层既可通入蒸汽加热，提高原、辅料在注射用水中的溶解速度；又可通入冷水，吸收药物溶解热。

（三）安瓿干燥灭菌设备

安瓿经淋洗只能去除稍大的菌体、尘埃及杂质粒子，还需通过干燥去除生物粒子的活性，达到杀灭细菌和除去热原的目的，同是也使安瓿进行干燥。常规工艺是将洗净的安瓿置于350℃～450℃温度下，保温6～10min或用120℃～140℃干燥0.5～1h。常用设备有远红外隧道式烘箱和电热隧道灭菌烘箱。按生产连贯性可分为间歇式和连续式，采用的能源有蒸汽、煤气或电热。

1. 间歇式干燥灭菌箱 当产量较小时，采用间歇式干燥灭菌。箱体上下左右为夹套式，箱内有加热排管。蒸汽先流过夹套，再流入排管。箱内温度取决于蒸汽压力和传热面积。

实验采用小型灭菌干燥箱，多采用电热丝或电热管加热，并有热风循环装置和湿空气外抽功能。

2. 连续电热隧道灭菌烘箱

（1）结构 连续电热隧道灭菌烘箱由传送带、加热器、层流箱、隔热机架等组成，又称为辐射式干热灭菌机。

（2）工作原理 如图2-6所示，传送带由三条不锈钢丝纺织网带构成。传送带将安瓿水平运送进、出烘箱，防止偏移带外。加热器由12根电加热管沿隧道长度方向安装，在隧道横截面上呈包围安瓿盘的形式。烘箱前后有A级层流空气形成垂直气流幕，用以保证隧道出口与外部污染的隔离，也可以使出口处安瓿的冷却降温。中段干燥区产生的湿热空气经另一可调风机排出箱外，干燥区要保持正压。隧道下部有排风机，并装有调节阀门，可调节排出空气量。排风管出口处设有碎玻璃收集箱，以减少废气中玻璃细屑的含量。温控功能由电路控制。

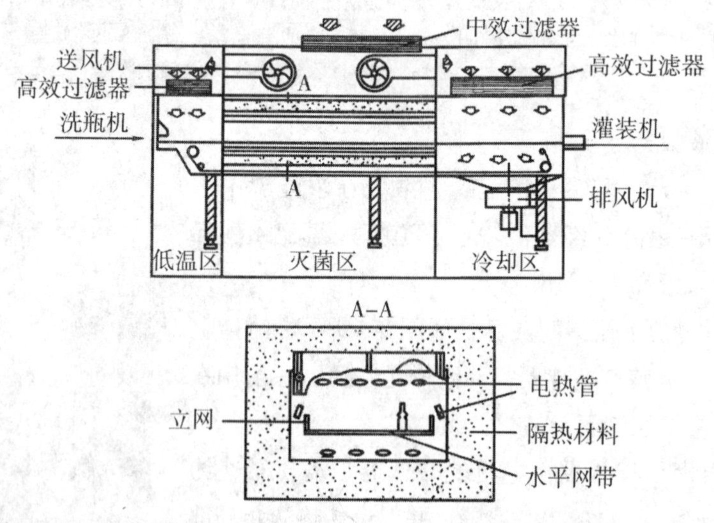

图2-6 连续电热隧道灭菌烘箱结构示意

3. 热层流式干热灭菌机

（1）结构 该机也称为热风循环隧道式灭菌烘箱，为整体隧道结构，由预热区、高温灭菌区、冷却区三部分组成，分为前后层流箱、高温灭菌箱、机架、输送网带、热风循环风机、排风机、耐高温高效空气过滤器、电加热器、电控箱等部件，如图2-7所示。其控制系统一般为机电一体化设计，整机加热运行等工艺参数设定由可编程序控制器精确控制，各层流风机采用交流变频技术控制风量大小，控制精度较高，温度控制可在0℃～350℃内任意设定，具有参数显示、温度分段显示、自动电脑打印记录和故障报警显示等多种功能。

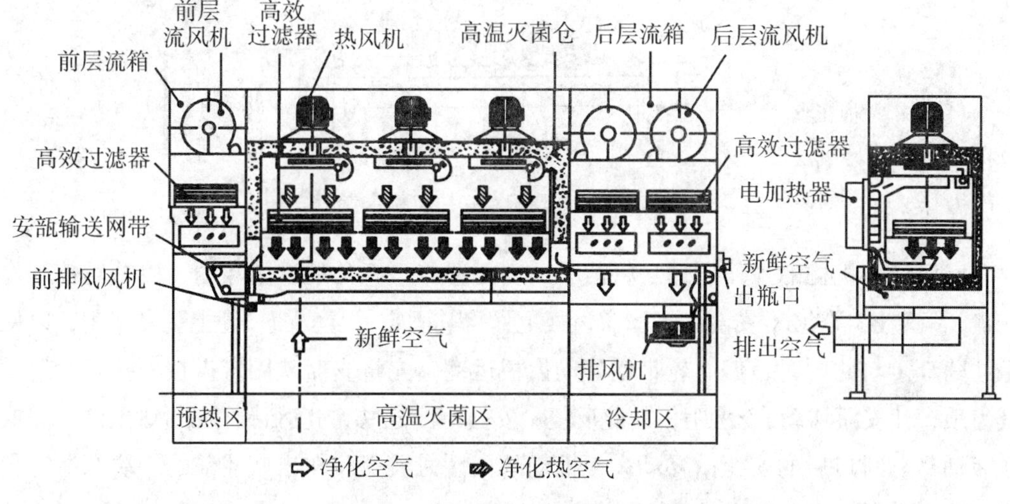

图2-7 热层流式干热灭菌机示意

本机主要用在针剂联动生产线上，适用于2～20ml安瓿瓶、西林瓶、口服液瓶和其他药用玻璃瓶的灭菌干燥。

（2）工作原理 该机是将高温热空气流经空气过滤器过滤，获得洁净度为A级的清洁空气，在A级单向流洁净空气的保护下，洗瓶机将清洗干净的安瓿送入输送带，经预热后的安瓿送入高温灭菌段，流动的清洁热空气将安瓿加热升温到300℃以上，安瓿经过高温区的总时间根据灭菌温度而定，一般为5～20min，干燥灭菌除热原后进入冷却段。冷却段的单向流洁净空气将安瓿冷却至接近室温，再送入拉丝灌封机进行药液的灌装与封口。安瓿从进入隧道至出口全过程时间一般为25～35min。由于前后层流箱及高温灭菌箱均为独立的空气洁净系统，有效地保证了进入隧道烘箱的瓶子始终在A级洁净空气保护下，且机内压力高于外界大气压5Pa，使外界空气不能侵入，整个过程均在密闭状态下进行，其生产过程符合GMP要求。

（四）安瓿灌封机

国家规定安瓿灌封设备采用的是拉丝灌封机，根据安瓿规格有1～2ml、5～10ml、20ml 三种机型。它们不能通用，但结构差异不大。这里主要介绍应用最多的1～2ml安瓿灌封机。安瓿灌封机的主要结构按其功能有：送瓶机构、灌装机构及拉丝封口机构。

1. 安瓿送瓶机构 安瓿送瓶机构见图2-8，其主要部件是固定齿板与移瓶齿板，各有两条且平行安装，两条固定齿板分别在最上和最下，两条移动齿板等距离的安置在中间。固定齿板为三角形齿槽，使安瓿上下两端卡在槽中而固定。移动齿板的齿形为椭圆形，以防在送瓶过程中将安瓿撞碎，并有托瓶、移瓶及放瓶的作用。

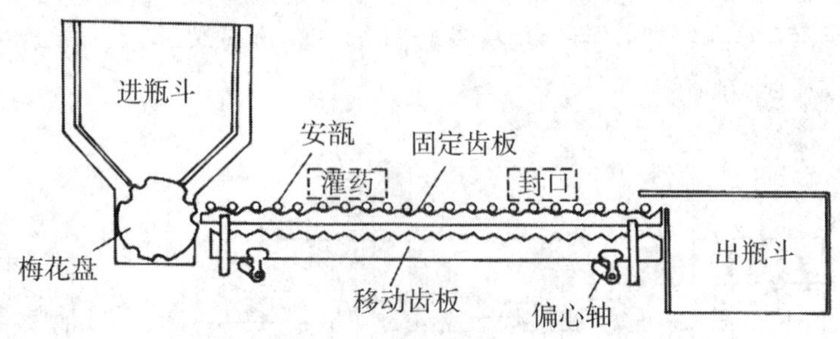

图2-8　安瓿灌封机送瓶机构示意

安瓿送瓶机构的工作原理：将洁净的安瓿置45°倾角的进瓶斗内，由链轮带动梅花盘，每转1/3周使2支安瓿推入固定齿板上，将其固定；且安瓿口朝上呈45°角，以便灌注药液。与此同时，偏心轮带动移动齿板运动，先将安瓿从固定齿板上托起，越过其齿顶，使安瓿移动2个齿距；如此反复，安瓿不断迁移，送入灌注和封口工位，完成送瓶动作。封口后的安瓿由移动齿板推动的惯性力及安装在出瓶斗前的一块有一定角度的舌板作用，使安瓿转动呈竖立状态进入出瓶斗。

整个送瓶过程是偏心轮旋转1周，安瓿向前移动2个齿距，前1/3周是使移动齿板完成托瓶、移瓶及放瓶的动作；后2/3周，安瓿停留在固定齿板上，以进行灌药和封口。

2. 安瓿灌装机构　安瓿灌装机构按功能可分为三组部件：①灌液部件，使针头进出安瓿，注入药液完成灌装。②凸轮-压杆部件，将药液从贮液灌中吸入针筒内，并定量输向针头。③缺瓶止灌部件，当灌装工位缺瓶时，能自动停止灌液，避免浪费药液和污染设备。

安瓿灌装机构的工作过程见图2-9：①当安瓿到达灌装工位时，针头随针头托架座上的圆柱导轨作滑动插入安瓿中。凸轮转动，经扇形板使顶杆、顶杆座上升触及电磁阀，且压杆另一端下压，推动针筒的筒芯下移。此时，下单向玻璃阀关闭，上单向阀开启，药液经导管进针头，注入安瓿内直至规定容量。当针头拔出时，针筒的筒芯上移复位；此时，上单向阀关闭，下单向阀开启，药液又被吸入针筒，进行下一支安瓿的灌装。②当灌装工位缺瓶时，摆杆与安瓿接触的触头脱空，拉簧使摆杆摆动，触及行程开关，使其闭合。导致开关回路上的电磁阀拉开，使顶杆、顶杆座失去对压杆的上顶动作，停止灌装。

注射剂在药液灌装时尚需充入惰性气体（N_2、CO_2），以增加药物制剂的稳定性。安瓿内充气可在灌液前后，充气针头和灌液针头位于同一针头托架上。

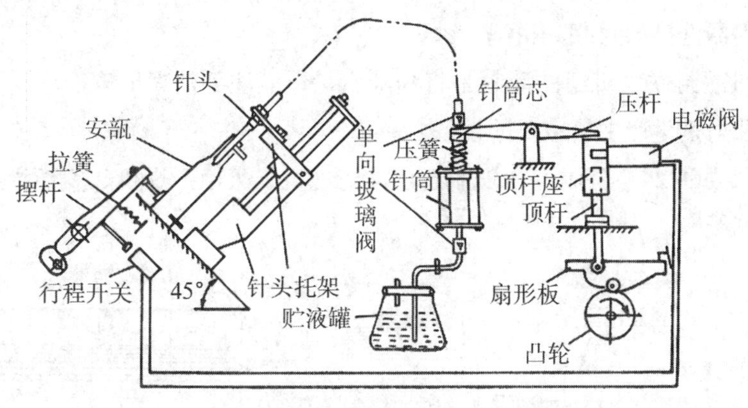

图2-9 安瓿灌封机灌装机构示意

3. 安瓿拉丝封口机构 拉丝封口是指当旋转安瓿瓶颈在火焰加热下熔融时，采用机械方法将瓶颈封口。安瓿拉丝封口机构由拉丝、加热、压瓶三部分组成，见图2-10：①拉丝部件是使拉丝钳上下移动及钳口的启闭。按其传动方式可分为气动拉丝和机械拉丝两种。气动拉丝是通过气阀凸轮控制压缩空气进入拉丝钳管道，而使钳口启闭；其结构简单、造价低、维修方便，但噪声大，并有排气污染。机械拉丝是通过连杆-凸轮机构带动钢丝绳控制钳口启闭；其结构复杂、制造精度要求高，但噪声低、无污染，适用于无气源的地方。②加热火源是由煤气、氧气及压缩空气混合组成，火焰温度约1400℃左右。③压瓶部件是由压瓶凸轮及摆杆的作用，安瓿被压瓶滚轮压住不能移动，防止拉丝时安瓿随拉丝钳移动。

气动拉丝封口机构的工作过程：当灌完药液的安瓿移至封口工位时，压瓶凸轮及摆杆连动压瓶滚轮将安瓿压住，由于蜗轮蜗杆箱的转动带动滚轮旋转，使安瓿在固定位置绕自身轴线缓慢转动；此时，瓶颈均匀地受到喷嘴喷出的火焰高温加热而呈熔融状态；同时，气动拉丝钳口由气阀凸轮控制压缩空气，使其张开沿钳座导轨下移，钳住安瓿头并上移，将安瓿熔化的瓶口玻璃拉成丝头，使安瓿封口。当拉丝钳上移一定位置时，钳口再次启闭二次，将拉出的玻璃丝头拉断并甩掉。封口后的安瓿，由压瓶凸轮及摆杆拉开压瓶滚轮，被移动齿板送出。

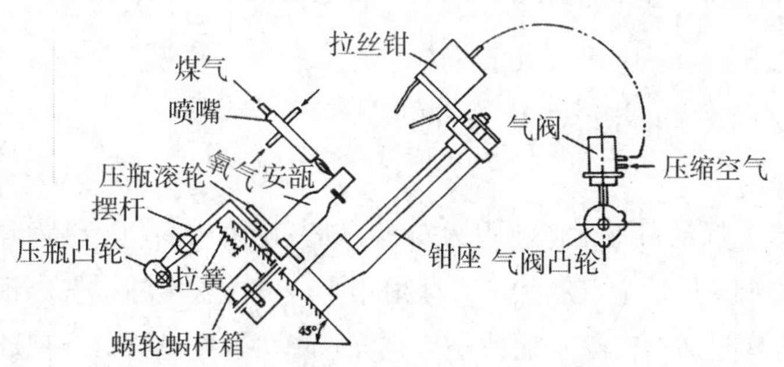

图2-10 安瓿灌封机气动拉丝封口机构示意

（五）安瓿洗烘灌封联动机组

安瓿洗烘灌封联动机组的灌封是将药液定量地灌注到洁净的安瓿内，并加以封口的设备，是注射剂生产中最主要的设备之一。

1. 结构 如图2-11所示，由安瓿超声波清洗机、灭菌干燥机、安瓿灌封机组合连成的一条生产线。

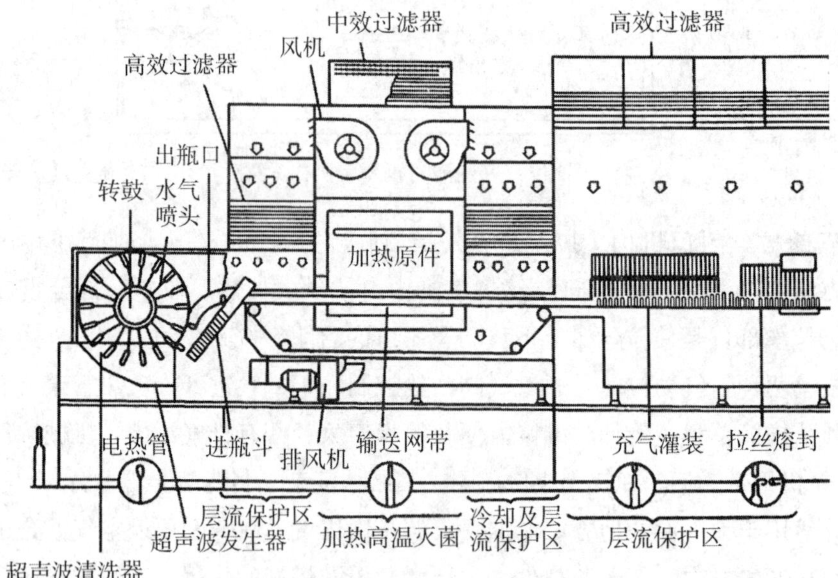

a

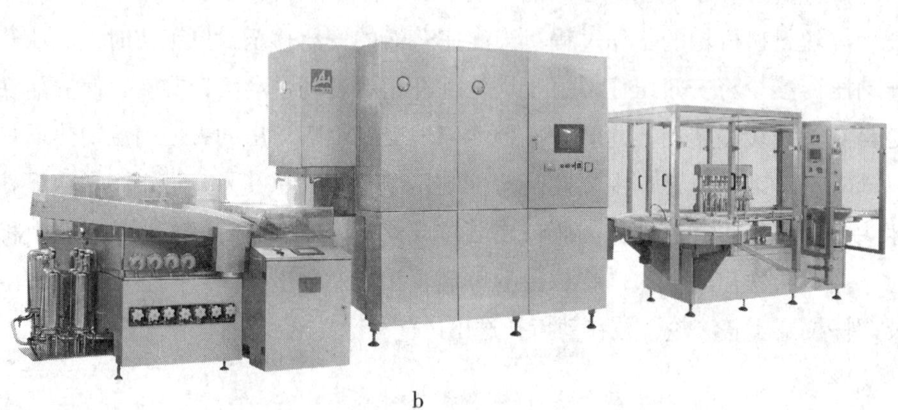

b

图2-11 安瓿洗烘灌封生产联动线

a. 示意图 b. 实物图

2. 工作原理 联动机组工作流程为安瓿上机→喷淋水→超声波洗涤→第一冲循环水→第二冲循环水→压缩空气吹干→冲注射用水→三次吹压缩空气→预热→高温灭菌→冷却→螺旋分离进瓶→充气→灌药→后充气→预热→拉丝封口→记数→装车，进入下一工序灭菌。

（六）灭菌检漏设备

湿热灭菌设备的灭菌原理系是医药行业使用最广的灭菌方法。湿热灭菌设备的要求包括以下六个方面：①能够承受一定的蒸汽压力；②设计有蒸汽夹套及隔热层；③灭菌器内的蒸汽温度应具有均一性；④有排除灭菌室和蒸汽夹套内所有冷凝水的装置；⑤具有使用安全装置；⑥应安装有一系列计量仪器用于温度、压力、F_0值等的监控与记录。

1. 高压蒸汽灭菌器

（1）结构　工业用压力蒸汽灭菌器为卧式双层结构，其外层夹套为普通钢制结构，并装有隔热保温层外罩和夹套压力表，内层为耐酸不锈钢制灭菌柜室，并装有柜室压力表、压力真空表与温度计，灭菌柜配有蒸汽进入管道、蒸汽过滤器、蒸汽控制阀、蒸汽压力调节阀和疏水器等，如图2-12所示。

（2）工作原理　利用高压蒸汽与其他热力学手段杀灭细菌。灭菌时蒸汽比热大，穿透力强，蒸汽冷凝时释放出大量的潜热使微生物体迅速加热，容易使蛋白质变性，灭菌能力较强。

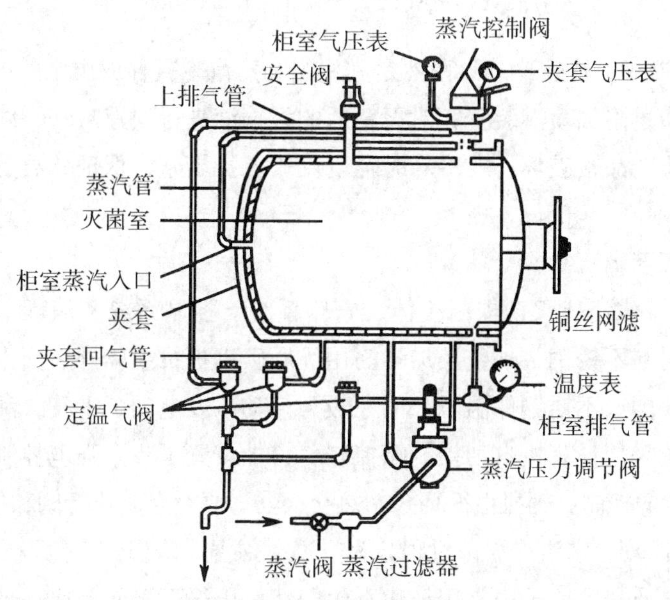

图2-12　高压蒸汽灭菌器结构示意

2. 快速冷却灭菌器

（1）结构　如图2-13所示，快速冷却灭菌器由设备主体、管路系统和控制系统组成。设备主体属卧式矩形（圆形）结构，优质耐酸不锈钢内胆，矩形筒体上装有安全阀，密封门有平移门、机动门或撑挡门，门有安全联锁装置，保证灭菌室内有压力和操作未结束时，密封门不能打开。管路系统由过滤器、真空泵、进口循环水泵、喷淋网板、热交换系统及各种控制阀等通过管件、法兰连接而成。控制系统由工业可编程序控制器（PLC机）、压力开关、温度传感器、测量仪表、温度表、F_0值记录仪及各种辅助器件组成，电气控制系统能自动控制蒸汽、水、压缩空气、真空等进入，排出灭菌室。

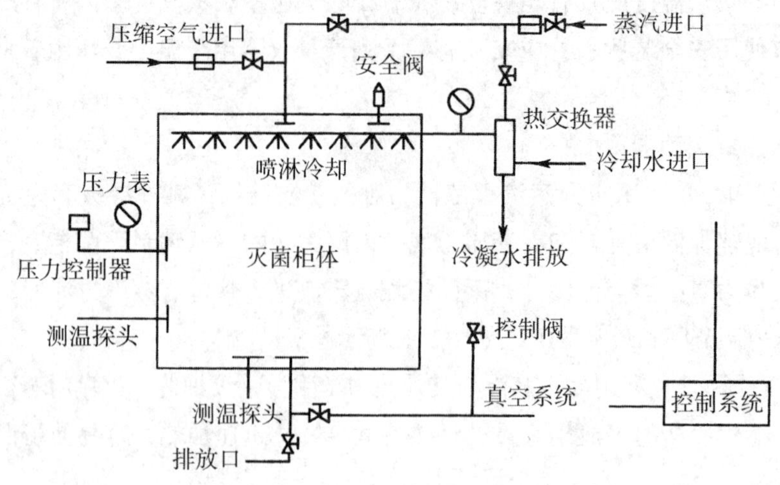

图2-13　快速冷却灭菌柜工作原理示意

（2）工作原理　快速冷却灭菌器是利用饱和蒸汽冷凝释放出来的潜热对玻璃装液体进行灭菌，通过附加喷淋装置，对灭菌后的大输液进行快速冷却，缩短了整个灭菌周期，同时防止药品被破坏。在冷却时辅以反压保护措施，保证软袋、瓶装大输液无爆袋，爆瓶。

3. 水浴式灭菌器

（1）结构　水浴式灭菌器由主体、管路系统、控制系统和消毒车等组成。主体内壁选用优质耐酸不锈钢，外壁及加强筋用优质碳钢板；主体外表面采用保温材料包裹，外敷碳钢喷塑或不锈钢保温罩。门一般为气动（或电动）平移式和电动升降式密封门。控制系统采用计算机自动控制箱控制。另外设置了一个强电控制箱，用于灭菌器所有驱动装置的控制。辅机由循环泵、热交换器、真空泵、执行阀和机架等组成。

（2）工作原理　水浴式灭菌过程分为升温、保温、降温三个阶段。灭菌室内先注入洁净的灭菌介质（目前国内常用纯化水），然后由循环泵从柜底部抽取灭菌用水经过板式换热器加热，连续循环进入灭菌柜顶喷淋系统，喷出的雾状水与灭菌物品均匀密切接触。关闭换热器一侧的蒸汽阀门，打开冷却水阀门，连续逐步对灭菌物品进行快速冷却，并辅以一定的反压保护，防止冷爆现象的产生。如图2-14所示。

4. 回转式水浴灭菌器

（1）结构　回转式水浴灭菌器由主体、密封门、旋转内筒、消毒车、减速转动机构、热水循环泵、热交换器及计算机控制系统等基本结构组成，如图2-15所示。

（2）工作原理　以热水喷淋的方式进行加热升温，装载灭菌物品的灭菌车可以不断地正反旋转并调整速度，再加上喷淋水的强制对流，形成均匀趋化温度场，从而缩短柜室内温度均衡的时间。灭菌后的药品冷却是靠循环水间接均匀降温，确保了无爆瓶、爆袋现象。

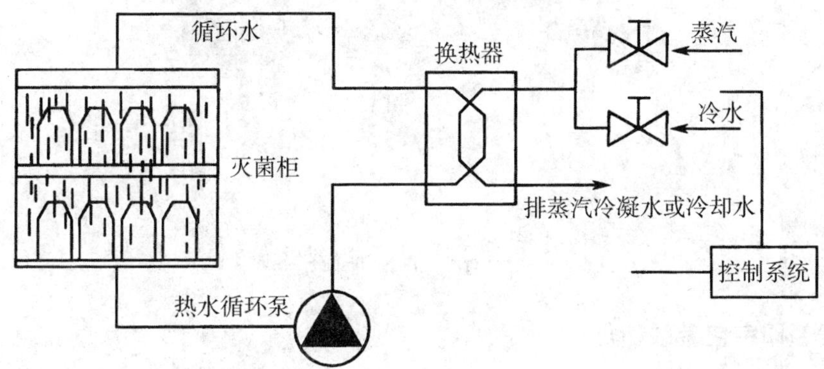

图2-14　水浴式灭菌器工作原理示意

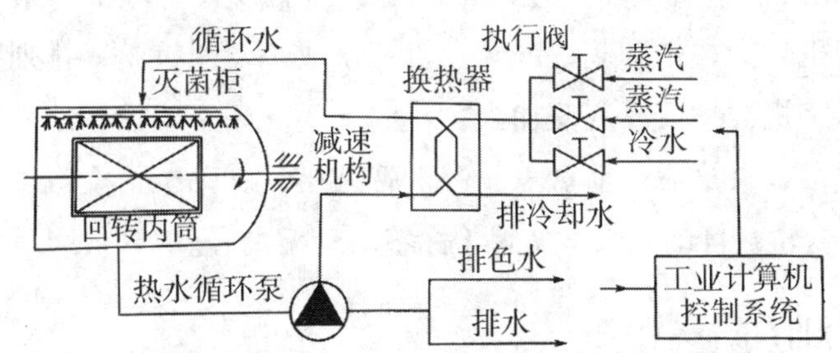

图2-15　回转式水浴灭菌器工作原理示意

（七）安瓿灯检印字包装设备

1. 全自动灯检机

灯检机根据功能可分为手动灯检机、半自动灯检机、全自动灯检机。传统灯检多采用手动灯检，安瓿在背光照射下，通过肉眼看出运动后的安瓿中的杂质及悬浮物，从而能防止不合格产品的漏检。随着技术的发展，制药企业开始采用全自动灯检机代替人工灯检。

（1）结构　由摄像机、高性能计算机、工业用图像采集卡、可编程控制器、次品自动剔除系统、杂质识别处理软件组成，如图2-16所示。

（2）工作原理　首先将瓶子沿其中轴线高速旋转，之后快速将其静止，光源从瓶子后部或底部照射药液，多路摄像机从瓶子前面连续捕获药液图像，利用图像处理算法，快速、准确地判断药液中所含异杂物的个数以及每个异杂物的大小。计算机根据用户预先设定的参数对不合格的瓶子自动剔除，获得合格产品。

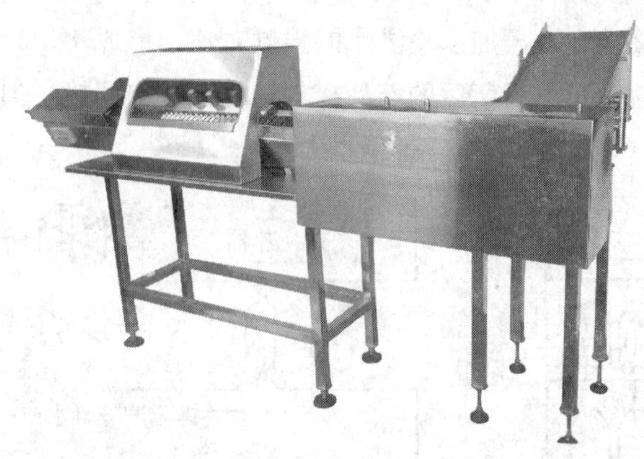

图2-16　灯检机实物

2. 安瓿印字包装联动机

（1）结构　由送瓶设备、印字（贴标机）、开盒、装盒及批号打印机，捆扎机等单机联合组成。

（2）工作原理　本机按印字包装工艺配有送瓶设备、印字（贴标机）、开盒、装盒及批号打印机、捆扎机等装置。开盒机：将成包盒子拆封，排列整齐后放入开盒机传送带上。印字机：将成品安瓿加入料斗内（逐支印字或贴标签入盒后，经手动理排，检查印字质量，合格后盖上盒盖，进入牌贴机。牌贴机：安瓿印字装盒后，经快速带传入牌贴机盒轨，自动上浆、贴牌（标签）。敲批号。

七、注射剂的质量检查

根据《中国药典》二部附录所要求，除另有规定外，注射剂应进行以下相应检查。

1. 装量　注射液及注射用浓溶液照下述方法检查，应符合规定。

检查法　标示装量为不大于 2ml 者取供试品 5 支，2ml 以上至 50ml 者取供试品3支；开启时注意避免损失，将内容物分别用相应体积的干燥注射器及注射针头抽尽，然后注入经标化的量具内（量具的大小应使待测体积至少占其额定体积的40%），在室温下检视。测定油溶液或混悬液的装量时，应先加温摇匀，再用干燥注射器及注射针头抽尽后，同前法操作，放冷，检视，每支的装量均不得少于其标示量。

标示装量为50ml以上的注射液及注射用浓溶液照最低装量检查法（《中国药典》二部附录Ⅹ F）检查，应符合规定。

2. 装量差异　除另有规定外，注射用无菌粉末照下述方法检查，应符合规定。

检查法　取供试品 5 瓶（支），除去标签、铝盖，容器外壁用乙醇擦净，干燥，开启时注意避免玻璃屑等异物落入容器中，分别迅速精密称定，倾出内容物，容器用水或乙醇洗净，在适宜条件下干燥后，再分别精密称定每一容器的重量，求出每瓶（支）的装量与平均装量。每瓶（支）装量与平均装量相比较，应符合下列规定，如有 1 瓶（支）不符合规定，应另取 10 瓶（支）复试，应符合规定。

平均装量	装量差异限度
0.05g 及 0.05g 以下	± 15%
0.05g 以上至 0.15g	± 10%
0.15g 以上至 0.50g	± 7%
0.50g 以上	± 5%

凡规定检查含量均匀度的注射用无菌粉末，一般不再进行装量差异检查。

3. 渗透压摩尔浓度 除另有规定外，静脉输液及椎管注射用注射液按各品种项下的规定，照渗透压摩尔浓度测定法（《中国药典》二部附录Ⅸ G）检查，应符合规定。

4. 可见异物 除另有规定外，照可见异物检查法（《中国药典》二部附录Ⅸ H）检查，应符合规定。

5. 不溶性微粒 除另有规定外，溶液型静脉用注射液、注射用无菌粉末及注射用浓溶液照不溶性微粒检查法（《中国药典》二部附录Ⅸ C）检查，均应符合规定。

6. 无菌 照无菌检查法（《中国药典》二部附录Ⅺ H）检查，应符合规定。

7. 细菌内毒素或热原 除另有规定外，静脉用注射剂按各品种项下的规定，照细菌内毒素检查法（《中国药典》二部附录Ⅺ E）或热原检查法（《中国药典》二部附录Ⅺ D）检查，应符合规定。

·工作任务·

盐酸普鲁卡因氯化钠注射液生产指令如表2–3所示。

表2–3 盐酸普鲁卡因注射液生产指令

<table>
<tr><td>产品名称</td><td colspan="3">盐酸普鲁卡因注射液</td><td>规格</td><td colspan="2">2ml：40mg</td></tr>
<tr><td>产品批号</td><td colspan="3"></td><td>配制量</td><td colspan="2">22L</td></tr>
<tr><td rowspan="5">配制处方</td><td>原、辅料名称</td><td colspan="2">规格</td><td>每1000ml投料量</td><td colspan="2">批号及供应厂家</td></tr>
<tr><td>盐酸普鲁卡因</td><td colspan="2"></td><td>440g</td><td colspan="2"></td></tr>
<tr><td>氯化钠</td><td colspan="2"></td><td>106.2g</td><td colspan="2"></td></tr>
<tr><td>稀盐酸</td><td colspan="2"></td><td>适量</td><td colspan="2"></td></tr>
<tr><td colspan="6">加注射用水至22L</td></tr>
<tr><td>起草人</td><td></td><td>审核人</td><td></td><td>批准人</td><td colspan="2"></td></tr>
<tr><td>日期</td><td></td><td>日期</td><td></td><td>日期</td><td colspan="2"></td></tr>
</table>

·任务分析·

一、处方分析

盐酸普鲁卡因为主药，氯化钠为渗透压调节剂，稀盐酸为pH调节剂。

二、工艺分析

按照小容量注射剂的生产过程，将工作任务细分为四个子工作任务，即任务3–1：配液；任务3–2：理洗瓶干燥灭菌、灌封；任务3–3：灭菌检漏；任务3–4：灯检印字包装。见图2–17。

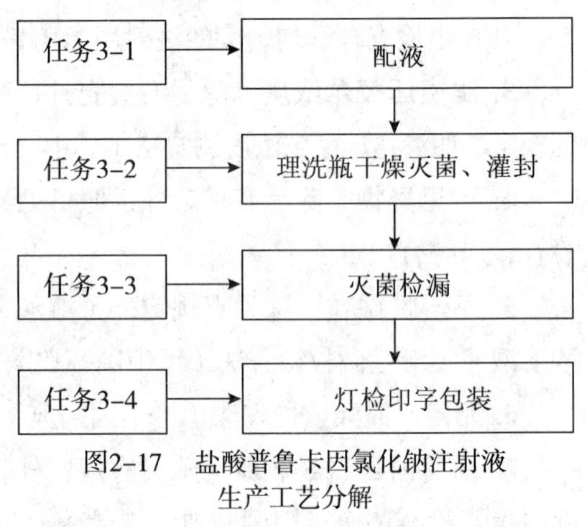

图2–17　盐酸普鲁卡因氯化钠注射液生产工艺分解

三、质量标准分析

本品为盐酸普鲁卡因加氯化钠适量使成等渗的灭菌水溶液。含盐酸普鲁卡因

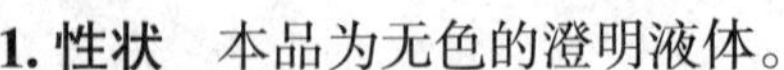
（$C_{13}H_2N_2O_2 \cdot HCl$）应为标示量的95.0%～105.0%。

1. 性状　本品为无色的澄明液体。

2. 鉴别

（1）取本品，照《中国药典》二部盐酸普鲁卡因原料项下的鉴别项下试验，显相同的反应。

（2）在含量测定项下记录的色谱图中，供试品溶液主峰的保留时间应与对照品溶液主峰的保留时间一致。

（3）取本品（约相当于盐酸普鲁卡因80mg），水浴蒸干，残渣经减压干燥，依法测定。本品的红外光吸收图谱应与对照的图谱一致。

3. 检查　pH 值　应为3.5～5.0（《中国药典》二部附录Ⅵ H）。

（1）对氨基苯甲酸　精密量取本品适量，用水定量稀释制成每1ml 中含盐酸普鲁卡因0.2mg 的溶液，作为供试品溶液；取对氨基苯甲酸对照品，精密称定，加水溶解并定量制成每1ml 中含2.4μg的溶液，作为对照品溶液。照盐酸普鲁卡因中对氨基苯甲酸项下的方法测定，供试品溶液色谱图中如有与对氨基苯甲酸保留时间一致的色谱峰，按外标法以峰面积计算，不得过标示量的1.2%。

（2）细菌内毒素　取本品，可用0.06EU/ml 以上高灵敏度的鲎试剂，依法检查（《中国药典》二部附录Ⅺ E），每1mg盐酸普鲁卡因中含内毒素的量应小于0.20EU。

（3）其他　应符合注射剂项下有关的各项规定（《中国药典》二部附录ⅠB）。

4. 含量测定　照高效液相色谱法（《中国药典》二部附录ⅤD）测定。

色谱条件与系统适用性试验　用十八烷基硅烷键合硅胶为填充剂；以含0.1%庚烷磺酸钠的0.05mol/L磷酸二氢钾溶液（用磷酸调节pH值至3.0）–甲醇（68：32）为流动相；检测波长为290nm，理论板数按盐酸普鲁卡因峰计算不低于2000。盐酸普鲁卡因峰与相邻杂质峰的分离度应符合要求。

测定法　精密量取本品适量，用水定量稀释制成每1ml中含盐酸普鲁卡因0.02mg的溶液，作为供试品溶液，精密量取10μl，注入液相色谱仪，记录色谱图；另取盐酸普鲁卡因对照品，精密称定，加水溶解并定量稀释制成每1ml中含盐酸普鲁卡因0.02mg的溶液，同法测定。按外标法以峰面积计算，即得。

5. 类别　同盐酸普鲁卡因。

6. 规格　2ml：40mg。

7. 贮藏　遮光，密闭保存。

任务计划

按照小容量注射剂生产岗位要求，将学生分成若干个班组，由组长带领本组成员认真学习各岗位职责，对工作任务进行讨论，并进行人员分工，对每位员工应完成的工作任务内容、完成时限和工作要求等做出计划（表2–4）。

表2–4　生产计划表

工作车间：		制剂名称：	规格：	
工作岗位	人员及分工	工作内容	工作要求	完成时限

任务实施

任务3-1 配 液

一、任务描述

向配液灌内加入适量注射用水，打开搅拌器，加入氯化钠至完全溶解后再加入盐酸普鲁卡因搅拌使其溶解，用稀盐酸调节pH至3.5～5.0，加注射用水近全量，测定含量及pH值，按照中间产品质量标准，补水或补料，过滤至澄明。

二、岗位职责

1. 按照生产指令，有计划地领取原、辅料。

2. 严格按照已批准的工艺规程进行称量、配液操作。

3. 按照工艺要求对药液进行过滤，使其可见异物符合要求，色泽、pH值、含量符合要求。

4. 生产前确认及生产后的清场。

5. 生产用工器具和场所的清洁。

6. 填写批生产记录。

7. 生产过程中如实记录所有生产偏差并对偏差做出分析，关键的偏差要及时上报。

三、岗位操作法

（一）生产前准备

1. 检查物料、管道清洁，安装完毕。

2. 按照药液中间产品质量标准要求，计算所需配液体积及原、辅料的用量并称量。

（二）操作

1. 打开罐顶注射用水阀，加注射用水至罐内溶液体积占计划配制体积全量的80%左右。

2. 加入原、辅料，搅拌溶解。

3. 使用规定浓度的盐酸调节pH，搅拌均匀。

4. 加注射用水近全量，搅拌均匀，取样进行药液含量、pH值等项目检测，并根据测定结果补水或补料。

5. 过滤至澄明、可见异物符合要求。

6. 通知灌封工序，切换阀门至灌封，将药液送至灌封工序。

（三）清场

1. 打开排污阀，排出贮罐中的存留药液。

2. 用纯化水冲洗配液罐及管道3次，每次应排净水。

3. 用1%～2%（*W*/*V*）的碱液，清洗后，打开排污阀，排出贮罐中的存留碱液。

4. 用纯化水冲洗管道和贮罐，分次冲洗和排水，直出水口和配液罐贮水符合要求。

5. 按本区域清洁程序对设备、管道、作业场地，室内空气进行清洗、灭菌，经检查合格后，挂上状态标识。

（四）记录

1. 按要求填写批生产记录、设备运行记录、交接班记录等。

2. 关好水、电、气开关及门。

四、操作规程

（一）原、辅料前处理

1. 确认称量间已清场，并在有效期内。若超过有效期需重新清场。

2. 称量间及使用的工器具、计量器具均已清洁合格，有“已清洁”标识牌，并在有效期内。若超过有效期时需进行再清洁。

3. 使用的计量器具贴有检验标识，并在有效期内；天平、磅秤校对零点后，用标准砝码校对。

4. 依据生产指令的用量领取原、辅料，检查原、辅料外包装完好。

5. 依次按规定称取各种原、辅料，并将称量时的毛重、净重、皮重填写在配料批生产记录上。

6. 将已称好的原、辅料贴上物料标签，放在备料间备用。

7. 将剩余的原、辅料清点数量后，签字密封，退出称量间，更改生产状态标志牌的内容。

8. 每次换品种时要用清洁剂彻底擦拭磅秤、称量台，再用纯化水擦拭至净。

9. 生产过程中出现异常情况要如实填写偏差报告，将处理过程详细记录，并将偏差报告附在批生产记录中。

10. 按照清洁清场规程，完成清洁清场工作。

（二）配制操作

1. 确认配制间已清场，并在有效期内若超过有效期时需进行再清场。

2. 配制罐及使用的滤器、工器具均已清洁合格，有“已清洁”标志牌，并在有效期内。若超过有效期时需进行再清洁，细菌内毒素检测合格。

3. 配制罐及管路已灭菌，有“已灭菌”标志牌，并在有效期内。若超过有效期时需进行再灭菌。

4. 检查配制罐下节门已关闭，下排水口已与直排断开。

5. 检查滤器安装紧密，无渗漏，尺寸、方向正确。

6. 配制罐中加入规定体积的注射用水，投入原、辅料搅拌至全部溶解。

7. 调节pH值，必要时用酸溶液或碱调整。

8. 加注射用水近全量，搅拌均匀，测定含量、pH值，依据测定结果补水或补料。

9. 过滤，检查药液内无异物，管路及打药泵不得有跑、冒、滴、漏。

10. 过滤后的药液送至灌封工序。

11. 清场，配制罐内无残留药液。配制间内不得有与下批生产无关的物品。更改生产状态标识牌的内容。

12. 生产过程中出现异常情况要进行偏差分析，将处理过程详细记录，并将偏差报告附在批记录中。

五、清洁规程

（一）配制罐及管道

1. 药液灌装完成后，排空配液罐，关闭管道阀门，卸下滤芯，并将过滤器外壳重新安装好，打开罐体顶部清洗球阀门，用注射用水冲洗罐体内部，打开罐体排污阀冲洗至排污阀出水符合要求，关闭排污阀。

2. 向配液罐内加注射用水，与打药管道连接并打开药液泵，进行循环冲洗，打开管路上所有阀门，使冲洗用水检测符合要求。

3. 清洗合格后，纯蒸汽在线消毒。

4. 如更换品种，用大量注射用水冲洗罐体，至排污阀出水符合要求为止，罐内放入一定体积的清洁液，清洗配液罐和管道，与打药管道连接并打开药液泵，进行循环清洗，循环至规定时间，打开管路上所有阀门，放出清洁液，打开罐体顶部清洗球阀门，向配液罐内加注射用水，与打药管道连接并打开药液泵，进行循环冲洗，打开管路上所有阀门，使冲洗用水检测符合要求。

5. 清洗合格后，纯蒸汽在线消毒，向罐体通入纯蒸汽，待罐体温度显示至100℃，排污口溢流蒸汽时，关闭排污口阀门，待温度显示121℃时开始灭菌计时。灭菌条件，灭菌温度：121℃；灭菌时间：30min；达到灭菌要求后关闭蒸汽阀门，自然冷却。

6. 灭菌后，第2天打开排污阀排出冷凝水，用注射用水冲洗。

7. 用洁净布浸润注射用水擦拭配料罐外壁，不锈钢上盖（包括压力仪表、工艺管道及阀门、电源开关）。

（二）配液用工器具

1. 用纯化水冲洗净残留的药液，用清洁液清洗，再用纯化水冲洗至净。

2. 用注射用水冲洗3次，倒置在工器具存放架上。

（三）配液间

1. 纯化水擦净墙壁、天花板、地面残留的药液。

2. 定期进行墙壁、天花板、地面的消毒。

以上清洁均已完毕，由QA人员检查确认合格后，挂“已清洁”、“已清场”状态标志。清洁效果评价应设备表面光洁、干净，无可见污物或油垢，配制罐及管道冲洗水检测合格，地面、墙面无污物，无前批生产遗留物。

六、维护保养规程

1. 配料罐在使用前应检查搅拌的密封状态，不应有漏油的现象。

2. 检查搅拌应牢固。

3. 送水、送药阀门应严密，不得有滴、漏现象。

4. 清洁时不要将水溅入搅拌电机内。

七、生产记录

配料批生产记录见表2–5，配液批生产记录见表2–6。

表2–5 配料批生产记录

生产前准备									
1. 检查上批清场情况，并有清场合格证 2. 确认所有计量、称量器具在合格的校验有效期内 3. 确认所用容器具已清洁，并在有效期内 4. 核对所称原、辅料名称，批号，规格，供应厂家与生产指令相符 5. 选用电子秤或天平，对称量器具进行调零、校准 6. 一人称量，一人复核的二人核对原则 检查日期：____年___月___日 检查人：______								是□ 否□ 是□ 否□ 是□ 否□ 是□ 否□ 是□ 否□ 是□ 否□	
操作									
按操作规程完成后填入下表 时间 时 分 ~ 时 分									
	原、辅料名称	厂家	批号	单位	毛重	皮重	净重	投入量	退料
原辅料		1							
		2							
		3							
		4							
		5							
		6							

续表

<table>
<tr><td rowspan="6">备注</td><td rowspan="6">供应厂家</td><td>1</td><td></td></tr>
<tr><td>2</td><td></td></tr>
<tr><td>3</td><td></td></tr>
<tr><td>4</td><td></td></tr>
<tr><td>5</td><td></td></tr>
<tr><td>6</td><td></td></tr>
<tr><td colspan="4">注：（贴原、辅料合格证）
操作人：________ 复核人：________</td></tr>
<tr><td colspan="4">结束</td></tr>
<tr><td colspan="3">1. 所有使用过的量器具恢复使用前状态（归零）
2. 称量人将所余原、辅料放入物料暂存间，密封好，并挂上标有名称、批号、数量、称量人、复核人的物料结存卡，卡物相符
3. 按退料标准操作规程进行退库
操作人：________ 复核人：________</td><td>是□ 否□
是□ 否□
是□ 否□</td></tr>
<tr><td colspan="4">清场 时间： 时 分~ 时 分</td></tr>
<tr><td colspan="3">1. 清洁容器具、量器具
2. 量器具正常
3. 清理原、辅料
4. 记录清理符合要求
清场人：________ 复核人：________</td><td>已清洗□ 未清洗□
正常□ 不正常□
已清理□ 未清理□
是□ 否□</td></tr>
<tr><td colspan="4">评价</td></tr>
<tr><td colspan="3">1. 按“操作规程”进行操作
2. 是否存在偏差
3. 偏差分析
工序负责人：________ QA：________</td><td>是□ 否□
是□ 否□
是□ 否□</td></tr>
</table>

表2–6 配液批生产记录

<table>
<tr><td colspan="2">生产前准备</td></tr>
<tr><td>1. 检查上批清场情况并有合格证
2. 检查容器具已清洁并在有效期内
3. 检查钛滤器安装完好
4. 检查浓配药液管道各阀门按要求开启或关闭
检查日期：________年____月____日 检查人：________</td><td>是□ 否□
是□ 否□
是□ 否□
是□ 否□</td></tr>
</table>

续表

操作　　时间：____时____分～____时____分	
1. 向配制罐内加入适量注射用水，需通惰性气体的应至饱和 注射用水：____ml；温度：____℃ 降温 通惰性气体： 2. 打开搅拌器，缓慢加入已称好的原、辅料，使原、辅料完全溶解，加入酸（碱）调整pH值 3. 加注射用水近全量，测定pH值、含量 4. pH值、含量合格后，按照中间产品质量标准，补水或补料 5. 补水量____%　　折合注射用水____ml 6. 补料量____%　　折合原料____kg 7. 补料后应重新测定pH值、含量 8. 最终测定pH值________、含量____ 操作人：____________　复核人：____________	是□　否□ 是□　否□ 是□　否□ 是□　否□
清场　　时间：　时　分～　时　分	
1. 滤器、配制罐、搅拌及药液管道系统正常，量器具正常 2. 配制罐无剩余药液 3. 生产废弃物清理干净 4. 生产状态标志牌正确 5. 记录清理符合要求 6. 滤器、配制罐、搅拌器及药液管道系统清洗干净 清场人：____________　复核人：____________	正常□ 不正常□ 是□ 否□ 已清理□ 未清理□ 是□ 否□ 是□ 否□ 已清理□ 未清理□
评价	
1. 按操作规程进行操作 2. 是否存在偏差 3. 偏差分析 工序负责人：____________　QA：____________	是□　否□ 是□　否□ 是□　否□

任务3-2　理、洗瓶干燥灭菌，灌封

一、任务描述

将空安瓿整齐码放于不锈钢托盘中，用超声波气-水喷射洗瓶机对空安瓿进行清洗，使用隧道式烘干灭菌设备对安瓿进行干燥灭菌，将配制好的药液灌注于2ml安瓿中，熔封。

二、岗位职责

1. 严格执行岗位操作法和标准操作规程。

2. 按照生产指令领取安瓿。

3. 按照生产安排及工艺要求，按时完成理瓶、洗瓶及干燥灭菌、灌封工作；并确保其质量。

4. 生产前确认及生产后的清场。

5. 生产用工器具和场所的清洁。

6. 填写批生产记录。

7. 生产过程中如实记录所有生产偏差并对偏差做出分析，关键的偏差要及时上报。

三、岗位操作法

（一）生产前准备

按生产计划领取安瓿，对内、外包装质量进行核对和清洁，并检查化验合格单。

（二）操作

1. 将不锈钢托盘经纯化水洗净烘干后（若显潮湿，可用不脱落毛的干毛巾擦干）送到装盘处，将安瓿整齐码放到不锈钢托盘中，并将托盘整齐放好，填写批生产记录。

2. 严格按照批准的工艺参数进行洗瓶及烘干、灭菌操作。

3. 将合格的药液签收，并进行药液的终端过滤，严格按照工艺要求进行药液的灌装。

4. 统计安瓿使用数、灌封数量，将灌装后的中间产品交至灭菌，并核对数量。

5. 生产过程中如实记录所有生产偏差并对偏差做出分析，关键的偏差要及时上报。

（三）清场

1. 按要求处理剩余安瓿，灌封剩余的安瓿退出灌封间。

2. 用纯化水清洁洗瓶机。

3. 用注射用水清洁灌封机，并用75%乙醇擦拭灌封机表面。

4. 做好清场工作。

（四）记录

1. 按要求填写批生产记录、设备使用记录、交接班记录等。

2. 关好水、电、气开关及节门，随手关闭房间门，按进入程序的相反程序退出。

四、操作规程

（一）理瓶

1. 备好工具，如镊子、刮刀等。

2. 将小盒安瓿逐盒刮入不锈钢盘中，直至不锈钢托盘装满。

3. 在装盘过程中，挑出破损安瓿，置规定容器中。

4. 将安瓿不锈钢托盘放在车上，托盘之间不能相互叠压。

5. 安瓿搬运　应小心搬运，将瓶送至洗瓶岗位。

6. 工作完毕

（1）将安瓿纸箱，小盒整理好送至规定存放处，空不锈钢盘依次放好，整齐堆放。

（2）将破损安瓿送入规定场所堆弃，清理作业现场至符合要求。

（3）检查合格后，挂上状态标志。

（4）按规定填写批生产记录。

（二）洗瓶干燥灭菌、灌封

1. 洗瓶机

（1）确认洗瓶间已清场，并在有效期内，若超过有效期时需进行再清场。

（2）洗瓶机已清洁合格，有“已清洁”标志牌，并在有效期内。若超过有效期时，需进行再清洁。

（3）检查注射用水冲瓶针头畅通、位置准确。

（4）检查设备各部位运转正常。

（5）检查冲洗针头注射用水的澄明度，应无可见异物。开启洗瓶机。

（6）首次启动前，将各部分运动件加上适量的润滑油，使其灵活。检查各减速箱内油平面，需要时加注相适应的润滑油。其余各齿轮、轴承及凸轮槽加适量润滑脂。

（7）打开电源开关，电源指示灯亮。

（8）打开压缩空气阀门，调洗瓶用压缩空气压力。

（9）打开进水阀，达到正常工作状态。

（10）启动进出瓶轨道，观察运转方向是否正确，调节好速度。

（11）打开气泵。

（12）启动主机，主电机处于运行状态。

（13）调节变频器运行频率，先由低速运行稳定再提速。

（14）空车运转检查确认无异常噪声，运动平稳即可进行负荷正常运行。

（15）停机　关闭主机、进水阀、进出瓶轨道、压缩空气供给阀、主电源开关，电源指示灯灭。

（16）随时检查水流量。

（17）随时检查注射用水冲瓶针头，应位置准确，保持畅通，出水压力足够冲洗至瓶底。

2. 干燥灭菌隧道

（1）打开层流。

（2）设定干燥灭菌温度，预热升温。

（3）调节输瓶传送带速度，与洗瓶机出瓶速度相匹配。

（4）随时观察隧道内安瓿行走情况。

3. 灌封机

（1）确认灌封间已清场，并在有效期内。若超过有效期时，需进行再清场。

（2）灌药机及使用的工器具均已清洁合格，有“已清洁”标志牌，并在有效期内。若超过有效期时，需进行再清洁，细菌内毒素检测合格。

（3）检查灌装机各部位运转正常。

（4）检查滤器完整性检测合格，安装紧密，无渗漏，尺寸、方向正确。

（5）充惰性气体保护的品种，检查、安装气体滤芯。

（6）药液澄明度检查合格。

（7）开启灌封机，打开电源开关，电源指示灯亮，打开供药阀门，调整灌药针头，对准安瓿瓶口，开机，针头不得戳瓶口。

（8）根据产品规格调整装量，将装量不合格的药液倒入药液回收桶重新过滤。

（9）调节熔封口火焰，试车封口，调节火焰使安瓿封口后平滑，不得有勾、尖、泡、凹头等。

（10）灌装过程中要随时检查澄明度、装量。

（11）生产结束后清场，检查灌药机传送带及其周围不得有零支。

（12）生产过程中出现异常情况要进行偏差分析，将处理过程详细记录，并将偏差报告附在批生产记录中。

五、清洁规程

（一）不锈钢托盘

1. 凡经外包装或一般生产区使用过的不锈钢盘在送入洁净区前都必须经过清洗和烘干。

2. 不锈钢托盘先用尼龙毛刷在洗涤间用饮用水洗，稍后再用纯化水淋洗2次。

3. 经纯化水淋洗过的不锈钢托盘通过缓冲间送入洁净区烘干房。

4. 烘干房按物料进入程序接受已洗净的不锈钢托盘，置于烘干器内，100℃烘干。

5. 待稍冷后，烘干室工作人员自烘干室内运出，供洗瓶、灌装等工序使用。

6. 经清洗的托盘应在中间站存贮。

（二）安瓿洗灌封联动机组

1. 清洁工具 丝光毛巾、刷子、镊子。

2. 清洁地点 洗瓶机的水槽内、外部，烘箱内、外部，传送带，仪表控制面，灌封机表面等。

3. 清洁剂名称 注射用水、乙醇。

4. 清洁周期 每班一次。

5. 清洁方法

（1）超声波洗瓶机的水槽内、外部藏垢处用刷子洗刷，安瓿碎渣用镊子挑净，再用注射用水冲洗干净。

（2）设备外表注射用水酌洗，干净丝光毛巾擦拭，符合要求。

（3）滤芯按规定更换。

（4）烘干灭菌机使用前，用注射用水湿润的丝光毛巾抹干净烘箱及传送带。使用后，将箱内破瓶及玻屑清除，重复上述工作。

（5）灌封机上有安瓿玻璃处，用镊子挑净藏垢处用刷子洗刷，即用注射用水冲洗，后擦干。

（6）灌封机外部和仪表部位用注射用水，干净的丝光毛巾擦拭至符合要求。

（7）用75%乙醇擦拭灌封机表面。

（8）玻璃泵活塞、胶管用清洁剂清洗，用纯化水冲洗干净，最后用注射用水冲洗干净备用。

（三）灌封间

1. 用纯化水擦净墙壁、天花板、地面残留的药液。

2. 按照消毒周期进行墙壁、天花板、地面的消毒。

以上清洁均已完毕，由QA人员检查确认合格后，挂“已清洁”、“已清场”状态标志。清洁效果评价应设备表面光洁、干净，无可见污物或油垢，地面、墙面无污物，无前批生产遗留物。

六、维护保养规程

1. 洗灌封联动机开机前要对各运转部位，特别是涡轮减速机、轴承和齿轮按规定加注润滑脂。

2. 涡轮减速机在投入运行前须加入合适的润滑油至油标中心，油位过高或过低都可能导致运转温度升高。首次使用24h，须将润滑油放掉，用柴油或煤油冲洗干净，然后重新加入新的润滑油，以后每隔2000~2500h须重新冲洗和加入新润滑油。

3. 轴承、齿轮每月加润滑脂1次。

4. 每月检查减速箱油面，并加注到适当的位置。

5. 每月给传动链条加注适量的润滑脂。

6. 每月给滚轮、凸轮槽、滑套加注适量的润滑脂。

7. 易损件磨损后及时更换，机器零件松动时应及时紧固。

8. 每年对洗灌封联动机大检修1次。

七、生产记录

理瓶批生产记录如表2–7所示，洗、灌封批生产记录如表2–8所示。

表2–7 理瓶批生产记录

品名		规格		批号		页码
生产依据		操作依据		生产日期		

操作步骤	操作指令	操作记录
生产前检查	1. 生产文件、《清场合格证》 2. 生产现场 3. 容器具 4. 检查完毕，符合要求，更换状态标识	□ 齐全 □ 无上次生产遗留物 □ 已清洁 □ 已清洁 □ 已更换
	检查人 复核人	检查时间
准备	5. 根据批生产指令领取所需安瓿，并根据仓库提供的检验报告书核对编号、生产厂家、规格、数量	报告书号：________ 编号：________ 生产厂家：________________ 规格：______ml 数量：______箱（______支） 领料人：________ 复核人：________
外清	6. 将领取的安瓿外包装逐件在交接区擦净，移入储瓶间	数量：______箱 操作人：______
理瓶	7. 将安瓿排入盘中，瓶口朝上，剔除裂口、掉底、卷口、歪丝、大小口等废品，并计算破损率： 2ml每盘装1020支	理瓶数：______盘 破损数：______支 上班剩余：______盘 合计盘数：______盘 操作人：______ 时 间：______至______
交接	8. 理好的安瓿通过传递窗移交洗烘瓶工序，并将空盘收回	交出数量：______盘 剩余数量：______盘
	9. 将剩余安瓿退回储瓶间存放；换规格时，剩余安瓿经质监员复核后退库	洗烘瓶退：______盘 灌封退：______盘 □封存，转入下批使用______（本批剩余______盘） □退库 退库数量：______ 退库人：______ 复核人：______ 退库日期：______

清场前产品名称		规格		批号	

	清场内容及要求	工艺员检查情况	质监员检查情况	备注
1	设备及部件内外清洁，无异物	□符合 □不符合	□符合 □不符合	
2	无废弃物，无前批遗留物	□符合 □不符合	□符合 □不符合	
3	门窗玻璃、墙面、天面清洁，无尘	□符合 □不符合	□符合 □不符合	
4	地面清洁，无积水	□符合 □不符合	□符合 □不符合	
5	容器具清洁无异物，摆放整齐	□符合 □不符合	□符合 □不符合	
6	灯具、开关、管道清洁，无尘	□符合 □不符合	□符合 □不符合	
7	回风口、进风口清洁，无尘	□符合 □不符合	□符合 □不符合	
8	收集袋清洁	□符合 □不符合	□符合 □不符合	
9	卫生洁具清洁，按定置放置	□符合 □不符合	□符合 □不符合	
	结论			

清场人		工艺员		质监员	

表2-8 理、洗瓶干燥灭菌、灌封批生产记录

生产前准备

1. 检查上批清场情况，并有合格证 是□ 否□
2. 检查容器具已清洁，并在有效期内 是□ 否□
3. 确认压缩空气正常供应，并在规定的压力范围内 是□ 否□
4. 检查冲水针头是否通畅 是□ 否□
5. 确认灌装管道已清洁合格 是□ 否□
6. 确认设备正常运转 是□ 否□
7. 检查洗瓶机注射用水澄明度、细菌内毒素 是□ 否□

检查日期：________年____月____日 检查人：________

操作 时间：____时____分～_____时____分

1. 洗瓶干燥灭菌

（1）按操作规程完成操作

（2）针头对正瓶口，超声水箱水位没过瓶口，瓶子吹干 是□ 否□

（3）将洗好的瓶子码入不锈钢盘，放至车架上数量准确，洗瓶数____支

（4）随时检查洗瓶机运行情况 是□ 否□

（5）检查干燥灭菌隧道，并用绸布擦拭干净 是□ 否□

（6）设置干燥灭菌隧道温度，____℃

（7）将洗好的安瓿输入、推入干燥灭菌隧道 是□ 否□

（8）开始烘干灭菌，达到规定时间

操作人：________ 复核人：________

2. 灌封

（1）可见异物检查、装量检查、火焰是否合格 是□ 否□

（2）随时检查中间产品的装量，封口质量，及时记录数据 是□ 否□

（3）是否通入惰性气体，随时检查通入惰性气体情况 是□ 否□

（4）装量、封口检查表

操作符合要求在“□”中划“√”，不符合要求划“×

时间							
装量、封口							
通惰性气体							

（5）数据统计

实际灌装数（支）	灌装不合格品数（支）			灌装合格数（支）
	装量不合格	封口不合格	其他	
通惰性气体				

3. 结束工作

（1）关闭主机电源

（2）关闭输送带

（3）关闭水、气、电等

操作人：________ 复核人：________

续表

清场 时间： 时 分~ 时 分	
1. 检查洗灌封机运行正常 2. 传送带、机器台面等残留物品、药液全部清理 3. 清理有关的标识物 4. 记录清理符合要求 5. 将全部容器具清洁 清场人：________ 复核人：________	正常□ 不正常□ 已清理□ 未清理□ 是□ 否□ 是□ 否□ 已清洁□ 未清洁□
物料平衡	
灌装成品率（%）$=\frac{\text{灌装合格数（支）}}{\text{理论灌装数（支）}}\times 100\%=\frac{\qquad}{\qquad}\times 100\%=$ 安瓿物料平衡（%）$=\frac{\text{使用数+剩余数+损耗数}}{\text{领用数}}\times 100\%=\frac{\qquad}{\qquad}\times 100\%=$ 统计人：________	控制范围 90%~102% 100%
评价	
1. 按操作规程进行操作 2. 是否存在偏差 3. 偏差分析 工序负责人：________ QA：________	是□ 否□ 是□ 否□ 是□ 否□

任务3-3 灭菌检漏

一、任务描述

使用灭菌柜对灌装封口的安瓿进行灭菌检漏。

二、岗位职责

1. 严格按照已批准的工艺规程进行灭菌操作。

2. 将灌装后的中间产品按规定码放在灭菌车架上。

3. 进行灭菌箱操作，负责灭菌箱的维护和保养。

4. 生产前确认及生产后的清场。

5. 生产场所的清洁。

6. 生产过程中如实记录所有生产偏差并对偏差做出分析，关键的偏差要及时上报。

7. 填写批生产记录。

三、岗位操作法

（一）生产前准备

1. 灭菌柜在使用前须将内部清洗1次，尤其是底部，全部清洗完毕后，再将柜室底部排气口上的钢丝网取出，清洗后放回。

2. 检查每一不锈钢托盘灌封卡片是否完整，卡钩是否牢固。

（二）操作

1. 将放有安瓿托盘的灭菌架，由推车放入柜室中，然后将门闩锁紧。关紧柜门时，顺时针转动手柄数圈，使门闩进入柜身孔内，均匀压紧，将捏手插入，旋紧时不要用冲力去扳动。

2. 开启真空泵，减压至真空达0.092MPa维持30min，后吸入靛蓝溶液至箱满，关闭真空泵。稍停片刻后排尽靛蓝溶液。

3. 转动减压阀手柄，使蒸汽进入，达到所需的压力值。

4. 转动控制总阀手柄至消毒位置，使蒸汽进入消毒室，压力式温度计和压力真空表指针上升，同时阻气器自动将柜内冷气及冷凝水排出，当压力式温度计和压力真空表读数到达所需压力位置时定为消毒开始时间。

5. 消毒压力与时间根据产品而确定。

6. 如压力温度上升超过工艺额定值时，应调整进气减压阀。

7. 消毒到达预定时间后，关闭减压阀并将控制总阀手柄拨出排气位置，即可将室内的气体排出，压力真空表逐渐回至“0”位。即可缓缓开启柜门，取出灭菌安瓿。

8. 将转盘的捏手拉出，反时针方向旋转柜门手柄数圈，再将捏手插入转动，使门闩从柜内方孔中脱出后，拉开柜门，将搬运车推至柜身前，使车前锁钩钩上柜身的方孔，同时调整搬运车左右轨道，使之与消毒室内的轨道平行，将灭菌安瓿拉出柜外。

9. 将灭菌检漏过的安瓿，移交灯检工序。

（三）清场

1. 操作结束后对灭菌箱和检漏机进行清洗，检查各阀门是否有漏气，并按清洁规程对设备、作业场地等进行清洗处理，经检查合格后，挂上状态标志。

2. 做好清场工作，填写清场记录。

（四）记录

1. 按要求填写批生产记录、设备使用记录、交接班记录等。

2. 关好水、电、气开关及节门，随手关闭房间门，按进入程序的相反程序退出。

四、操作规程

1. 确认灭菌上架处、灭菌车已清场，并在有效期内。若超过有效期时，需进行再清场。

2. 确认灭菌箱已清洁合格，有“已清洁”标志牌，并在有效期内（24h）。若超过有效期时，需进行再清洁。

3. 按照自上而下的顺序，将装有灌封后的安瓿的不锈钢托盘顺序放在灭菌车架的筛板上。

4. 装满一车后，挂好不锈钢护栏，推向灭菌箱前的轨道。

5. 填写中间产品标签，将其与“待灭菌”标志装在一起，悬挂在灭菌车架上。

6. 统计灭菌车装载数量。

7. 检查灭菌箱运转正常，能源供应正常。

8. 核对灭菌数量后，将待灭菌产品推入灭菌箱，将灭菌柜门关好，按顺序将相对应方位的紧固螺栓均匀地旋紧，使密合，不宜旋得太紧，以免损坏橡胶密封垫圈。

9. 接通电源，将排气阀手柄置于放气位置，开启电源开关。进行检漏灭菌，当灭菌柜内压力指示到额定工作压力时，开始计算所需的灭菌时间。旋转定时器，设定时间，当灭菌时间到了以后，蜂鸣器鸣叫，灭菌结束。冷却，关闭电源，让其自然冷却30min，至压力下降到“0”位，打开灭菌箱门。

10. 灭菌程序结束后打开灭菌箱门，拉出已灭菌的产品，挂好“已灭菌”标识牌，标明品名、规格、批号、数量。

11. 生产结束后清场，检查灭菌箱内、外，不得有零支。

12. 更改生产状态标志牌的内容。

13. 生产过程中出现异常情况要进行偏差分析，将处理过程详细记录，并将偏差报告附在批生产记录中。

五、清洁规程

1. 灭菌器内部，灭菌车用纯化水冲洗干净，藏垢处用刷子洗刷。

2. 设备外表敞露部位，色水检漏贮液罐，用干净毛巾擦拭符合要求。

3. 定期清洗色水贮罐。

4. 清洁工具清洗用饮用水冲洗，再用纯化水洗净，毛巾晾干与存放在指定的清洁工具箱内。

六、维护保养规程

1. 各部件各限位开关与门都有机械碰撞，如有移位现象，需及时调整。

2. 如发现门电动带有异常，则可能是热态密封圈膨胀或链轮传动部位松动。

3. 阀门维护，管路中滤污阀应定期清洗，以防堵塞而影响设备正常工作。

4. 长时间不用，需将腔室擦洗干净，保持干燥清洁，并将门关闭。

5. 管路各滤网应定期清洗，确保通畅。当灭菌柜门上的橡胶密封圈老化或破损时要及时更换。每年应对该设备进行一次检修。

七、生产记录

灭菌检漏批生产记录如表2-9所示。

表2-9 灭菌检漏批生产记录

生产前准备	
1. 检查上批清场情况，并有合格证 2. 确认蒸汽压力、饮用水压力正常供应，并在规定的压力范围 3. 清理灭菌标志牌 4. 核对灭菌中间产品的品名、规格、批号是否与生产指令相符 检查日期：________年____月____日 检查人：________	是□ 否□ 是□ 否□ 是□ 否□ 符合□ 不符合□
操作 时间：____时____分~____时____分	

1. 按操作规程完成操作
2. 装车
（1）将装有中间产品的不锈钢托盘整齐码放在灭菌车上
（2）顺序挂上标有品名、规格、批号、数量的待灭菌牌，______车，共计______瓶
3. 灭菌
（1）取下待灭菌牌，将灭菌车推进灭菌柜
（2）按生产指令进行检漏、灭菌并填写下表

灭菌温度	℃	时间	分钟
检漏开始	时 分 ~ 时 分		
检漏结束	时 分 ~ 时 分		
升温时间	时 分 ~ 时 分		
保温时间	时 分 ~ 时 分		
冷却时间	时 分 ~ 时 分		
冷却温度			
灭菌数	支		
损耗数	支		

（3）当进入灭菌行程后随时记录灭菌温度，变化并记录，每5min记录1次

时间						
温度						
第一格，记录的时间为升温结束后的保温时间						

4. 灭菌结束
（1）将灭菌打印记录归入批生产记录
（2）将已灭菌中间产品按次序挂好已灭菌牌，标明品名、规格、批号、数量
（3）送到灯检工序

操作人：________ 复核人：________

续表

清场 时间： 时 分~ 时 分	
1. 灭菌柜运行正常 2. 清理标识物 3. 灭菌柜内无遗留物 4. 清除生产废弃物及垃圾 5. 清洁设备表面、灭菌车等 6. 清洁本工序区域地面 7. 记录清理符合要求 清场人：______ 复核人：______	正 常□ 不正常□ 已清理□ 未清理□ 是□ 否□ 是□ 否□ 已清洁□ 未清洁□ 是□ 否□ 是□ 否□
评价	
1. 按操作规程进行操作 2. 是否存在偏差 3. 偏差分析 工序负责人：______ QA：______	是□ 否□ 是□ 否□ 是□ 否□

任务3-4 灯检印字包装

一、任务描述

检查中间产品的装量是否合格，使用灯检箱检查中间产品中有无可见异物；质量检查合格的产品进行印字或贴签后包装。

二、岗位职责

（一）灯检

1. 保持灯检室的较暗环境，且灯检箱照明符合要求。

2. 按直、翻转、甩三步法认真、细心观察，若有疑问者应加倍时间检查。

3. 经灯检的合格品和不合格品应分类存放。

4. 灯检结束后将不合格品置于托盘上，并注明品名、规格、批号、生产日期，移交到指定地点，单独存放。

5. 按一般生产区清洁规程清理作业现场，认真填写灯检记录。

（二）印字或贴签、包装

1. 按照生产指令，有计划地领取包装材料，包括标签、说明书、合格证、纸盒、纸箱、封箱胶带等。

2. 将灯检后的中间产品与灯检岗核对数量后领取，印字或贴签。

3. 严格按照规定的包装要求操作。

4. 统计包装数量，将包装后的待检成品交至库房，并核对数量。

5. 将包装后剩余包装材料，退回库房。

6. 生产场所的清洁。

7. 生产过程中如实记录所有生产偏差，并对偏差做出分析，关键的偏差要及时上报。

8. 填写批生产记录。

三、岗位操作法

（一）操作

1. 灯检

（1）领取灭菌后的中间产品时要仔细核对品名、数量，办理好与灭菌人员的交接或领取手续，无卡片或卡片填写不全者，不予接收，并放至适当位置。

（2）取灭菌后的半成品于灯检箱伞棚边缘处，每次左手拿6支安瓿的下半部，先直立检查封口后，右手接过拿安瓿的上半部分翻转、抖动检视，剔除不良品（不净、毛、点、块、玻璃屑、空炸、量多或量少、尖、泡、炭化等）。

（3）搬取药液安瓿不锈钢托盘时要轻拿轻放，每检完一盘，插放一枚灯检卡（填写灯检者姓名、盒号、数量），按人存放，以备抽查。

（4）每批药品灯检结束，由质检员按灯检后抽查方法进行检查，合格后方可移交到包装工序。

（5）将检查出来的不良品，集中放置在不锈钢托盘内，点清数量，放入填写好的灯检卡片，集中保存，以备回收或处理。

（6）填写批生产记录。

（7）清场　清理灯检箱，关闭检查灯。

2. 印字或贴签

（1）检查是否有前批清场合格证设备是否有“完好”标识牌及“已清洁”标志牌。

（2）填写领料单，向仓库领取所需包装材料。

（3）领取灯检合格的待包装的产品，并摆放于安瓶印字或贴签包装机旁。

（4）如是印字工艺，将说明书折叠为产品所要求的规格；调节好印字版上的品名、批号，调节好打印药盒上打印批号、有效期后，开启印字包装机，安瓿输送并同时印字入盒打印上批号、有效期，10盒收集，打捆，入箱。

（5）如是贴签工艺，将说明书放入贴签机说明书槽中，纸盒放入槽中，调节印字版上的批号、有效期至，调节好打印药盒上打印批号、生产日期、有效期后，开启贴签机，进行贴签包装。

（6）打印外包装箱的批号、有效期，并填写装箱单。进行封装，操作人员将印字不合格的不良品及破损药品剔出，并补加到规定数量，封箱。整批产品包装结束后，通知QA检查员取样，然后按入库规程办理入库。组长将印有批号、有效期的药盒、说明书的样张归于批包装记录内。

（二）结束及清场

1. 灯检

（1）做好清场工作，填写清场记录。

（2）按要求填写批生产记录、设备使用记录、交接班记录等。

（3）关好电节门，随手关闭房间门。

2. 印字或贴签包装

（1）清理印字或贴签机。

（2）按要求填写批生产记录、设备运行记录、交接班记录等。

（3）关好电、气开关及节门，随手关闭房间门。

（4）填写清场记录。

四、操作规程

（一）灯检

1. 从不锈钢盘中按顺序取出灭菌后的中间产品，于灯检箱伞棚边缘处，每次左手拿6支安瓿的下半部，先直立检查封口后，右手接过拿安瓿的上半部分翻转、抖动检视，剔除不良品（不净、毛、点、块、玻璃屑、空炸、量多或量少、尖、泡、炭化等）。

2. 将不良品放入不合格品不锈钢托盘中。

3. 将灯检合格的中间产品，统计数量，并送到包装工序。

4. 生产结束后清场，检查工作台面及其周围不得有零支。

（二）印字或贴签、包装

1. 确认整条包装线已清场，并在有效期内。若超过有效期时，需进行再清场。

2. 确认整条包装线已清洁合格，有“已清洁”标志牌，并在有效期内。若超过有效期时，需进行再清洁。

3. 根据生产指令下达的产品批号、生产日期、有效期至核对无误后，先试打印并进行复核。

4. 检查纸盒（标签）、纸箱的外观，颜色，文字内容，正确无误后开始打印。打印过程中逐个（张）检查打印质量，应内容正确，字迹清晰，位置端正。

5. 残损盒（签）、箱要撕成两半，放在残损盒（签）存放袋中，并及时记录残损签数量。

6. 按照生产指令中的包装要求，进行包装，确保装箱的产品数量准确。

7. 检查包装箱外观完好，密封胶条平整、严密，数量正确后，入库。

8. 清场工作现场。

9. 更改生产状态标志牌的内容。

五、清洁规程

（一）灯检

1. 工作前，用丝光毛巾沾饮用水将灯检台面、存放架、日光灯罩擦一遍，再用干毛巾擦一遍，日光灯用干的丝光毛巾擦一遍。

2. 工作结束后将灯检台剩余物清理干净后按上述方法再清洁一遍。

（二）印字或贴签、包装

1. 生产操作前、后清洁一次。

2. 更换品种、规格时应彻底清洁一次。

3. 机器在生产过程中及时清除玻璃、碎屑、药粉、油污等废物。

4. 特殊情况随时清洁。

5. 印字　取下印字版置于操作台上，旋下模块固定螺钉，取下活字用95%乙醇溶液擦拭干净后，放入贮存盒内于指定柜内存放，并按拆卸逆顺序将印字版安装于包装机上。

6. 贴签　用螺丝刀将铅字座、印字模板从版子滚筒上拆卸下来，旋松铅字座上的铅字固定螺钉，将铅字拆卸下来，并将擦拭干净的铅字分别放入铅字盒内于指定地点存放，将铅字座安装于版子滚筒上。

7. 用软刷或热风将机器缝隙内的玻璃、碎屑及药品粉末等清除干净。

8. 用清洁布或毛刷去除机器各表面的玻璃、碎屑及药液。

9. 用湿清洁布，擦拭机器各表面。

六、维护保养

（一）灯检箱

定期检查灯检箱上日光灯的使用情况，测量照度，不符合要求及时更换。

（二）安瓿印字或贴签部分的维护与保养

1. 机器在生产过程中如发生碎瓶，应停机，及时清除药液和玻璃碎屑。

2. 生产结束后各零件清洁一次，用乙醇将沾有油墨的零件擦洗一次。

3. 根据使用情况，定期检查，及时更换易损零件。

4. 机器工作前，应在相应部位的油孔滴加润滑油。

5. 整机必须保持整洁美观，除日常清洁外，每月大擦洗一次。

七、生产记录

灯检批生产记录如表2-10所示，印字或贴签，包装批生产记录如表2-11所示。

表2-10 灯检批生产记录

<table>
<tr><td colspan="2">生产前准备</td></tr>
<tr><td>1. 检查上批清场情况，并有合格证
2. 检查灯检标识准备就绪
3. 核对待检品的品名、规格、批号是否与生产指令相符
检查日期：________年____月____日 检查人：________</td><td>是□ 否□
是□ 否□
符合□ 不符合□</td></tr>
<tr><td colspan="2">操作 时间：____时____分~____时____分</td></tr>
<tr><td colspan="2">1. 取灭菌后的中间产品于检查灯伞棚边缘处，按直立、倒立旋转用、再直立三步法检查，剔除不合格品（毛、点、块、玻璃屑、空炸、量多或量少、勾、尖、泡、炭化等）
2. 统计数量，填写下表</td></tr>
</table>

<table>
<tr><td>灯检支数</td><td colspan="9">支</td></tr>
<tr><td colspan="10">不合格品分类（支）</td></tr>
<tr><td>毛</td><td>点</td><td>块</td><td>玻璃屑</td><td>空炸</td><td>装量多或少</td><td>勾</td><td>尖</td><td>泡</td><td>炭化</td></tr>
<tr><td></td><td></td><td></td><td></td><td></td><td></td><td></td><td></td><td></td><td></td></tr>
<tr><td colspan="3">灯检合格数（支）</td><td colspan="3">灯检不合格品数（支）</td><td colspan="4">灯检合格率（%）</td></tr>
<tr><td colspan="3"></td><td colspan="3"></td><td colspan="4"></td></tr>
<tr><td>灯检人：</td><td colspan="9"></td></tr>
</table>

<table>
<tr><td colspan="2">3. 不合格品作报废处理
操作人：________ 复核人：________</td></tr>
<tr><td colspan="2">清场 时间： 时 分~ 时 分</td></tr>
<tr><td>1. 清理有关的标志物
2. 工作台面无遗留物
3. 清理本批不合格品
4. 清洁地面、墙面、顶板、工作台等
5. 记录清理符合要求
清场人：________ 复核人：________</td><td>已清理□ 未清理□
是□ 否□
已清理□ 未清理□
已清洁□ 未清洁□
已清理□ 未清理□</td></tr>
<tr><td colspan="2">评价</td></tr>
<tr><td>1. 按操作规程进行操作
2. 是否存在偏差
3. 偏差分析
工序负责人：________ QA：________</td><td>是□ 否□
是□ 否□
是□ 否□</td></tr>
</table>

表2-11 印字或贴签、包装批生产记录

生产前准备

1. 检查上批清场情况，并有合格证 是□ 否□
2. 检查待用包材名称、数量等内容，应与批包装指令相符 是□ 否□
3. 核查待包装中间产品与批包装指令产品名称、规格、批号等内容相符 是□ 否□

检查日期：______年___月___日 检查人：______

操作 时间：___时___分～___时___分

1. 领取包材
2. 是否印字 是□ 否□
3. 按批包装指令要求调整印字版：准确调出品名、批号，调整纸盒打印产品批号、生产日期、有效期至
4. 开始印字操作，随时调出印字不清晰的，擦洗后重新印字，印字后的安瓿顺序码入盒中，并同时进行贴盒签，粘胶密封。
5. 按照规定数量和要求码入箱内，满后封箱
6. 是否贴签（贴签按照7~9操作） 是□ 否□
7. 贴签印字滚轮上的产品批号、生产日期、有效期至
8. 标签、说明书、纸盒放入贴标机相应位置
9. 开机，开始贴签，放说明书，装盒封口
10. 纸箱上准确印制"产品批号、生产日期、有效期至"等内容
11. 按批包装指令要求在合格证上准确印制产品批号，印制包装人、检查人代码
12. 进行印字或贴签，核对"产品批号、生产日期、有效期至"准确后，将一张印好字的标签或盒、合格证及说明书贴在本批生产记录背面，并填写使用记录
13. 印字或贴签检查人随时检查贴签质量，不合格品及时处理

操作人：______ 复核人：______

14. 按装盒、箱数量要求装盒、箱，每盒数量______支，每箱数量______盒，每箱放合格证______张，说明书______张

装箱人：______ 复核人：______

15. 成品数统计

不合格品数	上批零头	取样数	本批包装数	本批零头	入库数
支	支	支	支	支	支

本批零头处理：①转入下批□ ②报废处理□（选择处理方法打"√"）

16. 成品率（%）$=\frac{\text{本批成品数}}{\text{理论产量（支）}}\times 100\%=\frac{\qquad}{\qquad}\times 100\%=$ （85%~102%）

续表

17. 其他包材统计

包材名称	领用数	使用数	损耗数	剩余数
标签	张	张	张	张
说明书	张	张	张	张
合格证	张	张	张	张
纸盒	个	个	个	个
纸箱	个	个	个	个
封箱胶	卷	卷	卷	卷

统计人：________

18. 销毁记录：印有批号的标签、合格证、纸箱计数后销毁

包材名称	标签	合格证	纸箱
数量			

销毁人：________ 监销人：________

清场 时间： 时 分~ 时 分

1. 清理有关的标志物 是□ 否□
2. 清除废标签等带有标识的包装材料 是□ 否□
3. 清理包装废弃物及垃圾 已清理□ 未清理□
4. 清洁地面、工作台面无遗留产品 已清理□ 未清理□
5. 记录清理符合要求 已清理□ 未清理□

清场人：________ 复核人：________

物料平衡 控制范围100%

$$标签物料平衡（\%）=\frac{使用数（张）+剩余数（张）+不合格数(张)}{领用数（张）}\times 100\%=\frac{\qquad}{\qquad}\times 100\%=$$

$$合格证物料平衡（\%）=\frac{使用数（张）+剩余数（张）+不合格数(张)}{领用数（张）}\times 100\%=\frac{\qquad}{\qquad}\times 100\%=$$

$$说明书物料平衡（\%）=\frac{使用数（张）+剩余数（张）+不合格数(张)}{领用数（张）}\times 100\%=\frac{\qquad}{\qquad}\times 100\%=$$

$$纸盒物料平衡（\%）=\frac{使用数（个）+剩余数（个）+不合格数(个)}{领用数（个）}\times 100\%=\frac{\qquad}{\qquad}\times 100\%=$$

$$纸箱物料平衡（\%）=\frac{使用数（个）+剩余数（个）+不合格数(个)}{领用数（个）}\times 100\%=\frac{\qquad}{\qquad}\times 100\%=$$

统计人：________

评价

1. 按“操作规程”进行操作 是□ 否□
2. 是否存在偏差 是□ 否□
3. 偏差分析 是□ 否□

工序负责人：________ QA：________

·任务评价·

一、技能评价

<table>
<tr><th colspan="2" rowspan="2">评价项目</th><th rowspan="2">评价细则</th><th colspan="2">评价结果</th></tr>
<tr><th>班组评价</th><th>教师评价</th></tr>
<tr><td rowspan="8">实训操作</td><td rowspan="4">配液、洗灌封、灭菌、质检、包装操作（40分）</td><td>1. 开启设备前能够检查设备（10分）</td><td></td><td></td></tr>
<tr><td>2. 能够按照操作规程正确操作设备（10分）</td><td></td><td></td></tr>
<tr><td>3. 能注意设备的使用过程中各项安全注意事项（10分）</td><td></td><td></td></tr>
<tr><td>4. 操作结束将设备复位，并对设备进行常规维护保养。（10分）</td><td></td><td></td></tr>
<tr><td rowspan="2">产品质量（15分）</td><td>1. 性状、澄明度、含量符合要求（8分）</td><td></td><td></td></tr>
<tr><td>2. 收率符合要求（7分）</td><td></td><td></td></tr>
<tr><td rowspan="2">清场（15分）</td><td>1. 能够选择适宜的方法对设备、工具、容器、环境等进行清洗和消毒（8分）</td><td></td><td></td></tr>
<tr><td>2. 清场结果符合要求（7分）</td><td></td><td></td></tr>
<tr><td rowspan="4">实训记录</td><td rowspan="2">完整性（15分）</td><td>1. 能完整记录操作参数（8分）</td><td></td><td></td></tr>
<tr><td>2. 能完整记录操作过程（7分）</td><td></td><td></td></tr>
<tr><td rowspan="2">正确性（15分）</td><td>1. 记录数据准确无误，无错填现象（8分）</td><td></td><td></td></tr>
<tr><td>2. 无涂改，记录表整洁、清晰（7分）</td><td></td><td></td></tr>
</table>

二、知识评价

（一）选择题

1. 单项选择题

（1）使用高压饱和蒸汽灭菌的方法是（　　）

A. 辐射灭菌法　　B. 流通蒸汽灭菌法

C. 热压灭菌法　　D. 干热空气灭菌法

（2）灭菌效率最高的蒸汽是（　　）

A. 饱和蒸汽　　B. 过热蒸汽　　C. 湿饱和蒸汽　　D. 流通蒸汽

（3）一般注射剂的pH值应为（　　）

A. 3 ~ 8　　B. 3 ~ 10　　C. 4 ~ 9　　D. 5 ~ 10

（4）常用作注射剂等渗调节剂的是（　　）

A. 硼酸　　B. 氯化钠　　C. 苯甲醇　　D. 硼砂

（5）注射剂灭菌后应立即检查（　　）

A. 热原　　B. pH值　　C. 澄明度　　D. 漏气

2. 多项选择题

（1）下列有关注射剂的作用叙述正确的是（　　）

A. 有些注射剂可以产生局部定位作用

B. 使用方便经济

C. 药效迅速，作用可靠

D. 作用迅速，适用于危重病人

E. 可以应用于不能够口服给药的患者

（2）热原污染的途径有（　　）

A. 原料　　B. 溶剂　　C. 制备过程

D. 灭菌过程　　E. 使用过程

（3）注射剂常用的抑菌剂有（　　）

A. 苯甲醇　　B. 苯酚　　C. 硫柳汞

D. 利多卡因　　E. 普鲁卡因

（4）关于安瓿的叙述正确的是（　　）

A. 应具有低的膨胀系数和耐热性

B. 应具有较高的熔点

C. 应具有高度的化学稳定性

D. 要有足够的物理强度

E. 对光敏性药物，可选用各种颜色的安瓿

（5）常用的化学灭菌剂有（　　）

A. 苯扎溴铵　　B. 乙醇　　C. 盐酸

D. 甲酚皂　　E. 乙酸乙酯

（二）简答题

1. 使用热压灭菌器需要哪些注意问题?

2. 注射液配液与过滤过程中应如何控制其质量?

3. 配制2%的盐酸普鲁卡因氯化钠注射液100ml，使成等渗，需加氯化钠多少克?如改用葡萄糖调等渗，应取多少克?（盐酸普鲁卡因、无水葡萄糖、氯化钠的冰点降低值分别为–0.122℃、–0.10℃、–0.578℃）

（三）案例分析题

分析下列盐酸普鲁卡因氯化钠注射液处方中辅料的作用，并简述其制备过程。

【处方】	盐酸普鲁卡因	20.0g
	氯化钠	4.0g
	盐酸（0.1mol/L）	适量
	注射用水	加至1000ml

任务4 维生素C注射液的生产

任务资讯

一、维生素C注射液概述

维生素C注射液为无色或微黄色的澄明液体。用于预防及治疗坏血病，也可用于各种急、慢性传染性疾病及紫癜等辅助治疗，慢性铁中毒的治疗以及特发性高铁血红蛋白症的治疗。一般用于肌内注射或静脉注射。

注射剂的主药维生素C具有较强的还原性，加热或在溶液中易氧化分解，在碱性条件下更易被氧化，所以防止氧化是生产过程质量控制的一个重点。

为了防止氧化，可以在配液灌装时通入惰性气体，加入金属离子络合剂，另外加入抗氧化剂也是一种重要途径。

常用的水溶性抗氧剂有亚硫酸钠（适于偏碱性药液）、硫代硫酸钠（适于偏碱性药液）、亚硫酸氢钠（适于偏酸性药液）、焦亚硫酸钠（适于偏酸性药液）等，一般浓度为0.1%~0.2%；油溶性抗氧剂有维生素E、焦性没食子酸酯等。

二、维生素C注射液的制备

维生素C注射液易氧化降解，生产过程中应采取有效措施防止维生素C的氧化，原、辅料的质量，特别是原料和碳酸氢钠，是影响维生素C注射液的关键。空气中的氧气、溶液pH和金属离子（特别是铜离子）对其稳定性影响较大。因此处方中需加入抗氧剂、金属离子螯合剂及pH调节剂，工艺中采用充惰性气体等措施，来提高产品的稳定性。

维生素C注射液的稳定性与温度有关。实验表明，100℃流通蒸汽灭菌30min后含量降低3%，而流通蒸汽灭菌15min后仅降低2%，故灭菌方法采用100℃流通蒸汽灭菌15min为宜。

维生素C显强酸性，注射时刺激性大，产生疼痛，故加入碳酸氢钠（或碳酸钠）调节pH，可以避免疼痛，并增强本品的稳定性。其生产工艺参见任务3图2-1。

工作任务

维生素C注射液生产指令如表2-12所示。

表2-12 维生素C注射液生产指令

<table>
<tr><td>产品名称</td><td colspan="2">维生素C注射液</td><td>规格</td><td colspan="2">2ml：0.25g</td></tr>
<tr><td>产品批号</td><td colspan="2"></td><td>配制量</td><td colspan="2"></td></tr>
<tr><td rowspan="6">配制处方</td><td>原、辅料名称</td><td>规格</td><td colspan="2">每100L投料量</td><td>批号及供应厂家</td></tr>
<tr><td>维生素C</td><td></td><td colspan="2">12500g</td><td></td></tr>
<tr><td>碳酸氢钠</td><td></td><td colspan="2">4900g</td><td></td></tr>
<tr><td>依地酸二钠</td><td></td><td colspan="2">5g</td><td></td></tr>
<tr><td>亚硫酸氢钠</td><td></td><td colspan="2">200g</td><td></td></tr>
<tr><td colspan="5">加注射用水至 100L</td></tr>
<tr><td>起草人</td><td></td><td>审核人</td><td></td><td>批准人</td><td></td></tr>
<tr><td>日期</td><td></td><td>日期</td><td></td><td>日期</td><td></td></tr>
</table>

任务分析

一、处方分析

维生素C为主药，依地酸二钠为金属离子螯合剂，碳酸氢钠可使维生素C部分中和成钠盐，既可调节pH值，又可避免酸性太强，在注射时产生疼痛；亚硫酸氢钠为抗氧剂，注射用水为溶剂。

二、工艺分析

按照小容量注射剂的生产过程，将工作任务细分为四个子工作任务，即任务4-1：配液；任务4-2：理、洗瓶干燥灭菌、灌封；任务4-3：灭菌检漏；任务4-4：灯检印字包装。（图2-18）

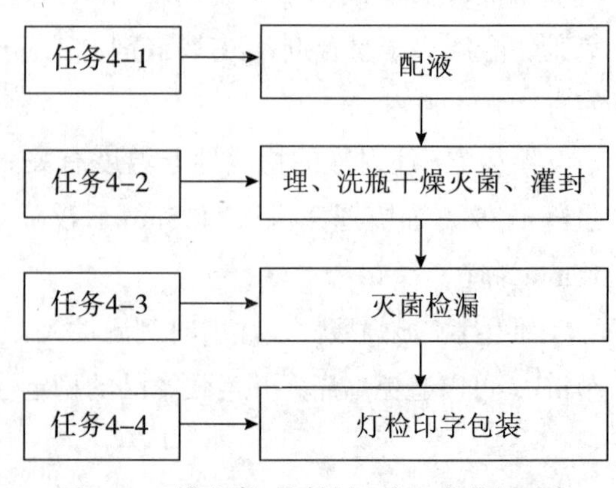

图2-18 维生素C注射剂生产工艺分解示意

三、质量标准分析

本品为维生素C 的灭菌水溶液。含维生素C（ $C_6H_8O_6$ ）应为标示量的93.0% ~

107.0%。

1. 性状 本品为无色至微黄色的澄明液体。

2. 鉴别

（1）取本品，用水稀释制成1ml 中含维生素C 10mg的溶液，取4ml，加0.1mol/L的盐酸溶液4ml，混匀，加0.05%亚甲蓝乙醇溶液4滴，置40℃水浴中加热，3min内溶液应由深蓝色变为浅蓝色或完全褪色。

（2）取本品，用水稀释制成1ml 中含维生素C 1mg 的溶液，作为供试品溶液；另取维生素C对照品，加水溶解并稀释制成1 ml 中约含1mg 的溶液，作为对照品溶液。照薄层色谱法（《中国药典》二部附录Ⅴ B）试验，吸取上述两种溶液各2μl，分别点于同一硅胶GF 254薄层板上，以乙酸乙酯-乙醇-水（5∶4∶1）为展开剂，展开，晾干，立即（1h内）置紫外光灯（254nm）下检视。供试品溶液所显主斑点的位置和颜色应与对照品溶液的主斑点相同。

3. 检查

（1）pH值 应为5.0～7.0（《中国药典》二部附录Ⅵ H）。

（2）颜色 取本品，用水稀释制成每1ml 中含维生素C 50mg的溶液，照紫外-可见分光光度法（《中国药典》二部附录Ⅳ A），在420nm的波长处测定，吸光度不得过 0.06。

（3）草酸 取本品，用水稀释制成每1ml 中含维生素C 50mg 的溶液，精密量取5ml，加稀醋酸1ml与氯化钙试液0.5ml，摇匀，放置1h，作为供试品溶液；精密称取草酸75mg，置500ml量瓶中，加水溶解并稀释至刻度，摇匀，精密量取5ml，加稀醋酸1ml与氯化钙试液0.5ml，摇匀，放置1h，作为对照溶液。供试品溶液产生的浑浊不得浓于对照溶液（0.3%）。

（4）细菌内毒素 取本品，依法检查（《中国药典》二部附录Ⅺ E），每1mg维生素C 中含内毒素量应小于0.020EU。

（5）其他 应符合注射剂项下有关的各项规定（《中国药典》二部附录Ⅰ B）。

4. 含量测定 精密量取本品适量（约相当于维生素C 0.2g），加水15ml与丙酮2ml，摇匀，放置5min，加稀醋酸4ml与淀粉指示液1ml，用碘滴定液（0.05mol/L）滴定，至溶液显蓝色并持续30s不褪。每1ml碘滴定液（0.05mol/L）相当于8.806mg的$C_6H_8O_6$。

5. 类别 同维生素C原料。

6. 规格 2ml∶0.25g

7. 贮藏 遮光，密闭保存。

·任务计划·

按照注射剂生产岗位要求，将学生分成若干个班组，由组长带领本组成员认真学习各岗位职责，对工作任务进行讨论，并进行人员分工，对每位员工应完成的工作任务内容、完成时限和工作要求等做出计划。（表2–13）

表2–13 生产计划表

工作车间：		制剂名称：	规格：	
工作岗位	人员及分工	工作内容	工作要求	完成时限

·任务实施·

任务4–1 配 液

向配液罐内加入适量注射用水，通入氮气，打开搅拌器，将维生素C加入并溶解，缓缓加入碳酸氢钠使其溶解，再加入依地酸二钠5g和亚硫酸氢钠200g，搅拌溶解，加注射用水至近处方量，测定含量及pH值，按照测定结果加注射用水至处方量，过滤至澄明、可见异物符合要求。具体操作参见“项目二小容量注射剂的生产，任务3–1配液”。

任务4–2 理、洗瓶干燥灭菌，灌封

将空安瓿整齐码放于不锈钢托盘中，用超声波气–水喷射洗瓶机对空安瓿进行清洗，使用隧道式烘干灭菌设备对安瓿进行干燥灭菌，将配制好的药液在通氮气条件下灌注于2ml安瓿中，熔封。具体操作参见“项目二小容量注射剂的生产，任务3–2理洗瓶干燥灭菌、灌封”。

任务4–3 灭菌检漏

使用灭菌柜对灌装封口的安瓿进行灭菌检漏。具体操作参见“项目二小容量注射剂的生产，任务3–3灭菌检漏”。

任务4-4 灯检印字包装

检查中间产品的装量是否合格，使用灯检箱检查中间产品中有无可见异物；质量检查合格的产品进行印字或贴签后包装。具体操作参见“项目二小容量注射剂的生产，任务3-4灯检印字包装”。

任务评价

一、技能评价

<table>
<tr><th colspan="2" rowspan="2">评价项目</th><th rowspan="2">评价细则</th><th colspan="2">评价结果</th></tr>
<tr><th>班组评价</th><th>教师评价</th></tr>
<tr><td rowspan="8">实训操作</td><td rowspan="4">配液、洗灌封、灭菌、质检、包装操作（40分）</td><td>1. 开启设备前能够检查设备（10分）</td><td></td><td></td></tr>
<tr><td>2. 能够按照操作规程正确操作设备（10分）</td><td></td><td></td></tr>
<tr><td>3. 能注意设备的使用过程中各项安全注意事项（10分）</td><td></td><td></td></tr>
<tr><td>4. 操作结束将设备复位，并对设备进行常规维护保养（10分）</td><td></td><td></td></tr>
<tr><td rowspan="2">产品质量（15分）</td><td>1.性状、澄明度、含量符合要求（8分）</td><td></td><td></td></tr>
<tr><td>2. 收率符合要求（7分）</td><td></td><td></td></tr>
<tr><td rowspan="2">清场（15分）</td><td>1. 能够选择适宜的方法对设备、工具、容器、环境等进行清洗和消毒（8分）</td><td></td><td></td></tr>
<tr><td>2. 清场结果符合要求（7分）</td><td></td><td></td></tr>
<tr><td rowspan="4">实训记录</td><td rowspan="2">完整性（15分）</td><td>1. 能完整记录操作参数（8分）</td><td></td><td></td></tr>
<tr><td>2. 能完整记录操作过程（7分）</td><td></td><td></td></tr>
<tr><td rowspan="2">正确性（15分）</td><td>1. 记录数据准确无误，无错填现象（8分）</td><td></td><td></td></tr>
<tr><td>2. 无涂改，记录表整洁、清晰（7分）</td><td></td><td></td></tr>
</table>

二、知识评价

（一）选择题

1. 单项选择题

（1）对热原性质的叙述正确的是（　　）

A. 溶于水，不耐热　　B. 溶于水，有挥发性

C. 耐热、不挥发　　D. 可耐受强酸、强碱

（2）维生素C注射液中可应用的抗氧化剂是（　　）

A. 焦亚硫酸钠或亚硫酸钠　　B. 焦亚硫酸钠或亚硫酸氢钠

C. 亚硫酸氢钠或硫代硫酸钠　　D. 硫代硫酸钠或维生素

（3）配制注射剂的环境区域划分哪项是正确的（　　）

A. 配液、精滤、灌装、封口为洁净区

B. 配液、粗滤、灭菌、灯检为洁净区

C. 清洗、灭菌、灯检、包装为一般生产区

D. 精滤、灌装、封口、灭菌为洁净区

（4）下列属于金属离子络合剂的是（　　）

A. 磷酸钠　　B. 亚硫酸钠

C. 亚硫酸氢钠　　D. 依地酸二钠

（5）下列关于注射剂的叙述错误的是（　　）

A. 注射剂系指经皮肤或黏膜注入体内的药物无菌制剂

B. 注射剂车间设计应符合GMP要求

C. 注射剂按分散系统可分为溶液型、混悬型、乳浊液和注射用无菌粉末

D. 配制注射剂用的水应是蒸馏水，符合药典蒸馏水的质量标准

2. 多项选择题

（1）下列属于物理灭菌法的是（　　）

A. 紫外线灭菌　　B. 辐射灭菌　　C. 环氧乙烷灭菌

D. 干热空气灭菌　　E. 热压灭菌

（2）生产注射剂时常加入适量的活性炭，其作用是（　　）

A. 吸附热原　　B. 脱色　　C. 助滤

D. 增加主药的稳定性　　E. 提高澄明度

（3）为了防止氧化，可以采取措施有（　　）

A. 加入金属离子络合剂　　B. 加入抗氧化剂　　C. 改变浓度

D. 通入惰性气体　　E. 加入氯化钠

（4）关于注射剂质量要求正确的是（　　）

A. 注射剂成品不应含有任何活的微生物

B. 注射剂需进行热原检查

C. 注射剂一般应具有与血液相等或相近的pH值

D. 注射剂必须等渗

E. 注射剂必须等张

（5）下列制剂中不得加入抑菌剂的为（　　）

A. 供静脉输注的注射剂　　B. 滴眼剂　　C. 滤过除菌的注射剂

D. 供脊椎腔注射的注射剂　　E. 供肌内注射的注射剂

（二）简答题

1. 在注射剂生产过程中应如何避免污染热原？

2. 叙述湿热灭菌设备的维护方法。

3. 液体安瓿剂的生产设备主要有哪些？

（三）案例分析题

求下列处方中需加葡萄糖多少克可调节成等渗？

处方	盐酸麻黄碱	10.0g
	三氯叔丁醇	2.5g
	葡萄糖	适量
	注射用水　加至	500ml

（盐酸麻黄碱、三氯叔丁醇、葡萄糖的氯化钠等渗当量分别为0.28、0.24、0.16）

（李伟　康金华）

项目三
大容量注射剂的生产

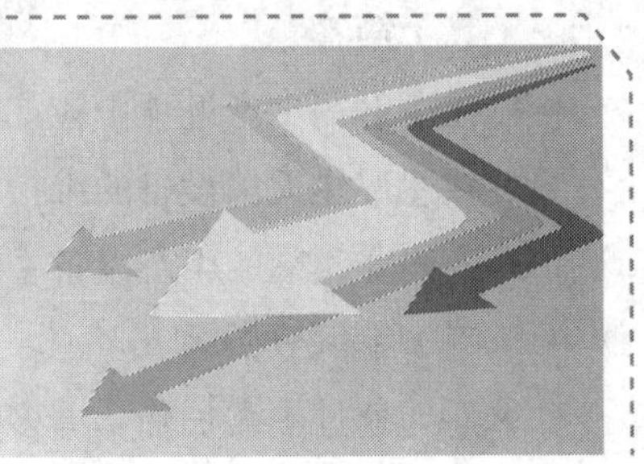

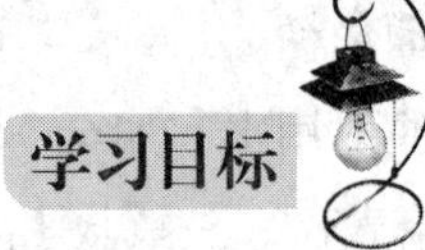

学习目标

知识目标

通过5％葡萄糖注射液、0.9%氯化钠注射液的生产任务，掌握大容量注射剂的概念、特点、质量要求及制备工艺；熟悉大容量注射剂的玻璃瓶和塑料袋两种包装的具体生产工艺。

能力要求

通过完成本项目任务，熟练掌握熟练操作配液系统，完成浓配和稀配操作；熟练掌握玻璃瓶大容量注射剂联动机组和非PVC软袋大输液生产联动机组，完成玻璃瓶和塑料袋两种包装的输液生产；熟练掌握水浴灭菌柜，完成灭菌操作；熟练掌握包装机，完成包装操作。学会大容量注射剂相关设备的清洁和日常维护及保养。学会正确填写生产记录。

任务5　5%葡萄糖注射液的生产

·任务资讯·

一、大容量注射剂概述

（一）大容量注射剂的概念

大容量注射剂是静脉滴注用注射液，称输液剂，系指由静脉滴注输入体内的大剂量（一次给药在50ml以上）注射液。输液剂通常包装在玻璃的输液瓶（俗称玻璃瓶）或塑料的输液袋（俗称软袋）中，不含抑菌剂或防腐剂。使用时通过输液器调整滴速持续而稳定地进入静脉，用以补充体液、电解质或提供营养物质，以及中毒时稀释和排泄毒素等，也常把输液剂作为载体，将多种注射液如抗生素、强心药加入其中，供静脉滴注，以使药物迅速起效。输液剂由于其用量大而且是直接进入血液的，故质量要求高，生产工艺与小容量注射剂亦有一定差异。

近十多年来，新型输液剂复方氨基酸注射剂和静脉脂肪乳剂的应用，为开展全静脉营养创造了条件。目前，国内将某些中药试制成输液剂应用，这是中药制剂的新剂型。

（二）大容量注射剂的分类

1. 电解质输液 用以补充体内水分和电解质，纠正体内酸碱平衡等。如氯化钠注射液、复方氯化钠注射液、乳酸钠注射液等。

2. 营养输液 用于不能口服吸收营养的患者，其品种如下。

（1）糖类及多元醇类输液 糖类输液用以供给机体热量和补充体液，常见的有葡萄糖注射液、转化糖注射液等。多元醇类输液用于脑水肿，降低颅内压及用于烧伤后产生的水肿，如山梨醇注射液、甘露醇注射液等。

（2）氨基酸类输液 用于危重患者和不能口服进食的患者补充营养。常见的有17-复方氨基酸注射液、复合氨基酸（9R）注射液等。

（3）脂肪乳剂输液 是一种胃肠道外的高能输液剂。用于不能口服进食、严重缺乏营养的患者提供全静脉营养，亦称完全胃肠外营养（TPN）。TPN主要由复方氨基酸注射液、糖类与脂肪乳剂组成。脂肪乳剂必须单独输入。

3. 胶体类输液 是一种与血浆等渗及有近似黏度的胶体溶液，又称血浆代用液。用于维持血压和增加血容量，以防患者休克。必要时可与氨基酸输液合用，可克服血浆代用液只有扩张血容量作用而无营养功能的缺点。主要品种有右旋糖酐、淀粉衍生物（羧甲基淀粉钠、羟乙基淀粉等）、明胶、聚乙烯吡咯烷酮等。

4. 治疗型输液 如甲硝唑注射液、环丙沙星注射液等。

（三）大容量注射剂的质量要求

输液剂的质量要求基本上与小容量注射剂是一致的，但由于其一次用量较大（一次常用量为500～2000ml），故除应符合一般注射剂的要求外，还有下列质量要求。

（1）具有适宜的渗透压 可为等渗或偏高渗，除个别特殊病例外，不得配成低渗溶液。因为大量输入低渗溶液会有引起溶血的危险。

（2）调节适宜的pH 在保证疗效和稳定性的基础上，输液剂的pH应力求接近人体血的pH。若pH过高会引起碱中毒，过低则引起酸中毒。

（3）无毒 输入体内不应引起血象异常变化，不得有溶血、过敏和损害肝、肾功能等毒副反应。

（4）澄明、无菌、无热原反应。

（5）输液剂中不得添加任何抑菌剂，并在贮存过程中质量稳定。

（四）大容量注射剂的质量检查

大容量注射剂由于其用量和给药方式与其他注射剂有所不同，故从生产工艺、设备、包装材料到质量要求等均有所区别。按照《中国药典》二部规定需进行以下项目检查。

1. 可见异物及不溶性微粒检查 按《中国药典》二部规定的方法，溶液型静脉用注射剂的可见异物检查符合规定后，还应进行不溶性微粒检查。可见异物检查时，如发现崩盖、歪盖、松盖、漏气的成品，亦应挑出。

不溶性微粒检查法包括光阻法和显微计数法。除另有规定外，测定方法一般先采用光阻法，当光阻法测定不符合规定或供试品不适于用光阻法测定时，应采用显微计数法进行测定，并以显微计数法的测定结果作为判断依据。

（1）光阻法 光阻法的检测原理，系当液体中的微粒通过一窄小的检测区时，与流体流向垂直的入射光由于被微粒阻挡所减弱，因此由传感器输出的信号降低，这种信号变化与微粒的截面积成正比。该法不适用于黏度过高或易析出结晶的制剂，也不适用于进入传感器时产生气泡的注射剂。

结果判定：①标示装量为100ml或100ml以上的静脉用注射液，除另有规定外，每1ml中含10μm及10μm以上的微粒不得超过25粒，含25μm及25μm以上的微粒不得过3粒；②标示装量为100ml以下的静脉用注射液、注射用无菌粉末及注射用浓溶液，除另有规定外，每个供试品容器中含10μm及10μm以上的微粒不得超过6000粒，含25μm及25μm以上的微粒不得过600粒。

（2）显微计数法 将药物溶液用微孔滤膜滤过，然后在显微镜下对微粒的大小及数目进行计数的方法，具体见《中国药典》二部附录。

结果判定：①标示装量为100ml或100ml以上的静脉用注射液，除另有规定外，每1ml中含10μm及10μm以上的微粒不得超过12粒，含25μm及25μm以上的微粒不得过2粒；②标示装量为100ml以下的静脉用注射液、注射用无菌粉末及注射用浓溶液，除另有规定外，每个供试品容器中含10μm及10μm以上的微粒不得超过3000粒，含25μm及25μm以上的微粒不得过300粒。

国内生产的注射液微粒分析仪，也可用于这种检查。但这些方法均需将输液瓶打开，故只能用于抽检，不能用于常规检查。

2. 热原及无菌检查 按《中国药典》二部附录规定进行检查，应符合规定。

3. 最低装量 标示装量为50ml以上的注射液及注射用浓溶液，照《中国药典》二部附录中最低装量检查法检查，应符合规定。

4. 其他 如pH值、含量测定及特定的检查项目，按各品种项下规定进行检查。

二、大容量注射剂（玻璃瓶）的制备

大容量注射剂其装量常见有100ml、250ml、500ml等规格。现在输液的包装容器有玻璃瓶、塑料瓶、塑料袋等三种主要类型。塑料瓶又分为聚丙烯塑料瓶（PP）和聚乙烯塑料瓶（PE），塑料袋又分为聚氯乙烯塑料袋（PVC）和非PVC塑料袋。

大容量注射剂（玻璃瓶）的工艺流程包括配液、滤过、灌封、灭菌、质检和包装。与小容量注射剂不同在于灌封包括灌装、塞胶塞和压铝盖。大容量注射剂（玻璃瓶）生产工艺流程详见图3-1所示。

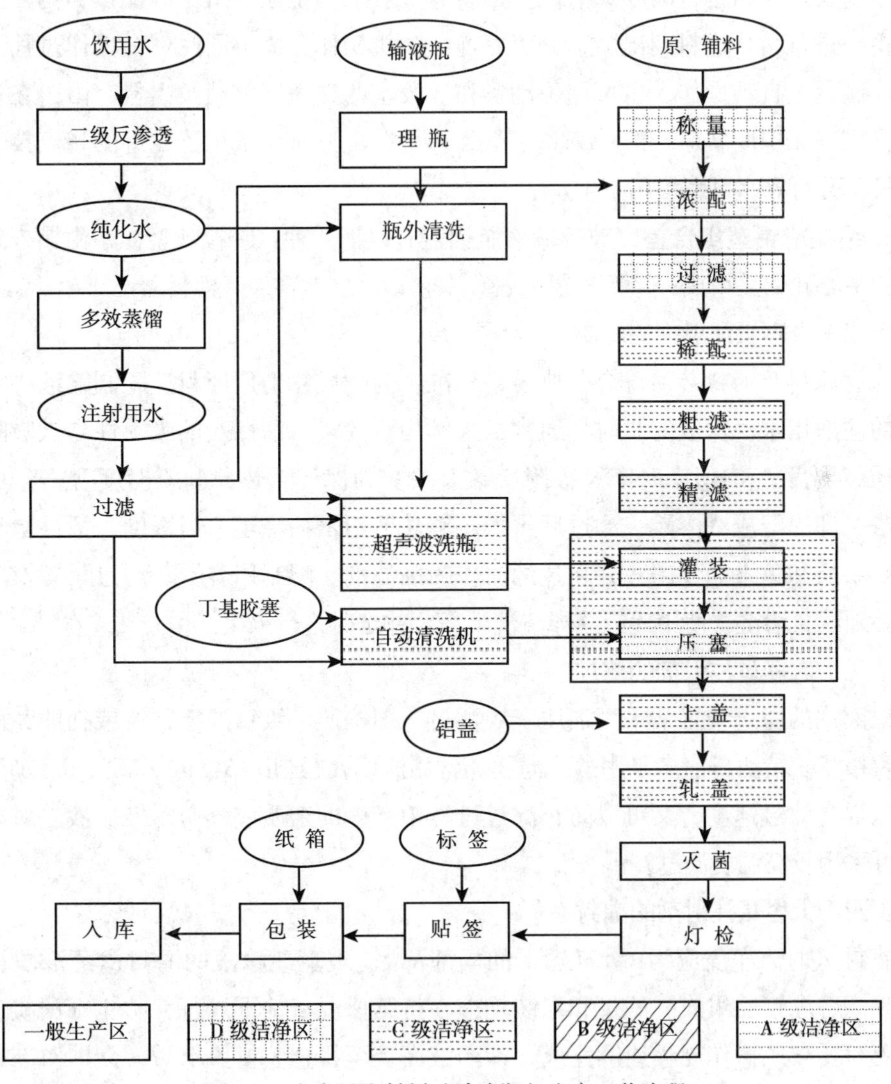

图3-1 大容量注射剂（玻璃瓶）生产工艺流程

（一）大容量注射剂容器及其他包装材料的处理

1. 输液容器及其处理 输液瓶一般为无色透明的玻璃瓶，为硬质中性玻璃制成，需配有胶塞、铝盖或外层塑料盖。其耐热、耐腐蚀，物理化学性质稳定，阻隔性好。玻璃瓶质量、清洁度应符合国家有关标准。外观应光滑，无色透明，无条纹、无气泡、无毛口等；瓶口内径光滑圆整，大小合适，以利密封，避免在贮存期间，由于漏气造成污染。

2. 丁基胶塞处理 胶塞主要用于粉针剂、输液剂等制剂瓶包装封口，丁基胶塞为合成橡胶塞，对胶塞的各项技术要求如瓶塞尺寸、穿刺力、穿刺落屑、瓶塞容器密合性、自密封性、化学性能、生物性能等均做出了详细规定。

丁基胶塞采用全自动胶塞清洗机，将完成胶塞的洗涤、烘干等操作，均在全封闭清洗箱中进行，从进料到出料，分工序连续一机操作完成。同时整个操作过程由可编程序控制，全自动操作，也可用手动操作。胶塞的洗涤、灭菌及出料，由于在一机内连续完成，无中间转序环节，避免了交叉污染，洗涤时又采用了先进的超声技术，清洗质量十分可靠，可直接用于生产。

3. 铝盖或铝塑组合盖 玻璃输液瓶铝盖有以下几种：①拉环型，系由撕开式保护铝盖和中心孔铝盖组成；②铝塑组合盖，系在铝盖之上再加一塑料盖。

（二）大容量注射剂的配制

药物原料及辅料必须符合药典质量标准，为优质注射用原料。配制输液必须采用新鲜的注射用水。输液配制时，通常加入针用活性炭。活性炭的吸附性与被吸附物质的性质、温度、pH值、时间及吸附次数有关。为保证无热原和澄明度合格，可采用浓配法，即先配成浓溶液，滤过后再加新鲜注射用水稀释至所需浓度。活性炭有吸附热原、杂质和色素的作用，并在过滤时作为助滤剂。配制用容器、滤过装置及输送管道，必须认真清洗。使用后应立即清洗干净，并定时进行灭菌。

（三）大容量注射剂的滤过

输液剂的滤过装置常采用加压三级滤过，即按照一级钛滤棒预滤或初滤，两级微孔滤膜精滤。精滤目前多采用微孔滤膜，常用滤膜孔径为0.45 μm或0.22 μm。加压滤过既可以提高滤过速度，又可以防止滤过过程中产生的杂质或碎屑污染滤液。对高黏度药液可采用较高温度滤过。

（四）大容量注射剂的灌封

灌封室的洁净度应为B级背景下的局部A级。玻璃瓶输液的灌封由药液灌注、塞丁基胶塞、轧铝盖组成。滤过和灌装均应在持续保温条件下进行，防止细菌粉尘的污染。灌封要按照操作规程连续完成，即药液灌装至符合装量要求后，立即对准瓶口塞入丁基胶塞，轧紧铝盖。灌封要求装量准确，铝盖封紧。目前药厂多采用回转式自动灌封机、自动放塞机、自动落盖轧口机等完成联动化，机械化生产，提高了工作效率和产品质量。灌封完成后，应进行检查，对于轧口不严的输液剂，应剔出，以免灭菌时冒塞或贮存时变质。

（五）大容量注射剂的灭菌

灭菌要及时，达到灭菌所需条件，以保证灭菌效果。输液从配制到灭菌的时间，一般不超过4h。输液瓶一般容量较大，且瓶壁较厚，因此应根据输液的质量要求及输液容器大且厚的特点，输液灭菌开始应逐渐升温，一般预热20～30min，如果骤然升温，能引起输液瓶爆炸，待达到灭菌温度115℃（67kPa），30min；121℃（97kPa），20min；126℃（139kPa），15min。然后停止升温，待柜内压力下降到零，放出柜内蒸气，当柜内压力与大气相等后，温度降至80℃以下才可缓慢（约15min）打开灭菌柜门，绝对不能带压操作，否则将造成严重的人身安全事故。

（六）大容量注射剂的包装

输液经质量检查合格后贴上标签，标签上须注明品名、规格、含量、用法与用量、注意事项、批号、生产单位等，贴好标签后即可进行包装。

三、大容量注射剂（玻璃瓶）的生产设备

大容量注射剂（玻璃瓶）生产线包括配液系统、大输液联动机组（主要有理瓶机、外洗瓶机、洗瓶机、灌装机、塞胶塞机、轧盖机等单机组成）、灭菌柜、灯检设备、贴签机等设备组成。生产工艺设备流程见图3-2。

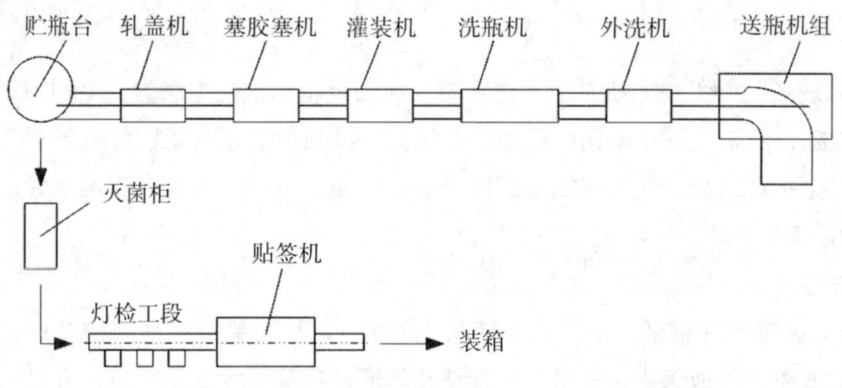

图3-2 大容量注射剂（玻璃瓶）生产线工艺设备流程

（一）配液系统

参见“项目二小容量注射剂的生产”。

（二）玻璃瓶大容量注射剂联动机组

1. 理瓶机 是将拆包取出的输液瓶按顺序排列起来，并逐个输送给洗瓶机。常用的是圆盘式理瓶机和等差式理瓶机。

（1）圆盘式理瓶机 圆盘式理瓶机见图3-3，其原理为当低速旋转的圆盘上装置待洗的输液瓶时，圆盘中的固定拨杆将运动着的瓶子拨向转盘周边，并沿圆盘壁进入

输送带至洗瓶机上，即靠离心力进行理瓶送瓶。

（2）等差式理瓶机　等差式理瓶机由等速和差速两台单机组成，见图3-4。其原理为7条平行等速传送带由同一动力的链轮带动，将输液瓶随着向前的传送带送至与其相垂直的差速机输送带上。差速机的5条输送带是利用不同齿数的链轮变速达到不同速度要求；第1、2条以较低等速运行，第3条速度加快，第4条速度更快，并且输液瓶在各输送带和挡板的作用下，成单列顺序输出；第5条速度较慢且方向相反，其目的是将卡在出瓶口的瓶子迅速带走。差速即是为了在输液瓶传送时，不形成堆积而保持逐个输送的目的。

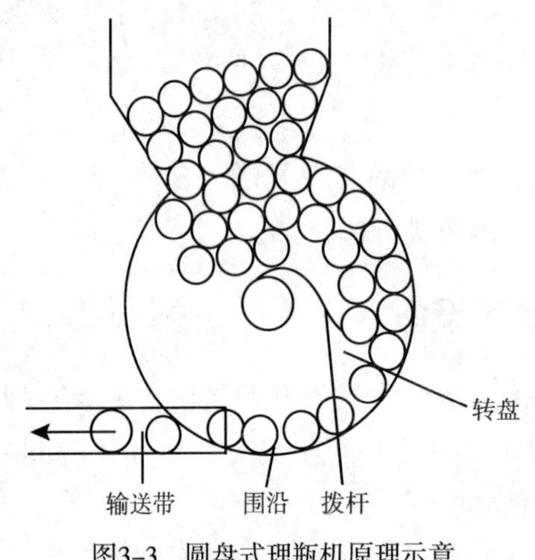

图3-3　圆盘式理瓶机原理示意

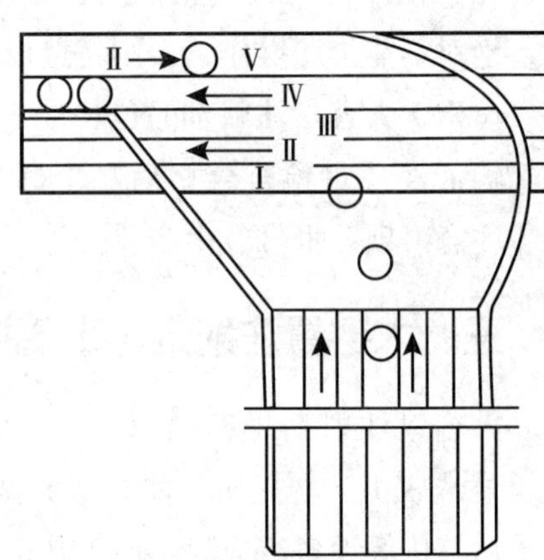

图3-4　等差式理瓶机原理示意

2. 外洗瓶机　外洗瓶机是清洗输液瓶表面的设备。清洗方法为：毛刷固定两边，瓶子在输送带的带动下从毛刷中间通过，达到清洗目的。也有毛刷件旋转运动，瓶子通过时产生相对运动，使毛刷能全部洗净瓶子表面，毛刷上部安有喷淋水管，及时冲走洗刷的污物。

3. 洗瓶机

（1）滚筒式洗瓶机　滚筒式洗瓶机见图3-5，其主要特点是结构简单、易于操作、维修方便、占地面积小，粗洗、精洗在不同洁净区，无交叉污染，并带有毛刷清洗输液瓶内腔，达到洗瓶要求。该机有一组粗洗滚筒和一组精洗滚筒，每组均由前滚筒与后滚筒组成；二组中间用2m的输送带连接。

滚筒式洗瓶机的工作过程：当设置在滚筒前端的拨瓶轮（拨瓶轮的齿数不同，进瓶数不同）使输液瓶进入粗洗滚筒中的前滚筒，并转动到设定的工位1时，碱液注入瓶中；带有碱液的输液瓶转到水平位置时，毛刷进入瓶内，带液刷洗瓶内壁约3s之后毛刷推出；继续转到下两个工位逐一由喷射管对刷洗后的输液瓶内腔冲碱液。当滚筒载着输液瓶处于进瓶通道停歇位置时，同时拨瓶轮送入的空瓶将冲洗后的瓶子推入后滚筒，继续进行加热的常水外淋、内刷、冲洗。粗洗后的输液瓶由输送带送入精洗滚筒。精洗滚筒取消了毛刷，在滚筒下部设置了回收注射用水装置和注射用水的喷嘴；前滚筒利用回收的注射用水作外淋内冲洗，后滚筒利用新鲜注射用水作内冲并沥水，从而保证了洗瓶质量。精洗滚筒设置在洁净区，洗净的输液瓶经检查合格后，直接进入灌装工序。

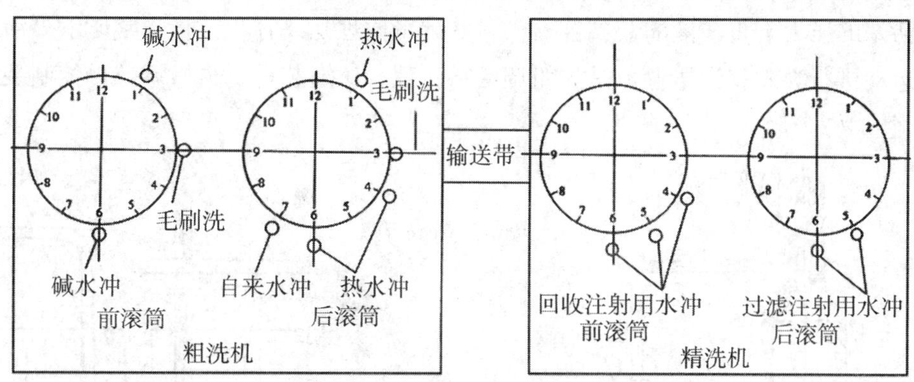

图3-5 滚筒式洗瓶机工位示意

（2）箱式超声波洗瓶机 箱式超声波洗瓶机即是履带行列式洗瓶机。该机的特点是采用变频调速、程序控制、自动停车报警；且洗瓶量大，冲刷准确可靠；输液瓶是倒置进入各洗涤工位，洗后瓶内不挂水；箱体密闭，无交叉污染。为保证瓶套清洁，箱体内安置的隔板能使洗瓶的残液回收或引入地沟。

箱式超声波洗瓶机的工作过程见图3-6。经外洗的输液瓶单列输入洗瓶装置，分瓶螺杆将输液瓶等距分成10个一排，由进瓶凸轮准确地送入瓶套；瓶套随履带间歇运动到各冲刷工位，即输送瓶→进瓶套→碱液冲洗2次→热水冲洗内外各3次→毛刷带水内刷2次→回收注射用水冲洗内外各2次→注射用水内冲3次，外淋1次→连续5个工位倒立滴水38～60s→翻瓶送往水平输送带→送入灌装工序。

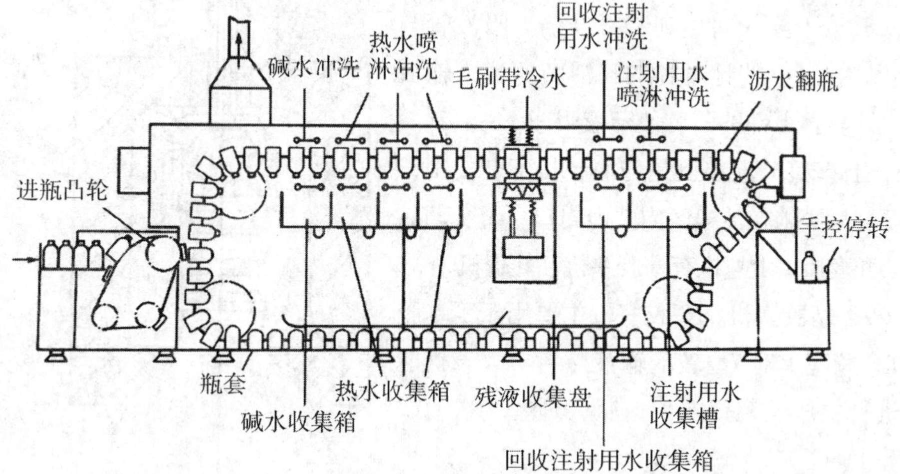

图3-6 箱式洗瓶机示意

4. 灌装机 灌装机是将经含量测定、澄明度检查合格的药液灌入洁净的输液瓶中至规定容量的设备。目前，药厂使用的有计量泵注射式灌装机和量杯式负压灌装机等两种。

（1）计量泵注射式灌装机 计量泵注射式灌装机是通过计量泵对药液进行计量，并在活塞的压力下将药液灌装到容器中。其计量原理是以容积计量，常压下靠活塞的往复运动进行灌装；计量调节是先粗调活塞行程，达灌装量，再微调螺母控制装量精度。（图3–7）

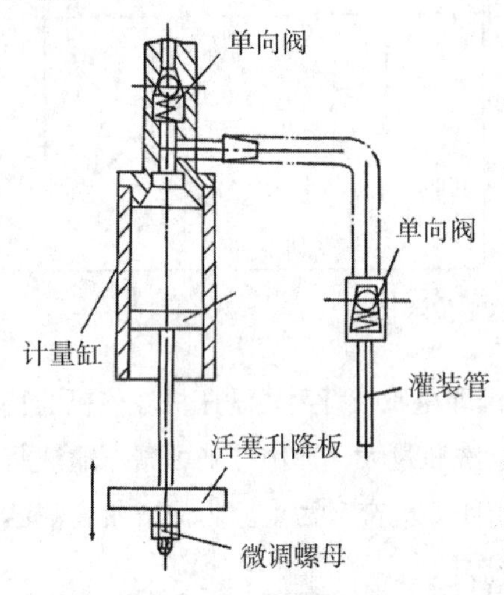

图3–7 计量泵注射式灌装机计量原理示意

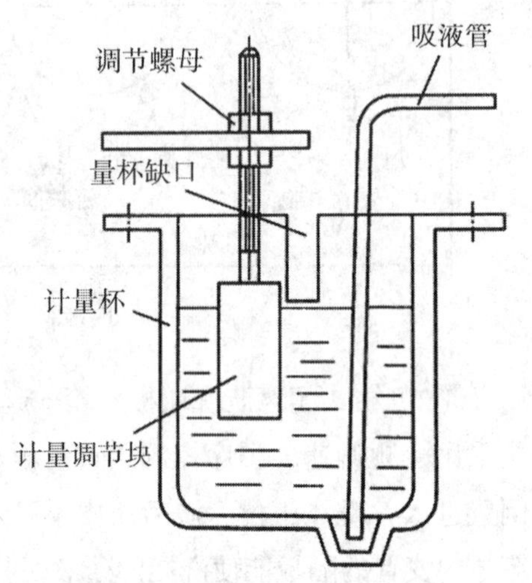

图3–8 量杯式负压灌装机示意

（2）量杯式负压灌装机 量杯式负压灌装机由药液计量杯、托瓶装置及无级变速装置三部分组成，见图3–8。量杯计量是采用计量杯以容积定量，药液超过量杯缺口，则药液自动从缺口流入盛料桶内，即为计量粗定位；精确的调节是通过计量调节块在计量杯中所占的体积而定，旋动调节螺母使计量块上升或下降，而达到装量准确。吸液管与真空管路接通，使计量杯的药液负压流入输液瓶中。计量杯下部的凹坑使药液吸净。

5. 上塞机 上塞机是与灌装机配套使用，药液灌装后必须在洁净区内立即封口，避免药品的污染和变质。上塞机有塞胶塞机和轧盖机。

（1）塞胶塞机 塞胶塞机主要用于丁基胶塞（T型胶塞）对A型玻璃输液瓶封口。该机能自动进行输瓶、螺杆同步送瓶、理塞、送塞、塞塞等工序。

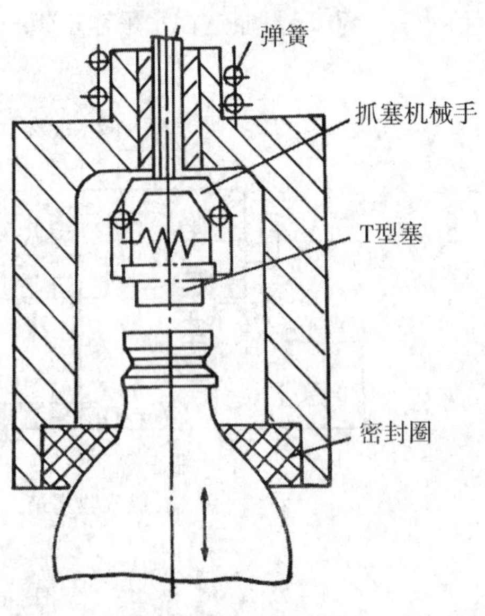

图3–9 塞胶塞机原理示意

T型胶塞塞胶塞机结构如图3–9所示，夹塞爪（机械手）抓住T型橡胶塞，玻璃瓶瓶托在凸轮作用下上升，密封圈套住瓶肩形成密封区间，真空吸孔充满负压，玻璃瓶继续上升，夹塞爪对准瓶口中心，在外力和瓶内真空的作用下，将胶塞插入瓶口，弹簧始终压住密封圈接触瓶肩。

塞胶塞机有缺瓶不供塞、出瓶输送带上堆瓶时自动报警停机装置，避免工作故障。

（2）轧盖机　轧盖机主要由振动落盖装置、揿盖头、轧盖头及无级变速器等组成。其工作过程为：当输液瓶被送至拨盘内，拨盘间歇地运动，每运动一个工位依次完成上盖、揿盖、轧盖。轧盖时瓶固定不动，而轧刀绕瓶旋转，使铝盖收紧密封。轧盖头上有三把轧刀，呈正三角形分布，轧刀收紧是由凸轮控制，轧刀旋转是由专门的一组皮带变速机构控制，并且调节轧刀转速和位置。

（三）灭菌与灯检设备

参见“项目二小容量注射剂的生产”。

工作任务

5%葡萄糖注射液生产指令如表3–1所示。

表3–1　5%葡萄糖注射液生产指令

产品名称	5%葡萄糖注射液		规　格	500ml：25g		
产品批号			配制量	1000L		
配制处方	原、辅料名称	规格	每1000ml投料量		批号及供应厂家	
	葡萄糖		50g			
	活性炭		0.15g			
	10%盐酸		适量			
	加注射用水至　1000 L					
起草人		审核人		批准人		
日期		日期		日期		

任务分析

一、处方分析

葡萄糖为主药，活性炭起吸附杂质、热原和色素的作用，10%盐酸用于调pH值，注射用水为溶剂。

二、工艺分析

按照大容量注射剂（玻璃瓶）的生产过程，将工作任务细分为六个子工作任务，即任务5-1 配液，任务5-2 理、洗瓶，任务5-3 灌封，任务5-4 灭菌，任务5-5 灯检，任务5-6 贴签包装。如图3-10所示。

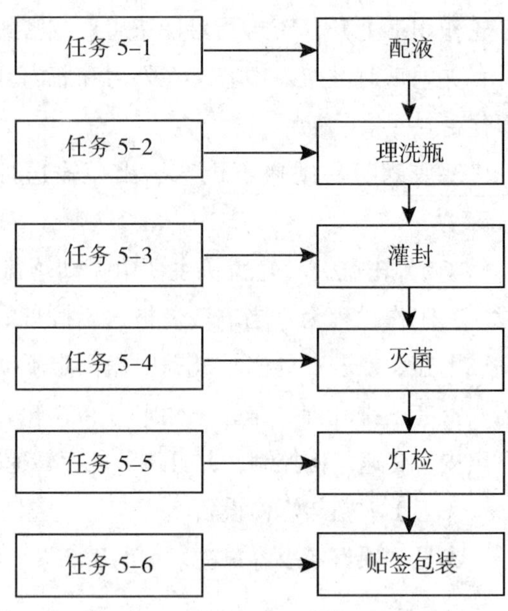

图3-10 5%葡萄糖注射液生产工艺分解示意

三、质量标准分析

本品为葡萄糖或无水葡萄糖的灭菌水溶液。含葡萄糖（$C_6H_{12}O_6 \cdot H_2O$）应为标示量的95.0%～105.0%。

1. 性状 本品为无色或几乎无色的澄明液体；味甜。

2. 鉴别 取本品，缓缓滴入微温的碱性酒石酸铜试液中，即生成氧化亚铜的红色沉淀。

3. 检查

（1）pH值 取本品或本品适量，用水稀释制成含葡萄糖为5%的溶液，每100ml加饱和氯化钾溶液0.3ml，依法检查（《中国药典》二部附录Ⅵ H），pH值应为3.2～6.5。

（2）5-羟甲基糠醛 精密量取本品适量（约相当于葡萄糖1.0g），置100ml量瓶中，用水稀释至刻度，摇匀，照紫外-可见分光光度法（《中国药典》二部附录Ⅳ A），在284mn的波长处测定，吸光度不得大于0.32。

（3）重金属 取本品适量（约相当于葡萄糖3g），必要时，蒸发至约20ml，放冷，加醋酸盐缓冲液（pH3.5）2ml与水适量使成25ml，依法检查（《中国药典》二部附录Ⅷ H第一法），按葡萄糖含量计算，含重金属不得过百万分之五。

（4）无菌 取本品，采用薄膜过滤法，以金黄色葡萄球菌为阳性对照菌，依法检查（《中国药典》二部附录Ⅺ H），应符合规定。

（5）细菌内毒素 取本品，依法检查（《中国药典》二部Ⅺ E），每1ml中含内毒素的量应小于0.50EU。

（6）其他 应符合注射剂项下有关的各项规定（《中国药典》二部附录Ⅰ B）。

4. 含量测定 精密量取本品适量（约相当于葡萄糖10g），置100ml量瓶中，加氨试液0.2ml（10%或10%以下规格的本品可直接取样测定），用水稀释至刻度，摇匀，静置10min，在25℃时，依法测定旋光度（《中国药典》二部附录Ⅵ E），与2.0852相乘，即得供试量中含有$C_6H_{12}O_6 \cdot H_2O$的重量（g）。

任务计划

按照大容量注射剂（玻璃瓶）生产岗位要求，将学生分成若干个班组，由组长带领本组成员认真学习各岗位职责，对工作任务进行讨论，并进行人员分工，对每位员工应完成的工作任务内容、完成时限和工作要求等做出计划。(表3–2)

表3–2 生产计划表

工作车间：		制剂名称：		规格：
工作岗位	人员及分工	工作内容	工作要求	完成时限

任务实施

任务5–1 配 液

按照《500L浓配罐标准操作规程》、《1000L稀配罐标准操作规程》，凭处方计算量称取葡萄糖，溶于适量注射用水中，使其成为50%左右浓度的溶液，再加活性炭总量的2/3，不断搅拌使葡萄糖完全溶解，并煮沸10min。经钛棒（1μm）过滤后移至稀配罐内，加注射用水稀释至体积，再加活性炭总量的1/3，搅拌均匀后，取样测定含量，用10%盐酸调pH为3.8～4.0值。符合规定后，冷却药液至60℃以下，经钛棒过滤（0.45μm）和高分子微孔滤膜折叠过滤器（0.22μm）精滤后供灌装。

涉及配液岗位职责、岗位操作法、操作规程、清洁规程、维护保养规程和生产记录，具体操作参见“项目二小容量注射剂的生产”中“任务3–1配液”。

任务5-2 理、洗瓶

一、任务描述

按照《LP500理瓶机标准操作规程》，把输液瓶有序放入理瓶机中，由理瓶机将输液瓶依序送入外洗机。按照《QWX100/500外洗机标准操作规程》，玻璃瓶外清洗后，进入超声波洗瓶机。按照《QCL56/28超声波洗瓶机标准操作规程》，输液瓶将自动被0.5%NaOH处理，刷洗内壁，再用饮用水清洗，而后用纯化水清洗，最后用注射用水清洗两次。输液瓶洗净后精选剔除不合格品，精洗后洗水经检验不得带有残余洗涤剂且澄明度检查合格，pH5.0～7.0。

二、岗位职责

1. 执行《洗瓶岗位操作法》、《清洗设备标准操作规程》、《清洗设备的清洁保养操作规程》、《场地清洁操作规程》等。

2. 负责洗瓶所用设备的安全使用及日常保养，防止事故发生。

3. 认真检查洗瓶机是否清洁干净，清场状态是否符合规定。

4. 按生产指令生产，核对玻璃瓶的规格、批号、生产厂、数量等，保证洗瓶符合工艺要求，质量达到规定要求。

5. 洗瓶过程中不得擅自离岗，监控洗瓶机的正常运行，发现异常及时进行排除并上报。

6. 做到岗位生产状态标志、设备所处状态标志、清洁状态标志清晰明了、准确无误。

7. 真实及时填好生产记录，做到字迹清晰、内容真实、数据完整，不得任意涂改和撕毁，做好交接记录，顺利进入下道工序。

8. 工作结束或更换品种时应及时做好清洁卫生并按有关SOP进行清场工作，认真填写相应记录。

三、岗位操作法

（一）生产前的准备

1. 检查生产场地、设备是否清洁，复核前班清场清洁情况。

2. 根据车间下发的生产指令，填写悬挂区域状态标志。

3. 生产前检查电器线路是否良好，管线阀门水泵有无泄露现象。

4. 检查各工艺用水阀门是否良好，检查超声波水池温度是否适当，若不符合要求，调整至合格。

5. 启动洗瓶机、传送带，检查运行情况是否良好。符合要求后，方可生产操作。

（二）操作

1. 将各工艺用水进水阀门打开至一定压力，将排水阀打开至最大。

2. 启动洗瓶机电源开关。

3. 分别打开“粗洗”、“精洗”、“超声波”旋钮，使其开始工作。

4. 启动主机及传送带。

5. 洗瓶过程中随时检查洗瓶质量，不合格时调整至合格。

6. 生产结束后，按变频器“STOP”开关→按“主机停止”按钮→关闭超声波、精洗、粗洗开关→关闭电源开关。

7. 关闭进水阀门，关闭排水阀门。

（三）清场

1. 放净各工艺用水阀门内的水。

2. 清除掉输送带与洗瓶机内的碎玻璃屑。

3. 超声波洗瓶槽内的洗涤水排放干净，并用纯化水反复冲洗洗涤槽3次。

4. 擦洗洗瓶机至洁净。

5. 用苯扎溴铵消毒液擦拭洗瓶机消毒。

6. 过滤器拆卸后使用纯化水清洗滤芯，清洗后安装复位。

7. 为了保证清场工作质量，清场时应遵循先上后下，先外后里，一道工序完成后方可进行下道工序作业。

8. 清场后，填写清场记录，上报QA，经QA检查合格后挂《清场合格证》。

（四）记录

操作完工后填写批生产记录。如实填写各生产记录。

四、操作规程

（一）理瓶机标准操作规程

1. 开机前准备

（1）检查理瓶机清洁情况。

（2）试开机，检查理瓶机运转是否正常，有无异常声响。

2. 开机运行

（1）将输液瓶去掉外包装，剔出不合格的，将合格的直立摆放在进瓶托架上。

（2）启动电源开关，输液瓶通过旋转转盘，进入输送带，开始理瓶操作。输液瓶沿着输送带向前运行至超声波洗瓶机，进行洗瓶操作。

（3）整机运行时，输液瓶要有连续性，防止发生倒瓶、卡瓶、碎瓶等现象，如有发生时，应停机排除故障后继续开机运行。

3. 停机 理瓶结束，关闭电源开关，切断电源。每班生产结束后，将设备清理干净。

（二）外洗机标准操作规程

1. 开机前准备 检查生产场地、设备是否清洁。

2. 开机运行

（1）打开电源。

（2）拨动毛刷运转几周看有无阻卡现象，如有故障，排除后，再试运转。

（3）开动机器进行空运转，看是否有异常噪声，15min后可正式运转。

（4）洗瓶操作：先打开喷水管，启动毛刷运转电机，再启动输瓶机，即可洗瓶（根据需要调节输瓶机的快慢）。

3. 停机 先关闭输瓶机，再关闭毛刷运转电机，最后关闭喷水管。每班结束后应将设备擦干净，以保持清洁卫生。

（三）超声波洗瓶机标准操作规程

1. 开机前准备

（1）检查超声波洗瓶机的清洁情况。

（2）检查纯化水的供应情况。

（3）检查电源是否正常。

2. 开机运行

（1）打开纯化水阀门，启动纯化水泵，将清洗槽内注满纯化水。

（2）接通总电源。

（3）开启超声波发生器。

（4）开启输瓶轨道开关。

（5）开启主变频调速器。

（6）开启主机开关，调节主变频调速器，调节速度，开始洗瓶。

（7）启动主机后，滚筒每转动一次就由发讯盘发出一次进瓶讯号，进瓶电机按设定的进瓶数开始计数进瓶，同时电磁阀开启，在第二滚筒处对玻瓶内冲纯化水，到达设定进瓶数后进瓶电机自动停止，同时关闭电磁阀，等待下一个进瓶讯号后进入下一个周期。

3. 停机

洗瓶结束后，先关闭超声波发生器，再关闭主机、变频调速器开关，然后关闭输瓶机轨道开关，最后切断总电源。

五、清洁规程

（一）理瓶机清洁规程

1. 清洁方法

（1）生产前　用清洁布擦拭清洁理瓶机进瓶托架、输送带。

（2）生产结束　用湿清洁布擦拭清洁理瓶进瓶托架、进瓶斗、输送带，除去表面灰垢，污迹，污垢堆积处用毛刷、清洁剂刷洗除垢，用清洁布擦净。

（3）每星期生产结束，用毛刷、洗涤剂刷洗理瓶机进瓶托架、进瓶口及外壁，除去表面污迹、污垢，用水冲洗，目测无清洁剂残留，用清洁布擦干。

（4）填写设备清洁记录，经质量员检查清洁合格，并贴挂“已清洁、待用”状态标志卡。退出将室门关严，避免设备污染。

2. 清洁效果的评价　目测理瓶机各表面、输送带、进瓶托架，无可见污迹。

3. 清洁工具清洗后　定置存放，每次清洗与消毒后，挂上状态标志。

（二）洗瓶机清洁规程

1. 清洁方法

（1）生产操作前　用长胶管接可见异物合格的去离子水，冲洗超声波洗瓶机水槽内表面、滚桶、加热器，由排水口排出残水；用清洁抹布擦进瓶输送链及输送机构。

（2）生产结束　关闭电源，排净水槽内水，用毛刷刷洗水槽内杂质，目测无可见异物；用水冲洗进瓶机构、洗瓶机构，冲掉表面灰迹，再冲洗一次水槽；进瓶机构、输送链条及设备表面用清洁布擦干。

（3）每星期生产结束，用毛刷、清洁剂刷洗进瓶机构、输送链等各部件，除去表面污垢，用水冲净残留的清洁剂，用抹布擦拭设备表面。

（4）填写“设备清洁记录”，经检查员检查清洁合格，挂上“已清洁”状态标志。

2. 清洁工具存放　定置存放。

3. 清洁效果的评价　目测设备各表面无可见污迹，光亮洁净。

六、维护保养规程

1. 每班保养项目　检查紧固螺栓及连接件是否紧固；需保持设备内外的清洁，管道不得有跑、冒、滴、漏；各润滑部位加注润滑油。

2. 每半年保养项目　检查、调整出瓶吸气压力，更换易损部件；检查、调整链条定位位置和张紧度；检查水、气管路，更换密封件；清洗、更换堵塞的滤芯，检查全部喷射针管，用工业乙醇擦洗，进行校直或更换。

3. 每年保养项目 拆卸送瓶链条及V型槽块，清洗、检修或更换；检查针鼓托轮，必要时更换不锈钢滚球轴承；拆洗全部喷嘴、管道及喷淋板，检查各轴挡、轴承，清洗、检修或更换。

4. 每3年保养项目 整机解体，清洗、检查；修理或更换针鼓；调整或检修上瓶装置；修理或更换凸轮传动主轴；更换各滚动轴承等。

七、生产记录

洗瓶工序批生产记录、清场记录如表3-3所示。

表3-3 洗瓶工序批生产记录、清场记录

品名： 注射液规格： 批号： 生产日期： 年 月 日	
本岗位执行：洗瓶标准操作规程	理瓶时间： 时 分—时 分
生产前准备	使用的主要设备及工艺操作要求
清洁、清场彻底，有《清场合格证》 □ 无上次生产遗留物 □ 调整设备正常运行 □ 有执行的本岗位操作规程 □ 人员着装，工序环境符合要求 □ 领取瓶核对输液瓶规格数量等符合要求 □ 挂生产标志牌 □ 超声波水槽水位达到指示位置 符合规定 □	主要设备： 型洗灌一体机 □ 设备按 型洗灌一体机SOP 执行理瓶时，瓶子摆满操作台，除去防尘盖，包装合格证、包装绳外袋轻轻推入上瓶轨道，注意操作时严禁倒瓶、外包装废弃物进入上瓶轨道 □ 洗瓶开始前，检查超声波水槽液面水位 达到指示位置 □ 生产结束后，将输液瓶结料 □
符合要求划“√”不符合要求，重新整改至符合要求 检查人： 复核人：	操作及操作参数符合工艺要求划“√”，不符合工艺要求重新整改至符合要求，否则严 禁进行下一步操作 生产操作人：

输液瓶使用情况

代码	批号	检验单号	供货单位	上批结余	本批领取	生产用瓶	废瓶	本批结余	废品率（≤3%）

物料平衡：（生产用瓶+废瓶+本批结余）/（上批结余+本批领取+本批结余）×100%
97%≥限度≤100% 符合□ 不符合□

计算人： 复核人：

清场记录

清场项目	负责者检查结果	QA检查结果
△清除外包装袋、废盖、破瓶、包装绳、合格证		
△地面无积水，无本批生产遗留物		

续表

△取下本批生产标志牌		
△冲净洗瓶装置输送带、工作台		
□擦净天棚、墙壁、门窗及附属装置用消毒剂擦净		
清场符合要求，检查情况用“√”，不符合要求重新清场至合格		
“△”代表批清场　“□”代表日清场　清洁：执行相关设备、环境清洁规程　清场：执行清场SOP		
清场人：　负责人：　复核人：　清场日期：　年　月　日		

任务5-3　灌　封

一、任务描述

1. 胶塞清洗　按照《胶塞清洗岗位操作法》、《CDDA-04全自动胶塞清洗机标准操作规程》要求，清洗丁基胶塞，备用。

2. 灌装加塞　按照《灌装加塞岗位操作法》、《SGS20A-G灌装机标准操作规程》要求，药液经澄明度检查合格后，调整灌注量500ml后进行灌装。

3. 轧盖　药液灌装后需立即上塞、轧盖。按照《轧盖岗位操作法》、《SZG8D轧盖机标准操作规程》要求，进行上塞、轧盖。轧盖后需进行检查，胶塞损伤、封口不严等及时剔除，进行返工处理。

二、岗位职责

1. 执行《灌封岗位操作法》、《灌封设备标准操作规程》、《灌封设备的清洁保养操作规程》、《场地清洁操作规程》等。

2. 负责灌封所用设备的安全使用及日常保养，防止事故发生。

3. 认真检查灌封设备是否清洁干净，清场状态是否符合规定。

4. 按生产指令生产，保证灌封过程符合工艺要求，灌装量及封口质量达到规定要求，避免药品污染。

5. 灌封过程中不得擅自离岗，监控灌封设备的正常运行，发现异常及时进行排除并上报。

6. 做到岗位生产状态标识、设备所处状态标识、清洁状态标识清晰明了、准确无误。

7. 真实及时填好生产记录，做到字迹清晰、内容真实、数据完整，不得任意涂改和撕毁，做好交接记录，顺利进入下道工序。

8. 工作结束或更换品种时应及时做好清洁卫生，并按有关SOP 进行清场工作，认真填写相应记录。

三、岗位操作法

（一）胶塞清洗岗位操作法

1. 生产前的准备

（1）检查胶塞清洗间及B级洁净区的其他操作间《清场合格证》副本是否在有效期内，操作间的温湿度、压差是否符合要求。

（2）检查注射用水是否有可见异物。

（3）检查设备、器具、管道是否处于良好状态。

（4）检查所备胶塞是否与使用的批生产操作记录相等，数量是否满足生产要求，是否有检验合格证。

（5）根据车间下发的生产指令，填写悬挂区域状态标志。

2. 操作

（1）将待洗的丁基胶塞倒入丁基胶塞清洗罐内，开启板式换热器冷却水阀，注射用水温度降至40℃～60℃后注入丁基胶塞清洗罐，直到注满丁基胶塞清洗罐并溢流至溢流罐内。当溢流罐内水位高于1/3高度时，关闭冷却水阀，开启循环泵，保持泵后过滤器的压力不小于0.1MPa，使丁基胶塞在丁基胶塞清洗罐内轻轻翻滚。漂洗10min后，关闭循环泵，打开排污阀排尽丁基胶塞清洗罐中的清洗水，关闭排污阀。

（2）重复以上操作，继续漂洗2次后，取洗涤水检查可见异物应合格，若不合格重复以上操作，直至最后一次洗涤水检查可见异物符合规定。漂洗后丁基胶塞存放超过4h需重新漂洗后方能使用。

3. 清场

（1）用75%乙醇溶液擦拭内壁消毒。

（2）容器工具清洗消毒后，定置存放。

（3）为了保证清场工作质量，清场时应遵循先上后下，先外后里，一道工序完成后方可进行下道工序作业。

（4）清场后，填写清场记录，上报QA，经QA检查合格后挂《清场合格证》。

4. 记录 操作完工后填写批生产记录。如实填写各生产记录。

（二）灌装加塞岗位操作法

1. 生产前的准备

（1）检查灌装间及B级洁净区的操作间《清场合格证》副本是否在有效期内，操作间的温湿度、压差是否符合要求。

（2）检查设备、器具、计量器具、管道是否处于良好，清洁待用状态、设备内部及物料管道是否在灭菌有效期内。

（3）检查清洗合格胶塞的数量是否满足生产需求。精洗后的玻璃瓶是否符合要求，洗瓶、供瓶速度处于正常状态。

（4）根据生产指令，填写悬挂区域状态标志。

2. 操作

（1）启动灌装机，打开药液阀门，联合调节灌装机的灌装速度、装量阀开度，使单瓶装量在设定装量范围内。

（2）操作应在A级层流罩内。

（3）灌装操作中要随时观察装量的稳定性，并及时调整。常规每0.5h抽查1次装量。

（4）装量偏低或偏高时，适量调节控制阀门，使装量符合要求。

（5）灌装完毕，关闭灌装机、传送带。

（6）已灌装到输液瓶内、但不够装量的部分药液以及由于其他原因不能使用的瓶装药液，做报废处理。记录所报废余药的量。

3. 清场

（1）灌装结束，将未使用的胶塞移入胶塞清洗间，用注射用水冲洗灌装机构。清洗操作台、容器具、传送带、墙壁、玻璃、地面。

（2）为了保证清场工作质量，清场时应遵循先上后下，先外后里，一道工序完成后方可进行下道工序作业。

（3）清场后，填写清场记录，上报QA，经QA检查合格后挂《清场合格证》。

4. 记录 操作完工后填写批生产记录。如实填写各生产记录。

（三）轧盖岗位操作法

1. 生产前的准备

（1）检查轧盖间是否有《清场合格证》，批生产记录是否符合要求，铝盖数量是否满足本批生产要求，并应有检验合格证。

（2）填写生产状态标志卡。

（3）打开电源，开动机器是否处于良好运行中，检查轧刀是否固定良好。

2. 操作

（1）开机 ①开启轧盖机，调节轧盖头的高度，使其与所轧产品配合良好，试轧几瓶，检查每个轧头的所轧产品质量，如有偏差，应继续调节，直到轧盖严密满足质量要求。②在轧盖过程中，应随时检查所轧产品的轧盖质量，对轧盖不严密且未损伤胶塞的产品应启盖后重轧，对于瓶身被轧坏或胶塞被轧破的产品应剔除放置在周转箱内。③及时清理台面及拨瓶盘上面的各种异物，保持台面干净，使机器有良好的运行条件。④把推车上的输液瓶送入灭菌间灭菌。

（2）结束操作 ①关闭振荡器。②关闭压盖机。

（3）关闭传送带。

（4）将剩余的铝盖定置保存。

3. 清场

（1）将岗位上空瓶、轧盖破损的产品清理出现场。

（2）清除掉轧盖机及传送带上的碎玻璃屑。

（3）清洁轧盖机与传送带至洁净，并用消毒液进行消毒。

（4）清洁工器具、门窗、地面等。

（5）为了保证清场工作质量，清场时应遵循先上后下，先外后里，一道工序完成后方可进行下道工序作业。

（6）清场后，填写清场记录，上报QA，经QA检查合格后挂《清场合格证》。

4. 记录 操作完工后填写批生产记录。如实填写各生产记录。

四、操作规程

（一）全自动胶塞清洗机标准操作规程

1. 开机前准备

（1）气源 启动空气压缩机，使压缩空气储罐内充盈额定工作压力。

（2）热源 打开加热装置。

（3）水源 打开进水阀，并确认其压力正常。

（4）电源 相继打开进线电源开关、控制电源开关。

2. 开机运行

（1）启动面板上人机界面（触摸屏），进入“主控界面”画面，根据工艺要求设置清洗、灭菌、干燥时间及运行程序。

（2）约15s以后，按“自动”键，起动后进行自动系统运行。

（3）装载 将胶塞装入清洗腔。

（4）关门 装载完毕，用手把门关上，并按住门板，同样在“自动”键面下，按“运行”键门锁紧机构锁住密封。

（5）运行 如果此时前后门均为关闭位，设备自动进行清洗、灭菌、干燥操作。

3. 停机

（1）当触摸屏上显示“结束”时，此时按“卸料”，可进行从卸料口卸料取胶塞。

（2）按要求对设备进行清洁、清场。

（二）灌装机标准操作规程

1. 开机前准备

（1）检查设备电器线路、设备运转是否正常。清洁状态是否符合要求。

（2）检查料液情况是否正常，符合要求后，方可生产操作。

2. 开机运行

（1）接通电源，启动主机，空运转15min，检查机器运转是否正常。

（2）启动输瓶机，利用空瓶试车，检查各拨轮及栏栅、绞龙、灌装定位装置的相对位置是否正确，并做相应地调整。

（3）打开料阀，调节灌装量，至装量达到工艺要求后开始生产。

（4）生产过程中如发生异常情况，应立即按下“紧急停车”按钮，停止工作，同时关闭灌装阀门，排除故障后，恢复工作。

3. 停机

（1）生产结束后，关闭灌装阀门，应先按下变频器“STOP”按扭，再按下“主机停止”按扭，再按下“输瓶停止”按扭，最后切断整机电源。

（2）按要求对设备进行清洁、清场。

（三）轧盖机标准操作规程

1. 开机前准备

（1）检查电源情况。

（2）检查轧刀是否完好。

2. 开机运行

（1）先转动减速机皮带轮，待机器运转1周后查看各机构有无阻卡现象，如合格则可空车试车，否则须重新调整，直到合格为止。

（2）空车试运转时，运转速度应从低速慢慢升高，空车运转一段时间后，如无异常则可负荷试车。

（3）接通电源，按下电源组合开关，启动输瓶机。

（4）启动主机，调节变频调速器，使机器的速度满足需要，开始生产。

（5）轧刀位置不正时，应上下调节，使轧盖头距离铝盖顶端距离适当。

（6）轧盖时，随时剔除轧盖不合格品重新轧盖。

3. 停机

（1）生产结束，按下变频调速器控制面板上的“停止”按扭，再关闭主机，然后关闭输瓶机，最后切断总电源。

（2）清场清洁　填写生产记录。

五、清洁规程

1. 清洁方法　①生产操作前清洁消毒；②用消毒剂清洁消毒灌装机和轧盖机各表面、输送带、过滤器各表面；③安装过滤器，安装分液装置及漏斗，分别打开过滤器阀门、药液管路阀门，用规定温度的注射用水冲洗3遍。

2. 生产结束清洁消毒　①灌装结束，用规定温度的注射用水冲洗药液管路，用2% NaOH溶液消毒。②拆卸分液装置及漏斗，冲洗干净，用pH试纸检测最终清洗液与注射用水一致。用清洁布、消毒剂消毒灌装外表面。③填写设备清洁记录，经QA检查清洁合格，并贴挂“已清洁、待用”状态标志。

3. 清洁效果的评价 目测灌装机和轧盖机、输送带无可碎玻璃、污迹，过滤器外表面无可见污迹。

4. 清洁工具清洗后的存放 定置存放。

六、维护保养规程

1. 操作人员每班及时清除设备上或周围所有碎瓶及垃圾并擦洗设备表面，保证其清洁。

2. 生产时不可随意改变变频器已设定参数，以免影响其工作性能，甚至造成损坏。

3. 正常生产时，最好保持灌装速度恒定，以免造成操作困难。

4. 维修工每周应将链轮、齿轮、凸轮表面涂润滑脂1次。

5. 维修工每月应对传动轴承处加注润滑脂1次。

6. 操作和开车前检查各部分是否正常，检查并调整拨轮、进瓶螺杆，使之于正确位置。

七、生产记录

胶塞清洗工序批生产记录、清场记录如表3–4所示，灌装加塞工序批生产记录如表3–5所示，轧盖工序批生产记录、清场记录如表3–6所示。

表3–4 胶塞清洗工序批生产记录、清场记录

<table>
<tr><td colspan="12">品名： 注射液： 规格： 批号： 生产日期： 年 月 日</td></tr>
<tr><td colspan="12">本岗位执行：胶塞清洗标准操作规程 清洗时间： 时 分— 时 分</td></tr>
<tr><td colspan="5">生产前准备</td><td colspan="7">使用的主要设备及工艺操作要求</td></tr>
<tr><td colspan="5">清洁、清场彻底，有《清场合格证》 □
无上次生产遗留物 □
清洗容器在有效期内 □
有执行的本岗位操作规程 □
人员着装，工序环境符合要求 □
领取并检查胶塞符合要求 □
挂生产标志牌 □

符合要求用“√”，不符合要求的重新整改至符合要求
检查人： 复核人：</td><td colspan="7">使用主要工具及工艺操作要点
主要用具：清洗用具
清洗用容器具先用注射用水冲洗1遍，打开胶塞内包装，放入清洗用容器内
用过滤合格的注射用水，冲洗3～4次后检查可见异物合格
清洁的胶塞放入洁净容器内，加盖交灌装时被备用
清洁合格的胶塞必须在2h内使用，否则重新清洗</td></tr>
<tr><td colspan="7">胶塞使用情况</td><td colspan="5">洗水检查</td></tr>
<tr><td>代码</td><td>批号</td><td>检验单号</td><td>供货单位</td><td>清洗数</td><td>送灌装数</td><td>剩余数</td><td>1</td><td>2</td><td>3</td><td>4</td><td>检查人</td></tr>
<tr><td></td><td></td><td></td><td></td><td></td><td></td><td></td><td></td><td></td><td></td><td></td><td></td></tr>
<tr><td colspan="12">操作人： 复核人：</td></tr>
<tr><td colspan="12">备注：</td></tr>
</table>

续表

清场记录		
清场项目	负责者检查结果	质监员检查结果
△取下生产标志牌		
△无本批生产遗留物		
△地面无胶塞，清除包装袋等杂物		
△冲净冲洗槽等容器，地面无积水		
□擦净天棚、墙壁、门窗、地面及附属装置用消毒剂擦净		
清场符合要求，检查情况用“√”；不符合要求重新清场至合格		
“△”代表批清场　“□”代表日清场　清洁：执行相关设备、环境清洁规程　清场：执行清场SOP		
清场人：　负责人：　复核人：　清场日期：　年　月　日		

表3-5　灌装加塞工序批生产记录

<table>
<tr><td colspan="8">品名：　注射液：　规格：　批号：　生产日期：　年　月　日</td></tr>
<tr><td colspan="8">本岗位执行：灌装加塞标准操作规程　编号：　灌装时间：　时　分—　时　分</td></tr>
<tr><td colspan="4">生产前准备</td><td colspan="4">使用的主要设备及工艺操作要求</td></tr>
<tr><td colspan="4">清洁、清场彻底，有《清场合格证》□
无上次生产遗留物 □
检查并调整灌装加塞机正常运行 □
有执行的本岗位操作规程 □
人员着装，工序环境符合要求 □
洗净灌装机、加塞机及其他用具 □
准备胶塞，挂生产标志牌 □</td><td colspan="4" rowspan="4">主要设备：灌装机　编号：
加塞机编号：
设备按灌装机、加塞机SOP执行
药液从稀配到灌装结束必须在4h内完成。灌装作业人员不得裸手操作，必须戴消毒过的无菌手套，灌装时应经常检查半成品装量与澄明度
清洗合格的胶塞必须在2h内完成，否则重新清洗
输液瓶随用随洗，每批结束或中途停机立即清理重洗</td></tr>
<tr><td>压力表压力
（0.6MPa～0.8MPa）</td><td colspan="2">MPa</td><td>符合规定□</td></tr>
<tr><td>超声波水槽水温</td><td colspan="2">℃</td><td>符合规定□</td></tr>
<tr><td>喷射管路压力
（0.1MPa～0.15MPa）</td><td colspan="2">MPa</td><td>符合规定□</td></tr>
<tr><td colspan="4">温度：　湿度：</td><td colspan="4">胶塞使用情况</td></tr>
<tr><td colspan="4" rowspan="2">符合要求用“√”，不符合要求的重新整改至符合要求
检查人：　复核人：</td><td>领用数</td><td>损耗数</td><td>实用数</td><td>结存数</td></tr>
<tr><td></td><td></td><td></td><td></td></tr>
<tr><td colspan="4">半成品装量、澄明度检查情况</td><td>空瓶破损数</td><td>半成品破损数</td><td colspan="2">灌装药液体积</td></tr>
<tr><td>时间</td><td>装量</td><td>可见异物</td><td>检查人</td><td></td><td></td><td colspan="2"></td></tr>
<tr><td>时　分</td><td></td><td></td><td></td><td colspan="4">操作人：</td></tr>
<tr><td>时　分</td><td></td><td></td><td></td><td colspan="4">复核人：</td></tr>
<tr><td colspan="8">备注：</td></tr>
</table>

续表

<table>
<tr><td colspan="3">清场记录</td></tr>
<tr><td>清场项目</td><td>负责者检查结果</td><td>质监员检查结果</td></tr>
<tr><td>△清除破瓶、废胶塞等，无本批产品遗留物</td><td></td><td></td></tr>
<tr><td>△所有用具排列整齐，取下本批生产标志牌，地面无积水</td><td></td><td></td></tr>
<tr><td>△冲净灌装、加塞设备及用具</td><td></td><td></td></tr>
<tr><td>△胶塞退回洗塞室</td><td></td><td></td></tr>
<tr><td>□擦净天棚、墙壁、门窗、地面、传递窗及附属装置并消毒</td><td></td><td></td></tr>
<tr><td colspan="3">清场符合要求，检查情况用“√”；不符合清场要求的重新清场至合格</td></tr>
<tr><td colspan="3">“△”代表批清场　“□”代表日清场　清洁：执行相关设备、环境清洁规程　清场：执行清场SOP</td></tr>
<tr><td colspan="3">清场人：　负责人：　复核人：　清场：　年　月　日</td></tr>
</table>

表3-6　轧盖工序批生产记录、清场记录

<table>
<tr><td colspan="9">品名：　注射液：　规格：　批号：　生产日期：　年　月　日</td></tr>
<tr><td colspan="9">本岗位执行：轧盖标准操作规程　压盖时间：　时　分—　时　分</td></tr>
<tr><td colspan="3">生产前准备</td><td colspan="6">使用的主要设备及工艺操作要求</td></tr>
<tr><td colspan="3">清洁、清场彻底，有《清场合格证》□
无上次生产遗留物□
检查并调整轧盖机正常运行□
有执行的本岗位操作规程□
人员着装，工序环境符合要求□
检查核对所领用铝盖符合要求□</td><td colspan="6" rowspan="2">主要设备：轧盖机　编号：
设备按轧盖机SOP执行
轧盖应端正，边缘要整齐紧密牢固不松动
未扣上盖的瓶子要及时手工对扣，不得有未扣盖的流入下工序
轧盖不合格的，凡胶塞完整不掉塞者，重新轧盖，其他情况一律销毁，并统计数量，记入批记录，签名确认</td></tr>
<tr><td colspan="3">符合要求用“√”不符合要求用重新整改至符合要求
检查人：　复核人：</td></tr>
<tr><td colspan="3">压盖情况</td><td colspan="6">铝盖使用情况</td></tr>
<tr><td>抽查时间</td><td>抽查质量</td><td>抽查员</td><td>代号</td><td>批号</td><td>检验单号</td><td>生产厂家</td><td colspan="2">发放人</td></tr>
<tr><td>时　分</td><td></td><td></td><td></td><td></td><td></td><td></td><td></td><td></td></tr>
<tr><td>时　分</td><td></td><td></td><td>领取数</td><td>领取人</td><td>破瓶数</td><td>损耗数</td><td>实用数</td><td>结存数</td></tr>
<tr><td>时　分</td><td></td><td></td><td></td><td></td><td></td><td></td><td></td><td></td></tr>
<tr><td>时　分</td><td></td><td></td><td></td><td></td><td></td><td></td><td></td><td></td></tr>
<tr><td colspan="3" rowspan="3">备注：</td><td colspan="6">$\frac{\text{损耗数（　）}}{\text{领取数（　）}-\text{结存数（　）}}\times 100\%=$</td></tr>
<tr><td colspan="6">限度≤3%　符合限度：□　不符合限度：□</td></tr>
<tr><td colspan="6">操作者：　复核者：</td></tr>
</table>

续表

清场记录		
清场项目	负责者检查结果	质监员检查结果
△清除废铝盖、废胶塞、碎玻璃		
△无本批产品遗留物		
△取下本批生产标志牌		
□剩余铝盖、不合格铝盖退库，擦净设备		
□擦净天棚、墙壁、门窗、地面、传递窗及附属装置并消毒		
清场符合要求，检查情况用“√”；不符合清场要求的重新清场至合格		
“△”代表批清场 “□”代表日清场 清洁：执行相关设备、环境清洁规程 清场：执行清场SOP		
清场人： 负责人： 复核人： 清场： 年 月 日		

任务5-4 灭 菌

一、任务描述

按照《PSMD3120型水浴式灭菌器操作规程》，采用湿热灭菌法，以温度为依据，气压为参考，在116℃保温35min。灭菌过程采用温度自动调节仪进行温度自控和记录。灭菌时蒸汽应保持畅通，严格控制操作压力和温度。药液从灌装轧口至灭菌间隔时间不超过2h。

二、岗位职责

1. 执行《灭菌岗位操作法》、《灭菌设备标准操作规程》、《灭菌设备的清洁保养操作规程》、《场地清洁操作规程》等。

2. 负责灭菌所用设备的安全使用及日常保养，防止事故发生。

3. 认真检查灭菌设备是否清洁干净，清场状态是否符合规定。

4. 按生产指令生产，核对产品的品名、批号、数量等，保证灭菌过程符合工艺要求，不发生混药、错药或对药品造成污染，质量达到规定要求。

5. 灭菌过程中不得擅自离岗，监控灭菌设备的正常运行，发现异常及时进行排除并上报。

6. 做到岗位生产状态标志、设备所处状态标志、清洁状态标志清晰明了，准确无误。

7. 真实及时填好生产记录，做到字迹清晰、内容真实、数据完整，不得任意涂改和撕毁，做好交接记录，顺利进入下道工序。

8. 工作结束或更换品种时应及时做好清洁卫生并按有关SOP 进行清场工作，认真填写相应记录。

三、岗位操作法

（一）生产前的准备

1. 检查灭菌间及其他操作间是否有《清场合格证》副本。

2. 检查设备、计量器具、管道是否处于良好、清洁待用状态。

3. 填写生产状态标志卡。

4. 检查蒸气源压力、压缩空气、纯化水是否满足生产需要，批生产记录与生产产品是否相符。

（二）操作

1. 将轧盖后合格产品全部装入灭菌车，确认无误后将产品送入灭菌柜，开启压缩空气，灭菌柜电源，检查前封板与密封圈的接触有无损伤及污物，确认无障碍物后关闭灭菌柜门，检查门是否密封。

2. 开启蒸气排污阀，排尽蒸气管道中凝水，开启纯化水注水阀，设置灭菌参数，（灭菌品名、批号、时间、F_0值、冷却温度等）。

3. 灭菌操作过程中随时监控灭菌柜运行情况，如用异常，随时处理。灭菌操作：关门→注水→升温→灭菌→冷却→结束。

4. 灭菌完毕，应及时将灭菌产品送入凉瓶理瓶间，并打印灭菌报表。

（三）清场

1. 按《清场管理制度》、《容器具清洁管理制度》及《灭菌柜标准清洁规程》搞好清场工作。

2. 为了保证清场工作质量，清场时应遵循先上后下，先外后里，一道工序完成后方可进行下道工序作业。

3. 清场后，填写清场记录，上报QA，经QA检查合格后挂《清场合格证》。

（四）记录

操作完工后填写批生产记录。如实填写各生产记录。

四、操作规程

1. 开机前准备

（1）检查控制柜上开关、按扭是否处于正常状态。

（2）检查控制面板上的开关是否处于正常状态。

（3）根据生产指令，填写悬挂区域状态标志。

（4）打开压缩空气阀、纯化水阀、冷却水阀、蒸气阀，检查其压力是否符合要求。

2. 灭菌操作程序

（1）打开控制柜上的总电源开关。

（2）打开控制柜上的计算机电源开关。

（3）闭合计算机自带电源开关。

（4）将灭菌药品推入灭菌柜中。

（5）确认无任何障碍物后，按前端控制面板上的“关门”按钮，方可关门。

3. 灭菌程序启动

（1）打开微机，进入“主控窗口”菜单，单击“运行”菜单，进入“灭菌参数设置”界面，根据灭菌工艺要求输入生产品名、批号、灭菌温度、灭菌时间、F_0值、冷却温度、操作员号等参数。单击“进入”键，程序即进入“水浴灭菌器流程”界面。

（2）“门关”信号由黑色变为绿色，“启动”由红色变为黑色时，单击“启动”键，程序即开始自动运行。

（3）运行过程中，单击“趋势”，进入“温度压力曲线趋势”界面，可观看各时刻温度、压力的曲线图；单击“报表”，进入“灭菌报表”界面，可观看各时刻的温度、压力值及灭菌时间、温度、F_0值等数据。

（4）灭菌程序结束后，“结束”信号由黑色变为绿色，单击“退出”键，退出控制程序。

（5）开后门　在灭菌程序结束后，控制面板上的“结束”指示灯亮。开门前必须确认下列各项：行程显示在“结束”行程；内室压力显示在0MPa。按后端控制面板上的“开门”按钮，后门开启。将灭菌药品推出柜。

（6）关后门　灭菌药品全部出柜后，按后端控制面板上的“关门”按钮，当完全关闭时，前后端控制面板上的后门指示灯亮。

（7）开前门　前端控制面板上的后门指示灯亮，显示后门已完全关闭后，按前端控制面板上的“开门”按钮，前门开启，门控系统回到下批灭菌的准备阶段，等待下批灭菌药品入柜。

4. 停机

（1）关闭控制微机，关闭灭菌柜电源，灭菌柜控制箱电源。

（2）关闭所有的阀门。

（3）灭菌完毕及时清场，清洗灭菌室及消毒车。待灭菌室冷却到室温后，将灭菌室内消毒车污物清理干净。

（4）内室清洗完毕后，将门关闭。

（5）清洁完毕后填写设备清洁记录。

5. 操作注意事项

（1）意外停电时，操作人员应针对不同的情况做出准确判断，做到合理正确的处理。

（2）在柜内无压力或低压的情况下短时间停电，来电后可继续运行程序。

（3）灭菌室内的温度探头，用于测控瓶内温度。控头内控测元件为易碎件，使用时应避免碰撞。灭菌室外探头连线不得用力拉扯，并防止挤压碾伤。

（4）每天排放压缩空气管路上的分水过滤器内存水。

（5）经常注意观察换热器疏水阀工作情况。

（6）清洗设备时不得将水溅到电器元件上，以防止短路。

五、清洁规程

1. 清洁方法

（1）打开门对内壁进行清洁，清除箱内残留物；按从上至下，从里至外的原则，用丝光毛巾，纯化水擦拭挡板、导流板（孔）、灭菌车架。

（2）清洁完毕后填写清洁记录并请QA检查，确认清洁合格后，签字并贴挂“已清洁”状态标志。

2. 清洁效果的评价 机器表面光洁、干净，无可见油污、污物。

3. 清洁工具清洗后的存放 定置存放。

4. 注意事项 擦灭菌柜时必须关闭电源和进、排气阀。

六、维护保养规程

1. 清洗灭菌室及消毒车

待灭菌室冷却到室温后，将灭菌室内、消毒车污物清理干净。

2. 内室清洗

（1）每隔1个月，将安全阀放气手柄拉起，反复排气数次，防止长时间不用发生黏堵。

（2）灭菌室内的温度探头，用于测控瓶内温度。探头内探测元件为易碎件，使用时应避免碰撞。灭菌室外探头连线不得用力拉扯。

（3）每半月将灭菌室内顶部喷淋盘拆下，清洗盘内污垢后复装。

（4）每月将灭菌室内底部的底隔板拆下，清洗水箱内污垢后复装。

（5）定期检查压力表，定期校对温度传感器探头。

（6）每天排放压缩空气管路上的分水过滤器内存水。

（7）注意观察换热器疏水阀工作情况。

（8）定期擦拭液位计的探针部分，清除表面的油污及黏合物，保证水位信息的准确。

（9）清洗设备时不得将水溅到电器元件上，以防止短路。

（10）每隔半年将管路系统上的蒸气及水过滤器的过滤网拆下清洗1次。

3. 管道泵的维护与保养

（1）泵在无水下工作时，易损坏机械密封件，泵不允许在此状态下工作。

（2）若泵长期停用，应放尽泵内存水，以防止生锈锈死，并应在泵腔内注油。

4. 密封门维护

（1）每周向前后门的滑动槽内涂凡士林。

（2）每次关门前，检查密封门的下滑道有无异物，如有应及时清除。

（3）驱动气缸是密封门的动力装置，在清洗维护设备时，应注意保护，不得损伤气缸表面，不得有防碍气缸行走的障碍物。

（4）每天关门前将驱动气路中的水放空。

（5）密封圈的表面应保持干净，不得有严重的机械损伤，每次开门时应检查密封圈是否有污物聚集，如有清除干净。

（6）当密封圈损坏或长期使用失效时，应更换密封圈。

七、生产记录

灭菌工艺批生产记录，清场记录如表3–7所示。

表3–7 灭菌工序批生产记录、清场记录

<table>
<tr><td colspan="10">品名： 注射液： 规格： 批号： 生产日期： 年 月 日</td></tr>
<tr><td colspan="10">本岗位执行：灭菌岗位标准操作规程 灭菌时间： 时 分— 时 分</td></tr>
<tr><td colspan="5">生产前准备</td><td colspan="5">使用的主要设备及工艺操作要求</td></tr>
<tr><td colspan="5">清洁、清场彻底，有《清场合格证》 □
无上次生产遗留物 □
检查并校正灭菌设备，自动记录装置处于正常状态 □
有执行的本岗位操作规程 □
人员着装，工序环境符合要求 □
挂生产标志牌 □</td><td colspan="5" rowspan="2">主要设备：大输液水容式灭菌器
设备执行：大输液水容式灭菌器SOP
将通过电脑控制的灭菌温度和时间调至将要灭菌产品所需的工艺条件
灌装后的药液必须在2h内灭菌。超过时限产品报废
灭菌过程中密切注意各仪器仪表并记录灭菌数据
灭菌完毕待压力降至0 个大气压，温度低于80℃才可以出柜
“已灭菌和待灭菌”的药品严格分开，切状态标志明显
清洁：执行相关设备环境等清洁规程
清场：执行清场SOP</td></tr>
<tr><td colspan="5">符合要求用“√”；不符合要求用重新整改至符合要求
检查人：
复核人：</td></tr>
<tr><td colspan="10">工艺规定灭菌温度 ℃ 时间：</td></tr>
<tr><td>灭菌柜号</td><td>灭菌车数</td><td>进柜时间</td><td>到温时间</td><td>温度</td><td>压力</td><td>灭菌结束时间</td><td>冷却结束时间</td><td>操作人</td><td>复核人</td></tr>
<tr><td></td><td></td><td></td><td></td><td></td><td></td><td></td><td></td><td></td><td></td></tr>
<tr><td colspan="2">灭菌总数</td><td colspan="2">损耗数</td><td colspan="2">送下瓶数</td><td colspan="4" rowspan="2">备注：</td></tr>
<tr><td colspan="2"></td><td colspan="2"></td><td colspan="2"></td></tr>
</table>

续表

清场记录			
清场项目	负责者检查结果	质监员检查结果	温度自动记录仪附于记录后面
△清除碎瓶等杂物			
△排空灭菌柜内喷淋水			
△无本批产品的遗留物			
△取下本批生产标志牌			
△灭菌车排列整齐，状态标志齐全			
□擦净设备、天棚、墙壁、地面、输送带及其他附属装置			
清场符合要求，检查情况用"√"；不符合要求的重新清场至合格			
"△"代表批清场 "□"代表日清场			
清场人： 工序负责人： QA： 清场日期： 年 月 日			

任务5-5 灯 检

一、任务描述

按照《DJT100/500灯检仪标准操作规程》要求，灯检室中，在不反光的黑色背景下进行灯检。光源采用20W日光灯，照度为1000～1500Lx，检品与眼睛距离为20～25cm。检查标准规定要求逐步直立、倒立、平视三步法旋转检视，每瓶检视时间不得少于7s。不合格品移交配制工序进行回收处理，合格产品送入下工序。

二、岗位职责

1. 执行《灯检岗位操作法》、《灯检设备标准操作规程》、《灯检设备的清洁保养操作规程》、《场地清洁操作规程》等。

2. 负责灯检所用设备的安全使用及日常保养，防止事故发生。

3. 认真检查灯检设备是否清洁干净，清场状态是否符合规定。

4. 按生产指令生产，核对产品的品名、批号、数量等，保证灯检过程符合工艺要求，不发生混药、错药或对药品造成污染，质量达到规定要求。

5. 灯检过程中不得擅自离岗，保证灯检设备的正常运行，发现异常及时进行排除并上报。

6. 做到岗位生产状态标志、设备所处状态标志、清洁状态标志清晰明了，准确无误。

7. 真实及时填好生产记录，做到字迹清晰、内容真实、数据完整，不得任意涂改和撕毁，做好交接记录，顺利进入下道工序。

8. 工作结束或更换品种时应及时做好清洁卫生并按有关SOP进行清场工作，认真填写相应记录。

三、岗位操作法

（一）生产前的准备

1. 检查灯检室是否有《清场合格证》副本贴在批生产记录后，填写生产状态标识卡。

2. 检查批生产记录与所生产品种是否相符，灯检用的盛装“不合格品”的红色周转箱及盛装“可回收品”的黄色周转箱、标记笔、灯检记录表。

3. 检查所采用的灯检照度与所检查产品的工艺要求是否一致。

（二）操作

1. 检查操作 ①启动传送带，将灭菌后冷至室温的药品传至本岗位。②灯检人员要在自己灯检的药品上画上各自的灯检标记。③先检查封口质量（包括未密封、胶塞缩边、隆起、铝盖爆歪等），用三指竖立逆时针转动瓶盖不应松动，垂直拎起时看装量足不足，注意瓶里挂水现象，捡出被润滑油污染的输液瓶。④将成品倒、顺、横三步旋转检视，注意白点、色点、玻屑、脱片、纤维、浑浊等。⑤再检查漏气（倒转瓶口有较大气泡上升）、冷爆（特别是刻度附近和瓶底周围）及坏瓶（瓶身破裂，瓶身厚薄不匀、有疤、歪口、玻璃上气泡直径2mm超过2个或内壁有气泡者，均不合格）。⑥将不合格品分类放入周转箱并记录、标明品名、规格、批号，不得混药。⑦灯检人员负责把每批灯检合格的检品进行留样。

2. 检查标准 ①每瓶目视时间要大于4s。②检品无异物，无白块、玻屑、纤维、色点、浑浊或仅带有微量白点作合格论。每瓶检品中见到的5个或5个以下的白点时，作为“微量白点”。

3. 澄明度检查的判断标准 ①车间质检员每批抽检，漏检率不超过3%。②QA人员随机抽检，漏检率不超过4%。

4. 注意事项 ①产品灭菌后，应待冷却至（40℃以下）方可进行灯检。②操作人员在暗室内进行灯检时应集中注意力。③检查时不得用力摇晃敲打输液瓶。④工作人员在操作2h后，应关闭室内的照明灯，闭目休息20min，以保持身体健康，恢复视力。⑤可回收品转移到可回收暂存间，发放状态标卡，登记台账。废品撤出操作岗位，放置到废弃物暂存间，发放库卡。

（三）清场

1. 每批产品灯检结束后，应关闭灯检机电源，及时清场。

2. 把原品种或批号的留样签交付标签管理员集中保管。

3. 一切废品、留样及标示牌全部清离现场。

4. 清洁墙壁、顶棚、桌椅、门窗玻璃、地面。

5. 清洁输瓶机、传送带、护拦、减速机、灯检架。

6. 清洁工具清洁后定置存放。

7. 为了保证清场工作质量，清场时应遵循先上后下，先外后里，一道工序完成后方可进行下道工序作业。

8. 清场后，填写清场记录，上报QA，经QA检查合格后挂《清场合格证》。

（四）记录

操作完工后填写批生产记录。如实填写各生产记录。

四、操作规程

1. 开机前准备

（1）检查灯检仪是否具有“已清洁”标志。

（2）检查电源的供应是否正常。

2. 开机运行

（1）接通传送带控制电源和照明灯控制电源。

（2）打开传送带电源开关，调节速度，调整旋钮于适宜刻度值。

（3）打开照明灯电源开关，根据需要调整照明亮度。

（4）操作人员落座于灯检仪前，灯检药品输送到操作人员面前。

（5）灯检时应手握瓶颈处取出，以直、横、倒三步检查，遇到有块或带色异物的药品应在带有白纸板的一侧检查。

3. 停机

（1）关闭传送带电源，并将速度调整旋钮归零。

（2）关闭照明灯电源开关。

五、清洁规程

1. 清洁方法

（1）切断电源。

（2）用湿清洁布擦拭灯检机、输送轨道、减速机的表面。

（3）用干清洁布擦拭控制器面板1遍。

（4）清洁完毕填写设备清洁记录；质监员检查确认合格后，贴挂上“已清洁”标志。

2. 清洁效果的评价 检测线表面整洁干净，无可见污物污染。

六、维护保养规程

1. 该仪器不得置于潮湿，风吹日晒，雨淋之处。

2. 使用仪器前，应先检查电源软线与插头。

3. 清理灯箱内壁必须使用毛刷。

七、生产记录

灯检工序批生产记录、清场记录如表3–8所示。

表3–8 灯检工序批生产记录、清场记录

<table>
<tr><td colspan="12">品名：　　　注射液：　　　规格：　　　批号　　　生产日期：　　　年　月　日</td></tr>
<tr><td colspan="12">本岗位执行：灯检标准操作规程　　　灯检时间：　时　分—　时　分</td></tr>
<tr><td colspan="6">生产前准备</td><td colspan="6">使用的主要设备及工艺操作要求</td></tr>
<tr><td colspan="6">清洁、清场彻底，有《清场合格证》 □
无上次生产遗留物 □
检查并调整灯检正常运行 □
有执行的本岗位操作规程 □
人员着装，工序环境符合要求 □
准备取原记录本、记录笔、记号笔、标志牌 □
挂生产标志牌 □
符合要求用“√”，不符合要求的重新整改至符合要求
检查人：
复核人：</td><td colspan="6">主要设备：灯检线　　编号：
设备按灯检SOP 执行
按批次、灭菌柜号逐瓶检查药液可见异物，操作要稳，轻拿轻放，此瓶中不产生气泡，以利灯检
在明视距25cm黑色背景下，手持供试品颈部，利用直立、平视、倒立三步旋转法，轻轻检视，检查时间4～15s/瓶，在铝盖上划上个人标记
灯检废品进行分类统计成品
灯检后，成品、废品严格分开，状态标志明显</td></tr>
<tr><td colspan="12">残次品统计合格品统计</td></tr>
<tr><td>破瓶</td><td>白点
白块</td><td>色点
色块</td><td>纤维</td><td>玻璃</td><td>装量</td><td>轧盖</td><td>合计</td><td>合格瓶数</td><td>灯检总瓶数</td><td colspan="2">灯检合格率</td></tr>
<tr><td></td><td></td><td></td><td></td><td></td><td></td><td></td><td></td><td></td><td></td><td colspan="2"></td></tr>
<tr><td>姓名</td><td></td><td></td><td></td><td></td><td></td><td></td><td></td><td></td><td></td><td colspan="2"></td></tr>
<tr><td>工号
颜色</td><td></td><td></td><td></td><td></td><td></td><td></td><td></td><td></td><td></td><td colspan="2"></td></tr>
<tr><td>姓名</td><td></td><td></td><td></td><td></td><td></td><td></td><td></td><td></td><td></td><td colspan="2"></td></tr>
<tr><td>工号
颜色</td><td></td><td></td><td></td><td></td><td></td><td></td><td></td><td></td><td></td><td colspan="2"></td></tr>
<tr><td colspan="12">清场记录</td></tr>
<tr><td colspan="8">清场项目</td><td colspan="2">负责者检查结果</td><td colspan="2">质监员检查结果</td></tr>
<tr><td colspan="8">△无本批产品遗留物</td><td colspan="2"></td><td colspan="2"></td></tr>
<tr><td colspan="8">△取下本批生产标志牌</td><td colspan="2"></td><td colspan="2"></td></tr>
<tr><td colspan="8">□原始记录本、记录笔、记号笔、清离灯检室放置规定地点</td><td colspan="2"></td><td colspan="2"></td></tr>
<tr><td colspan="8">□擦净天棚、墙壁、门窗、地面、操作台、输送带及附属装置</td><td colspan="2"></td><td colspan="2"></td></tr>
<tr><td colspan="12">清场符合要求，检查情况用“√”；不符合清场要求的重新清场至合格</td></tr>
<tr><td colspan="12">“△”代表批清场　“□”代表日清场　清洁：执行相关设备、环境清洁规程　清场：执行清场SOP</td></tr>
<tr><td colspan="12">清场人：　　工序负责人：　　QA：　　清场日期：　　年　月　日</td></tr>
</table>

任务5-6 贴签包装

一、任务描述

按照《TNZ200型直线式贴标机标准操作规程》、《SW800-D型热式塑封包装机标准操作规程》，按计划领取所需标签、纸箱。逐一盖好批号、有效期，字迹应清晰、端正无误，不得涂改，剩余和报废标签专人回收处理，瓶签应贴端正，位置适中、贴牢、不皱折、不漏贴、缺角等。贴好瓶签后进行装箱，装好后检查有无漏损，放入装箱单及合格证，盖上纸板、封箱，打好条形码，经QA检查后，送入待检库，抽样送检。

二、岗位职责

1. 执行《贴签包装岗位操作法》、《贴签包装设备标准操作规程》、《贴签包装设备的清洁保养操作规程》、《场地清洁操作规程》等。

2. 负责贴签包装所用设备的安全使用及日常保养，防止事故发生。

3. 认真检查贴签包装设备是否清洁干净，清场状态是否符合规定。

4. 按生产指令生产，核对产品的品名、批号、数量等，保证贴签包装过程符合工艺要求，不发生混药、错药或对药品造成污染，质量达到规定要求。

5. 贴签包装过程中不得擅自离岗，保证贴签包装设备的正常运行，发现异常及时进行排除并上报。

6. 做到岗位生产状态标识、设备所处状态标识、清洁状态标识清晰明了，准确无误。

7. 真实及时填好生产记录，做到字迹清晰、内容真实、数据完整，不得任意涂改和撕毁，做好交接记录，顺利进入下道工序。

8. 工作结束或更换品种时，应及时做好清洁卫生，并按有关SOP 进行清场工作，认真填写相应记录。

三、岗位操作法

（一）生产前的准备

1. 检查包装间是否有《清场合格证》副本，填写生产状态标识卡。

2. 检查设备是否处于良好、清洁待用状态。

3. 检查所备包装物料是否与使用的批生产操作记录相符。

（二）操作

1. 折箱 ①将包装箱按压痕折叠。②箱底平放一垫板，再放上井字格，整齐排放好。

2. 贴瓶签 ①将瓶签放入标签盒中，胶水倒入浆缸，调整批号机到需打印的批号。②打开贴签机电源。启动传送带将药品排满传送带。③打开真空泵，缓慢打开变频调速器，使其开始自动吸签和贴签。④随时检查贴签质量，标签位置应适中，不得有斜签（±3mm）、折角、翘角、重签等。⑤随时抽查贴签质量，校对品名、规格、批号是否相符，批号不清晰的标签不得使用。

3. 装箱、封箱 ①将折好的包装箱放在平台上，放入合格证、说明书各1张。②从传送带上将贴好标签的输液瓶轻轻拿起慢慢装入，每箱装入规定瓶数。③检查所装数量准确后盖上垫板。④将包装箱放在封口机上，将上封口对严紧、平整，封上封口。⑤在包装箱贴签位置贴好箱签。⑥由专人负责转移至仓库待验。

4. 检查 ①包装过程中，QA人员按批号随机检查，每批抽查2～3箱。②检查内容：外包质量、贴签质量、合格证、说明书放入是否正确，内容是否全面清晰，内外批号、规格、品名、日期是否一致。③澄明度抽查：按澄明度检查方法抽查澄明度，要求总合格率不小于98%。

5. 合箱 ①包装完一个批号，剩余的零头清点好数量定置存放。下一批开始生产时首先进行合箱操作。②合箱操作要求包装箱内放入两个批号的合格证，包装箱外贴上两个批号的标签，并填写合箱记录。

6. 结束操作 ①包装结束后，将用具、用品、工具等清洁后定置存放。②剩余并未经处理的标签、大箱及时退库。③将操作平台，打包机、贴签机、传送带、柜橱、门窗、玻璃等清理干净：转鼓、浆轮等刷净盖好。④填写生产记录，请质量员对清场工作验收。质量员验收合格后，发放《清场合格证》。

（三）清场

1. 按《清场管理制度》、《容器具清洁管理制度》、《洁净区清洁规程》及《贴签包装设备标准清洁规程》搞好清场工作。

2. 为了保证清场工作质量，清场时应遵循先上后下，先外后里，一道工序完成后方可进行下道工序作业。

3. 清场后，填写清场记录，上报QA，经QA检查合格后挂《清场合格证》。

（四）记录

操作完工后填写原始记录，批记录。如实填写各生产记录。

四、操作规程

1. 开机前准备

（1）检查设备运转是否正常，各功能部件位置是否正确、有无松动现象，是否具有“已清洁”状态标志。

（2）向浆缸内添加胶水。

（3）将排好批号、生产日期、有效期且印字核对无误后的标签装入标签盒内。

2. 开机运行

（1）打开电源开关，打开传输带。

（2）把打印好的标签放入标签盒内，排放整齐，调整标签在盒内的松紧度，使之不发生撕签、掉签的情况。

（3）打开真空泵，贴签机进入工作状态。

（4）随时检查瓶体标签的位置，应贴正、不翘角、不漏贴，把白瓶捡出，重新贴标。

（5）随时检查贴标质量。

（6）先关闭真空泵，再关闭传送带，最后切断电源。

五、清洁规程

1. 操作前擦净设备表面，保证其清洁。
2. 结束后，清洗浆轮、取签轮，把皮带、脱标爪等擦洗干净。

六、维护保养规程

1. 开机前要在各传动齿轮间，滑移部件间加适量润滑油或润滑脂。
2. 蜗轮减速机内机油在前3个月内换1次，以后每半年换油1次。
3. 真空泵每周检查油位1次，低于控制油位时要立即加油。
4. 机器运转过程中，不允许将手和工具伸到工作部位。
5. 易损件磨损后应及时更换。

七、生产记录

贴签工序批生产记录、清场记录如表3-9所示，包装工序批生产记录、清场记录如表3-10所示。

表3-9 贴签工序批生产记录、清场记录

<table>
<tr><td colspan="2">品名： 注射液： 规格： 批号 生产日期： 年 月 日</td></tr>
<tr><td colspan="2">本岗位执行：贴签机标准操作规程</td></tr>
<tr><td>生产前准备</td><td>使用的主要设备及工艺操作要求</td></tr>
<tr><td>清洁、清场是否彻底，是否有《清场合格证》 □
检查并调整贴签机正常运行 □
是否有执行本岗位操作规程 □
人员着装，工序环境是否符合要求 □
领取并核对标签的品名、规格、数量、批号 □

符合要求用“√”,不符合要求的重新整改至符合要求
检查人： 复核人：</td><td>主要设备：×××型直线式贴签机
设备按贴签机SOP执行
贴签过程中随时检查贴签情况，标签倾斜度不大于3mm，并不得有白瓶
剩余标签、不合格标签、损耗标签，按销毁规程进行监督销毁，并记录
清洁：执行相关设备、环境等清洁规程
清场：执行清场SOP</td></tr>
</table>

续表

<table>
<tr><td rowspan="3">贴签质量</td><td>抽查时间</td><td colspan="3">抽查结果</td><td>检查者</td></tr>
<tr><td>时 分</td><td></td><td></td><td></td><td></td></tr>
<tr><td>时 分</td><td></td><td></td><td></td><td></td></tr>
<tr><td colspan="4">标签使用情况及物料平衡</td><td colspan="2">标签销毁记录</td></tr>
<tr><td colspan="4" rowspan="2">领取标签（张）：______ 不合格标签（张）：______
损耗标签（张）：______ 实用标签（张）：______
留样标签（张）：______ 剩余标签（张）：______
$\frac{(\ )+(\ )+(\ )+(\ )+(\ )}{领取标签(\ )}\times 100\%=$
不合格标签+损耗标签+实用标签+留样标签+剩余标签
操作者： QA：</td><td colspan="2">标签名称：______注射液标签
标签数量：______
上交人： 接收人：
销毁方式：上交QA统一销毁
留样标签粘贴处</td></tr>
<tr><td colspan="2">前批标签清场记录及本批贴签清场记录附后</td></tr>
<tr><td colspan="6">清场记录</td></tr>
<tr><td colspan="4">清场项目</td><td>负责者检查结果</td><td>质监员检查结果</td></tr>
<tr><td colspan="4">△清除本批产品的遗留物及其他废弃物</td><td></td><td></td></tr>
<tr><td colspan="4">△取下本批生产标志牌</td><td></td><td></td></tr>
<tr><td colspan="4">△清点整理剩余标签并上交销毁</td><td></td><td></td></tr>
<tr><td colspan="4">△擦净贴签机，输送带</td><td></td><td></td></tr>
<tr><td colspan="4">□擦净天棚、墙壁、门窗及附属装置</td><td></td><td></td></tr>
<tr><td colspan="6">清场符合要求，检查情况用“√”；不符合要求，重新清场至合格</td></tr>
<tr><td colspan="6">“△”代表批清场 “□”代表日清场 清洁：执行相关设备、环境清洁规程 清场：执行清场SOP</td></tr>
<tr><td colspan="6">清场者： 工序负责人： QA： 清场日期： 年 月 日</td></tr>
</table>

表3-10 包装工序批生产记录、清场记录

<table>
<tr><td colspan="11">品名： 注射液： 规格： 批号 生产日期： 年 月 日</td></tr>
<tr><td rowspan="5">质量抽查</td><td colspan="3">贴瓶签质量</td><td colspan="3">装箱质量</td><td colspan="3">贴箱签质量</td><td rowspan="5">说明：抽查合格用“√”表示，不合格责令重新操作至合格</td></tr>
<tr><td>抽查时间</td><td>抽查结果</td><td>抽查人</td><td>抽查时间</td><td>抽查结果</td><td>抽查人</td><td>抽查时间</td><td>抽查结果</td><td>抽查人</td></tr>
<tr><td>时 分</td><td></td><td></td><td>时 分</td><td></td><td></td><td>时 分</td><td></td><td></td></tr>
<tr><td>时 分</td><td></td><td></td><td>时 分</td><td></td><td></td><td>时 分</td><td></td><td></td></tr>
<tr><td>时 分</td><td></td><td></td><td>时 分</td><td></td><td></td><td>时 分</td><td></td><td></td></tr>
<tr><td rowspan="2">物料平衡</td><td colspan="10">公式：
$\frac{不合格数+损耗数+实用数+留样数+剩余数}{领用数}\times 100\%$ 限度＝100%
计算：瓶签 符合限度：□
箱签 符合限度：□
合格证 符合限度：□
说明书 符合限度：□
包装箱 符合限度：□</td></tr>
<tr><td colspan="5">操作人： 复核人：</td><td colspan="5">说明：符合限度用“√”表示，不符合限度用“×”表示</td></tr>
</table>

续表

包装材料上交销毁情况	名称： 标　签：　　张 箱　签：　　张 合格证：　　张　　　上交人：　　　　接收人： 说明书：　　张 包装箱：　　套

说明：废包装材料生产结束计数上交统一销毁，见销毁记录

装箱数量统计					
上拼箱零头	下拼箱零头	装箱件数	破瓶数	留样数	本批实数
操作人：　　负责人：　　QA：					

包装结束检查情况		
检查核对结果	核对人	生产操作负责人

合箱记录			
品名：　　注射液　　规格：　　ml			
上批留存产品	并入产品	合箱人：	合箱日期
批号：	批号：	检查人：	
数量：	数量：	结果：	

前批包装清场记录（副本）及本批包装清场记录正本，留样瓶签、箱签附后

操作人：　　　　工序负责人：　　　　QA：

清场记录		
清场项目	工序负责人检查结果	QA检查结果
△清除本批废弃的包装材料及其他废物		
△无本批产品遗留物		
△取下本批生产标志牌		
△清点整理剩余标签		
□擦净天棚、墙壁、门窗及附属装置		
清场符合要求，检查情况用“√”；不符合要求，重新清场至合格		
“△”代表批清场　“□”代表日清场　清洁：执行相关设备、环境清洁规程　清场：执行清场SOP		
清场人：　　工序负责人：　　QA：　　清场日期：　年　月　日		

任务评价

一、技能评价

<table>
<tr><th colspan="2" rowspan="2">评价项目</th><th rowspan="2">评价细则</th><th colspan="2">评价结果</th></tr>
<tr><th>班组评价</th><th>教师评价</th></tr>
<tr><td rowspan="8">实训操作</td><td rowspan="4">设备操作（40分）</td><td>1. 开启设备前能够检查设备（10分）</td><td></td><td></td></tr>
<tr><td>2. 能够按照操作规程正确操作设备（10分）</td><td></td><td></td></tr>
<tr><td>3. 能注意设备的使用过程中各项安全注意事项（10分）</td><td></td><td></td></tr>
<tr><td>4. 操作结束将设备复位，并对设备进行常规维护保养（10分）</td><td></td><td></td></tr>
<tr><td rowspan="2">产品质量（15分）</td><td>1. 性状、水分、细度复合要求（8分）</td><td></td><td></td></tr>
<tr><td>2. 收率符合要求（7分）</td><td></td><td></td></tr>
<tr><td rowspan="2">清场（15分）</td><td>1. 能够选择适宜的方法对设备、工具、容器、环境等进行清洗和消毒（8分）</td><td></td><td></td></tr>
<tr><td>2. 清场结果符合要求（7分）</td><td></td><td></td></tr>
<tr><td rowspan="4">实训记录</td><td rowspan="2">完整性（15分）</td><td>1. 能完整记录操作参数（8分）</td><td></td><td></td></tr>
<tr><td>2. 能完整记录操作过程（7分）</td><td></td><td></td></tr>
<tr><td rowspan="2">正确性（15分）</td><td>1. 记录数据准确无误，无错填现象（8分）</td><td></td><td></td></tr>
<tr><td>2. 无涂改，记录表整洁、清晰（7分）</td><td></td><td></td></tr>
</table>

二、知识评价

（一）选择题

1. 单项选择题

（1）复方氯化钠注射液属于（　　）

A. 电解质输液　　B. 营养输液

C. 胶体类输液　　D. 含药输液

（2）输液在配制过程中，常加入活性炭，其目的下列说法错误的（　　）

A. 吸附热原　　B. 吸附杂质和色素

C. 助滤剂　　D. 提高稳定性

（3）灭菌要及时，达到灭菌所需条件，以保证灭菌效果。输液从配制到灭菌的时

间，一般不超过（　　）小时

A. 1　　B. 2　　C. 3　　D. 4

（4）大容量注射剂的滤过中，下列说明错误的是（　　）

A. 滤过装置常采用加压三级滤过

B. 板框式过滤器起预滤或初滤作用

C. 垂熔玻璃滤器和微孔滤膜起精滤作用

D. 精滤目前多采用微孔滤膜，常用滤膜孔径为0.7 μm或0.8 μm

（5）大容量注射剂的灌封室的洁净度应为（　　）

A. A级　　B. A级或局部A级

C. B级　　D. B级或局部B级

2. 多项选择题

（1）营养输液是用于不能口服吸收营养的患者，其品种有（　　）

A. 糖类及多元醇类输液　　B. 氨基酸类输液　　C. 脂肪乳剂输液

D. 胶体类输液　　E. 混悬型输液

（2）大容量注射剂的质量要求包括（　　）

A. 适宜的渗透压　　B. 适宜的pH　　C. 无毒

D. 澄明、无菌、无热原反应　　E. 不得添加任何抑菌剂

（3）按《中国药典》可见异物及不溶性微粒检查常选用（　　）

A. 光阻法　　B. 显微计数法　　C. 目测法

D. 容量法　　E. 称量法

（4）输液的包装容器有（　　）

A. 玻璃瓶　　B. 塑料瓶　　C. 塑料袋

D. 金属瓶　　E. 不锈钢瓶

（5）输液包装中，铝盖或外层塑料盖常见有（　　）

A. 两件组合型　　B. 三件组合型　　C. 拉环型

D. 不开花型　　E. 七件组合型

（二）简答题

1. 简述大容量注射剂的分类及质量要求。

2. 阐述大容量注射剂（玻璃瓶）生产工艺流程。

3. 请以大输液联动机组为例，阐述其各单元操作流程及各设备的操作规程。

（三）案例分析题

2006年7月24日，青海西宁部分患者使用安徽华源克林霉素“欣弗”后，出现胸闷、心悸、心慌等临床症状，青海药监局第一时间发出紧急通知，要求该省停用。随后，广西、浙江、黑龙江、山东等省药监局也分别报告，有患者在使用该注射液后出

现相似临床症状。

8月15日，原国家食品药品监督管理局召开新闻发布会，通报了欣弗注射液引发的药品不良反应事件调查结果，安徽某药厂违反规定生产，是导致这起不良事件的主要原因。最终全国有16省区共报告欣弗不良反应病例93例，死亡11人。

请结合“欣弗事件”，分析导致不合格产品的原因，应采取什么措施防止类似事件再次发生。

任务6 0.9%氯化钠注射液的生产

·任务资讯·

一、大容量注射剂（软袋）概述

（一）大容量注射剂（软袋）的现状

目前，临床上输液包装容器主要有三种形式，即玻璃瓶、塑料瓶（PP或PE）、塑料袋（PVC和非PVC）三种形式。输液的包装容器最初是由大安瓿改进为玻璃输液瓶，20世纪60年代又发展到塑料容器（塑料瓶和PVC软袋），到90年代初又开发出了非PVC复合膜袋。

在我国，20世纪60年代有上海和天津部分药厂生产过PVC软袋输液（主要是输血袋），后来发现PVC袋子增塑剂析出的邻苯二甲酸乙酯（DEHP）使输液微粒增加，导致澄明度下降，且对人体有不良影响，故限制了PVC输液袋的使用。80年代初我国引进了塑料瓶（PE、PP）输液生产线，后又建立了合资塑瓶输液生产企业，1984年中国大冢制药有限公司生产出我国第一个瓶装大输液，开创了塑瓶输液在国内生产的先河。经过十几年的发展，目前我国生产塑瓶的生产厂家已发展到近十家，而且还有一些正在积极筹建之中。90年代中期，又引进非PVC复合膜输液生产线，生产塑料软袋大输液。据统计，到目前为止已引进26条软塑输液生产线（含塑瓶、软袋生产线）。

我国2000年后建成的软袋输液生产线，都是采用非PVC多层共挤膜。目前使用的非PVC多层共挤膜主要有两种：一种是德国产膜，共有3层共挤而成，材质全是聚丙烯。另一种是美国产的多层共挤膜，由5层组成，内层为改性乙烯-丙烯聚合物，第二层为聚乙烯，第三层为聚乙烯，第四层为乙烯甲基丙烯酸酯聚合物，第五层为酯类共聚物。两种膜材都适用于大部分的输液产品，但对于有特殊要求的产品来讲，如氨基酸类输液，由于其易氧化性，要求软袋膜材有极强的阻氧性，要对膜材进行特殊的加工并要有特殊的成品外包装，使成本大大升高，造成此类输液的软袋化具有较大困难。目前广州乔冠公司已有软包装氨基酸输液产品上市。对于不同厂家生产的膜材，在硬度、透明度以及袋成形时的热合度有所差别，如奥星公司的德国膜的热合度在156℃左右，美国的希悦尔公司的膜热合度在152℃左右。另外还有韩国等国家和台湾地区生产的膜，在国内的用量较少。国产的多层共挤膜也在推广之中，但由于技术问题，生产厂家还处在试用的阶段。

（二）其他类输液剂包装存在的不足

目前，我国药品生产企业在输液剂生产中，无论是中药还是西药使用的包装大多为玻璃瓶，其次是PVC软袋，另有少数厂家使用PP或PE瓶，这些内包材料在使用中有一定的不足。

玻璃主要以SiO_2四面体为基本构架，加入其他附加剂改进其理化性质。目前药用注射剂使用的玻璃主要有中性、含钡、含锆三种：中性玻璃是低硼硅酸盐玻璃，化学稳定性较好，可作pH接近中性或弱酸性注射剂的容器，但不适用于碱性注射剂；含钡玻璃的耐碱性好，但性质发脆、易碎、熔点高，熔封时废品率高；含锆玻璃，耐酸、碱性能都较好，目前使用较广泛。总体来说，输液剂使用玻璃瓶盛装，使用中易产生玻屑、易碎、贮存不便，玻璃的组分对药液pH有选择，并且使用时外界空气自然进入瓶内，有可能造成药液的污染。

PVC软袋在室下具有较好的稳定性，运输方便，比较柔软，使用时不易进空气，但也有如下局限性：与药液相容性差，容器内有害的DEHP增塑剂可能会进入药液；聚氯乙烯的毒性，燃烧时会产生氯化氢及其他有毒气体，另外水气渗透率也较高。

由PP和PE做成的半硬塑料瓶虽没有PVC袋子的问题，但由于是半硬的，在输液时同玻璃瓶一样需要空气进孔，也存在药液被污染的危险性且与玻璃瓶及PVC相比透明度差，而且不能在国际上认可的灭菌标准121℃下灭菌。

（三）非PVC软袋大输液的优点

非PVC软袋包装安全无毒性，与药液无反应，保持药液稳定，重量轻、体积小，保质期长，便于储存和运输，使用后易处理，对环境无污染，是国家鼓励发展的药品包装方向，非PVC多层共挤膜输液袋具有良好的发展前景。

1. 非PVC多层共挤膜输液袋与传统的玻璃瓶相比的优势

（1）软袋大输液抗冲击性好，柔软，不易破碎，运输方便，重量轻，体积小。

（2）软袋大输液在临床输液时无须进气针管，依靠袋本身的收缩力即可将药液输入体内，避免空气进入袋内，使药液使用时不被空气污染。可加压输液，亦可冰冻。

（3）非PVC软袋回收方便，燃烧时不会产生有害气体，不存在污染，利于环境保护。

（4）可根据工艺要求，设计成单室、双室袋或多室袋，可方便地将不同药物包装在一起及液粉合装。

（5）软袋大输液在生产过程中易避免生产污染，微粒少，药品的安全性更高。

2. 非PVC多层共挤膜输液袋与传统的塑料瓶相比的优势

（1）非PVC多层共挤膜输液袋不含柔软剂DEHP，减少了潜在安全性隐患。

（2）非PVC多层共挤膜输液袋在水气阻隔性能及不溶性微粒控制方面也明显优于PVC输液袋，可提高输液质量并增加产品的保质期。

上述优势可以肯定，非PVC多层共挤膜输液袋必将会有快速的发展，是一个非常值得推广的药用包材。多层共挤膜袋与PP/PE瓶和PVC袋性能比较详见表3-11。

表3-11 多层共挤膜袋与PP/PE瓶和PVC袋性能比较

序号	考察项目	PP/PE瓶	多层共挤出膜袋	PVC袋
1	透明度	差	好	好
2	消毒后透明度	差	好	差
3	坠落试验	差	好	好
4	生产安排	不宜停机	好安排	好安排
5	抗低性	差	抗低性强	低袋子易碎
6	消毒度范围	PE差	好	较差
7	废料量	很大	很少	很少
8	成品率	低	高	高
9	透氧性指标	差	好	差
10	透水性指标	一般	好	差（需外包装）
11	可回复性	很差（需进空气）	好	好
12	药物相容性	好	惰性极好不与药液反应	与有些药液不相容
13	毒性	无	无	有
14	市场应用	少	较多（并在迅速增长）	多（但在减少）

二、大容量注射剂（软袋）的制备

大容量注射剂（软瓶）的工艺流程包括配液、滤过、制袋、灌封、灭菌、质检和包装。大容量注射剂（软瓶）生产工艺流程详见图3-11所示。

1. 配制 参见项目三中“大容量注射剂（玻璃瓶）的制备”。

2. 滤过 参见项目三中“大容量注射剂（玻璃瓶）的制备”。

3. 制袋 多层共挤膜是采用Sengewald多层共挤出技术，使用专门工艺在洁净环境中制造，把分别具有特殊性能的若干聚合物共同形成并挤出的一种多层、电交联薄膜，每一层为不同比率的PP和PEBS组成，在洁净环境下由封闭管中挤出，膜袋组成物不会进入药液，且膜筒内部用A级洁净空气充填，加之高挤出过程，保证了膜表面的无菌性，能满足输液袋的各种要求，无毒，可121℃灭菌，柔软、透明，水气渗透率低。

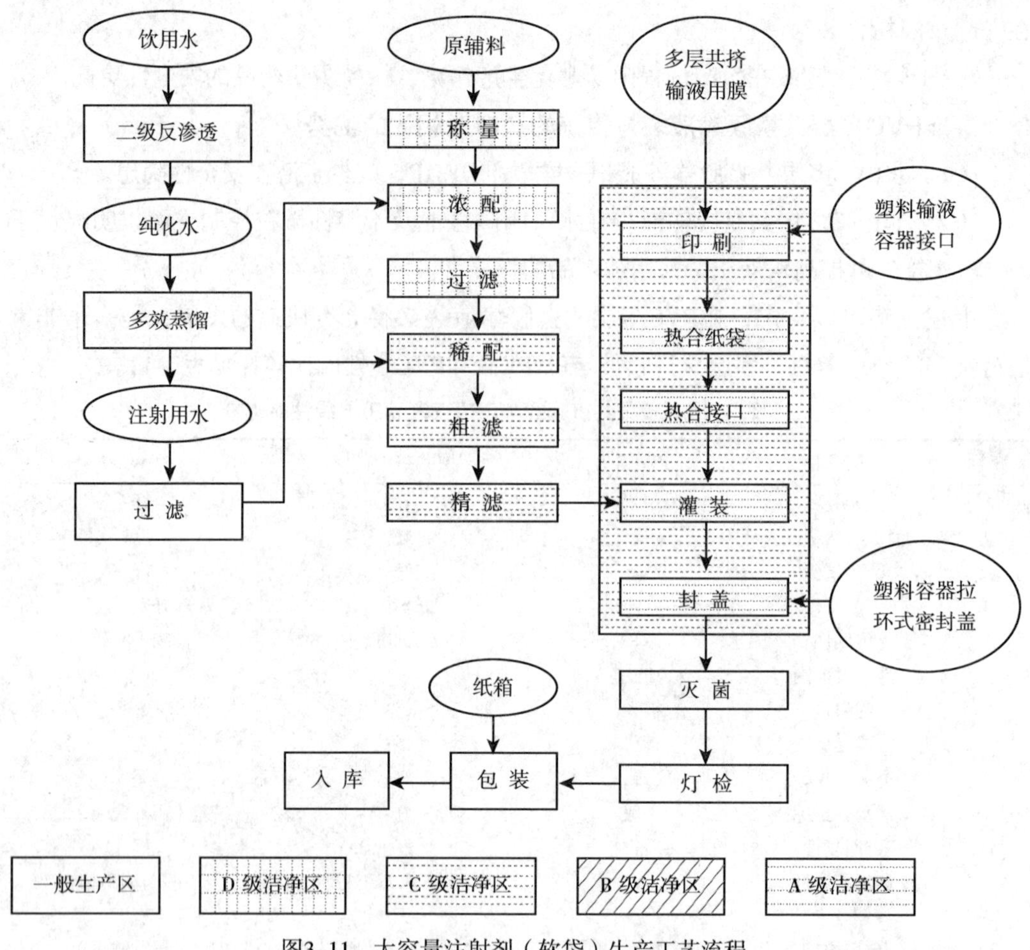

图3-11 大容量注射剂（软袋）生产工艺流程

目前的非PVC多层共挤膜软膜软袋生产线，软袋接口可以采用管式或注模式，亦可采用注模船式接口或带管的接口，可以生产单袋或2～3式的袋，焊接宽度可按用户要求设计，并可在袋上印刷特定的标记，生产能力可达6000袋/小时，袋的容量可在50～5000ml之间选择。输液剂生产中使用的非PVC生产线包括制袋、灌装、封口、印字等主要环节，其多层共挤膜原料多为进口，成本还相对较高，但由于与其他药液内包材料相比的许多优点，随着使用量的增大和技术的进步，其成本将会进一步降低，是很好的输液剂及其他对卫生要求较高的液体制剂推广使用的包装。

在药品输液剂的发展过程中，对目前国际上使用较多且国内西药输液剂、生物制品、血液制品在逐步开始使用非PVC多层共挤膜的情况下，在中药制剂领域逐渐推广使用将不失为一种好的选择，这将有助于加快中药走向世界和中药的现代化进程。

4. 灌封 参见项目三中“大容量注射剂（玻璃瓶）的制备”。灌封操作包括灌注和焊盖。

5. 灭菌 参见项目三中“大容量注射剂（玻璃瓶）的制备”。对于塑料袋装输液，灭菌条件为109℃热压灭菌45min。

6. 包装 输液经质量检查合格后检查软袋上应有品名、规格、含量、用法与用量、注意事项、批号、生产单位等，随后可进行包装。每箱附合格证、注意事项1张，说明书1张。

不同品种、规格的包装生产不能在同一包装室同时进行，有数条包装线同时包装时，应采取隔离装置防止混淆和差错。

三、大容量注射剂（软袋）的生产设备

大容量注射剂（软瓶）生产线包括配液系统、非PVC软袋大输液生产联动机组（主要有送膜工位、印字工位、拉膜工位、成型工位、胫热合、胫冷合、去废边、灌装工位、封口工位、出袋工位等组成）、灭菌柜、灯检设备、包装机等设备组成。生产工艺设备流程见图3-12。

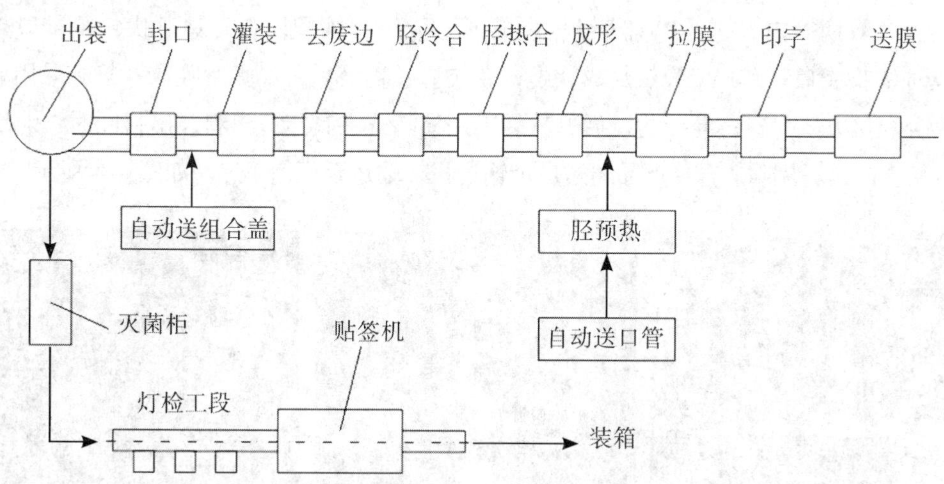

图3-12 大容量注射剂（非PVC软袋）生产线工艺设备流程

（一）配液系统

参见“项目二小容量注射剂的生产”。

（二）非PVC软袋大输液生产联动机组

1. 主要结构 非PVC软袋大输液生产联动机组主要包括控制系统、主传动及定位夹、印字工位、预热工位、拉膜工位、接口焊接工位、袋传送工位、灌装工位、封口工位等，如图3-13所示。该联动线能自动完成开膜、印字、打印批号、制袋、灌装、自动上盖、焊接封口、排列出袋等工序，再配上软袋传送、灭菌、检漏、灯检等辅助设备，能完成整个软袋大输液的生产。

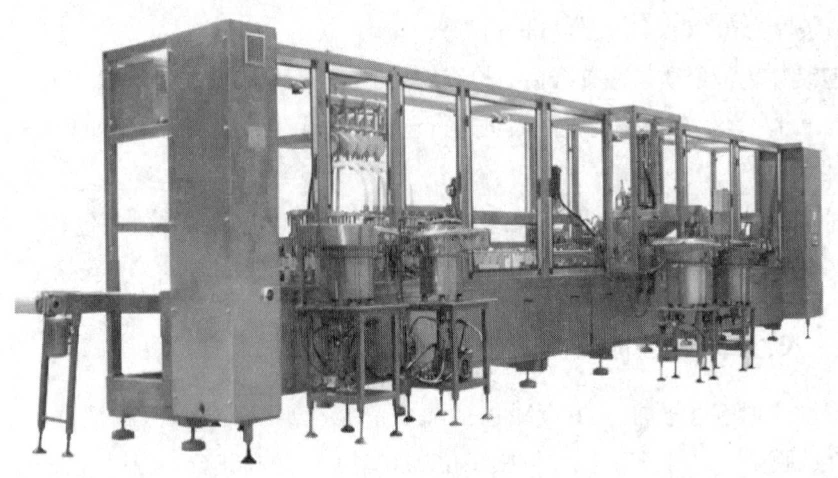

图3-13 非PVC软袋大输液生产联动线

2. 工作原理 非PVC膜经送膜工位送达印字工位，印字工位包括印制批号、生产日期、有效期等内容，非PVC膜经软袋成形工位后，软袋外观初具形状，经袋口热合工位时，将袋口和非PVC膜热封成软袋，软袋灌装输液后，经真空吸取外盖，采用非接触热合焊接方式封口，灌装封口后的软袋采用夹持式夹具定位出料，出料同时，对灌装不合格产品进行剔除。合格产品通过皮带输送机，输送至灭菌工序。如图3-14所示。

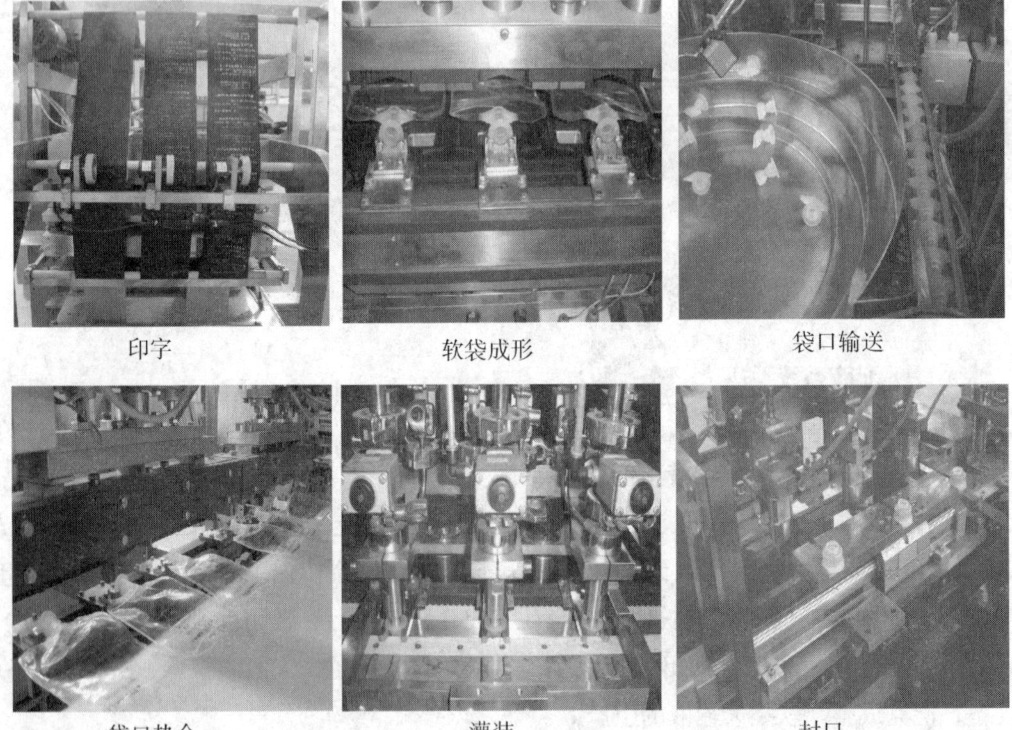

图3-14 非PVC软袋大输液生产核心工位

（三）灭菌与灯检设备

参见“项目二小容量注射剂的生产”。

工作任务

0.9%氯化钠注射液生产指令如表3-12所示。

表3-12 0.9%氯化钠注射液生产指令

产品名称	0.9%氯化钠注射液		规格	250ml：2.25g	
产品批号			配制量	1000L	
配制处方	原、辅料名称	规格	每1000ml投料量	批号及供应厂家	
	氯化钠		9g		
	活性炭		0.2g		
	10%盐酸		适量		
	加注射用水至1000L				
起草人		审核人		批准人	
日期		日期		日期	

任务分析

一、处方分析

氯化钠为主药，活性炭为吸附杂质、热原和色素等，10%盐酸用于调pH值，注射用水为溶剂。

二、工艺分析

按照大容量注射剂（软袋）的生产过程，将工作任务细分为5个子工作任务，即任务6-1配液、任务6-2制袋灌封、任务6-3灭菌、任务6-4灯检、任务6-5包装。如图3-15所示。

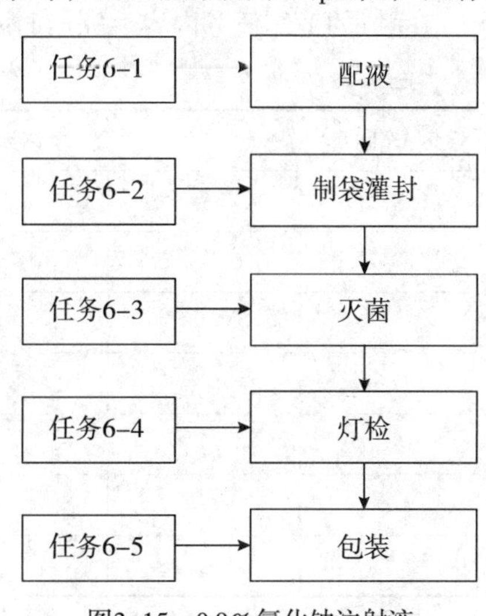

图3-15 0.9%氯化钠注射液生产工艺分解示意

三、质量标准分析

本品为氯化钠的等渗灭菌水溶液。含氯化钠（NaCl）应为0.850%～0.950%（g/ml）。

1. 性状 本品为无色的澄明液体，味微咸。

2. 鉴别 本品显钠盐与氯化物的鉴别反应（《中国药典》二部附录Ⅲ）。

3. 检查

（1）pH值 应为4.5～7.0（《中国药典》二部附录Ⅵ H）。

（2）重金属 取本品50ml，蒸发至约20ml，放冷，加醋酸盐缓冲液（pH3.5）2ml与水适量使成25ml，依法检查（《中国药典》二部附录Ⅷ H第一法），含重金属不得过千万分之三。

（3）渗透压摩尔浓度 取本品，依法检查（《中国药典》二部附录Ⅸ G），渗透压摩尔浓度应为260～320mOsmol/kg。

（4）细菌内毒素 取本品，依法检查（《中国药典》二部附录Ⅺ E），每1ml中含内毒素的量应小于0.50EU。

（5）无菌 采用薄膜过滤法处理，以金黄色葡萄球菌为阳性对照菌，依法检查（《中国药典》二部附录Ⅺ H），应符合规定。

（6）其他 应符合注射剂项下有关的各项规定（《中国药典》二部附录Ⅰ B）。

4. 含量测定 精密量取本品10ml，加水40ml、2%糊精溶液5ml、2.5%硼砂溶液2ml与荧光黄指示液5～8滴，用硝酸银滴定液（0.1mol/L）滴定。每1ml硝酸银滴定液（0.1mol/L）相当于5.844mg的NaCl。

任务计划

按照大容量注射剂（玻璃瓶）生产岗位要求，将学生分成若干个班组，由组长带领本组成员认真学习各岗位职责，对工作任务进行讨论，并进行人员分工，对每位员工应完成的工作任务内容、完成时限和工作要求等做出计划。(表3-13)

表3-13 生产计划表

工作车间：		制剂名称：	规格：	
工作岗位	人员及分工	工作内容	工作要求	完成时限

任务实施

任务6-1　配　液

一、任务描述

按照《500L浓配罐标准操作规程》、《1000L稀配罐标准操作规程》，凭处方计算量称取氯化钠，溶于适量注射用水中，使其成为50%左右浓度的溶液，再加活性炭不断搅拌使氯化钠完全溶解。经钛棒（1 μm）过滤后移至稀配罐内，加注射用水稀释至体积，搅拌均匀后，取样测定含量，调pH至4.0～4.5值。符合规定后，经钛棒过滤（0.45 μm）和高分子微孔滤膜折叠过滤器（0.22 μm）精滤后供灌装。

涉及配液岗位职责、岗位操作法、操作规程、清洁规程、维护保养规程和生产记录，具体操作参见“项目二小容量注射剂的生产”中“任务3-1配液”。

任务6-2　制袋灌封

一、任务描述

1. 制袋操作　按照《制袋灌封岗位操作法》、《FFS794-S制袋灌封设备标准操作规程》，将三层共挤输液用膜、印刷膜、接口、聚丙烯组合盖放入各相应的位置上或料斗中。设定制袋灌封设备各项参数，焊接温度（制袋：75℃～200℃，焊盖电压：6.0～8.0V）已升至设定值。核对印刷模具的规格、品名，核对无误后将模具装在印刷工位上，然后装上与生产品种相符的印刷膜。等温度升至设定值后，即可运行自动周期。

按《大输液批生产指令》的内容，将产品批号、生产日期和有效期至的字钉安装在打印板上，并经车间现场QA核认可。

2. 灌封操作　检查待灌装药液，可见异物应符合规定。检查装量待各灌装头装量正确后，机器进行清线，清线完毕后机器处于待运行状态。

开启料斗控制开关接口，聚丙烯组合盖送入振荡器轨道。开启制袋灌封机，制袋灌封机进入生产模式，自动进行印刷→制袋→灌装→焊盖。在开灌封机同时打开药液阀，打开灌装系统手动阀，使药液进入机内开始灌装，检查各灌装头的装量，待装量合格后，正式开始灌装。

二、岗位职责

1. 执行《制袋灌封岗位操作法》、《制袋灌封设备标准操作规程》、《制袋灌封设备的清洁保养操作规程》、《场地清洁操作规程》等。

2. 负责灌封室的消毒。保证药液澄明度合格后才进行灌装。负责装量的调整和检查，保证装量合格。

3. 按生产指令生产，负责核对印字膜板品名、规格、批号、生产日期、有效期是否与实际一致，并核对清晰度是否符合质量要求。

4. 负责及时检查袋成形、胫热合及焊盖是否符合要求，发现异常情况及时处理并报告现场质监员及车间领导。

5. 负责核对非PVC膜、接口、封盖、色带是否与《需料送料单》一致。

6. 做到岗位生产状态标志、设备所处状态标志、清洁状态标志清晰明了，准确无误。

7. 真实及时填好生产记录，做到字迹清晰、内容真实、数据完整，不得任意涂改和撕毁，做好交接记录，顺利进入下道工序。

8. 工作结束或更换品种时应及时做好清洁卫生并按有关SOP进行清场工作，认真填写相应记录。

三、岗位操作法

（一）生产前的准备

1. 室内没有与本批生产无关的物品。

2. 环境、设备清洁符合要求。

3. 核对物料名称、数量名称是否与《需料送料单》一致。

4. 质监员检查合格后，发放《生产许可证》，将《生产许可证》粘贴于本批记录背面。

5. 核对该批文件是否齐全，根据《生产、包装指令》换上生产状态标志牌。

6. 开电源、压缩空气（≥0.5MPa）、冷却水。

7. 对直接接触药品的部分进行擦洗、消毒。

8. 将已脱去外包装的膜用小推车推至A级层流罩下上膜处，脱去内包装袋后将膜装上；将接口及塑胶盖连同内袋一起置相应的不锈钢桶内。

（二）操作

1. 制袋操作　①检查自动送膜机上膜是否到位，未到位需及时加膜。②检查印字模板的品名、规格是否与《生产、包装指令》一致。③核对印字前三袋的批号、生产日期、有效日期是否正确。④根据膜印字的位置，调节色带的位置，使印字处于膜的中央。⑤将制袋成形预热机预热膜具加热至规定温度。⑥检查袋成形、胫热合、切边外观质量是否符合要求。

2. 灌封操作　①调节装量，使装量达到规定量。②澄明度合格后方可灌装。③将盖焊合的加热部分加热至规定温度。

（三）清场

1. 按《清场管理制度》、《容器具清洁管理制度》、《洁净区清洁规程》及《制袋灌封机标准清洁规程》搞好清场工作。

2. 清空生产状态标志牌上所有内容，并注明清场。将所有废弃物及与下批生产无关的材料撤离生产区。清洁地面、墙壁、设备等。清洁地漏并灌注消毒剂。

3. 每天生产结束后，拆下过滤器，移至清洗间，清洗滤器及滤芯至净。将滤器、滤芯与管道连接好，并挂上卫生状态标志牌。

4. 将机器上的非PVC膜用内包装袋套上并扎紧；将振荡送料器中剩余的接口及塑胶盖用镊子取出放至相应的内包材贮存桶内，密封保存；及时填写物料结存卡，并签名，非PVC膜、接口及塑胶盖的有效存放时间为72h。

5. 清场后，填写清场记录，上报QA，经QA检查合格后挂《清场合格证》。

（四）记录

操作完工后填写批生产记录。如实填写各生产记录。

四、操作规程

1. 开机前准备

（1）开电源、压缩空气、冷却水、真空泵、灌装液体注入阀。

（2）准备好膜、盖等包装物。

（3）关闭安全门，将钥匙旋钮扭到门保护有效状态。

2. 按Kb进入运行向导

（1）所有电源供电。

（2）所有工位都关联。

（3）释放所有手动操作功能。

（4）检查各工位是否回到原点。如有工位不在原点，检查相应工位的传感器位置、电源、质量；检查机械有无卡阻。手动循环一周调整到原点。

（5）按初始运行，进行运行初始设置状态：检查加热温度。

（6）按K_3自动运行，系统全部开始工作。

3. 停机

（1）按K_4停止运行，自动循环中断。

（2）紧急停机　按红色紧停自锁按钮；程序中断、关闭电机，加热等电源。故障窗口打开显示故障内容及处理方法，按“ACK”确认故障。

（3）故障停机　安全门故障、气压不足等。

（4）紧停复位　在特殊功能画面按紧停复位按钮F_8。

（5）恢复运行　排除问题后，按K_3自动运行。

4. 参数设定

（1）设定步骤 ①选择参数设定画面。②移动光标选择要设置的参数。③输入设置值，按“ENTER”。

（2）参数说明 ①印字工位：印字时间，0~1s；色带长度，0~150mm。②热合成形工位：热合成形时间，0~3s。③预热工位：预热时间，0~2s。④胫热合工位：胫热合时间，0~3s；胫热合时间，0~3s。⑤灌装工位：灌装量，0~500ml；系数，0~2。⑥封口工位：加热时间，0~3s；封合时间，0~2s。⑦在线清洗/在线灭菌时间：在线清洗时间，0~3000s；在线灭菌时间：0~3000s。

（3）日期、时间设定 按窗口切换键，光标移到日期、时间输入域。设定日期和时间。

5. 功能设定 ①电源供电：选择相应工位的电机，电热器等电源。②工位关联：工位关联选择该工位是否加入自动运行的条件；关联时，加入自动运行；不关联时，该工位不能加入自动运行，该工位处于暂停状态。

6. 手动操作 在停止运行状态下。

（1）选择相应工位。

（2）送相应工位的电源，选择关联有效。

（3）打开手动操作功能。

（4）按画面上定义的功能进行手动操作。①运行1周：选择工位自动运行1周。②点动：点动操作中。③单步：单步运行（手动操作时，要遵循操作工艺顺序）。

五、清洁规程

1. 清洁人员 制袋灌封岗位操作人员。

2. 清洁用具 白色绸布方巾、不锈钢桶。

3. 清洁剂 注射用水。

4. 消毒剂 75%乙醇。

5. 清洁消毒的方法 ①用白色绸布方巾反复擦拭送料振荡器及分割器。②将白色绸布方巾用注射用水搓洗干净。③用白色绸布方巾蘸取75%乙醇擦拭送料振荡器及分割器。④将白色绸布方巾用注射用水搓洗干净。⑤用干净的白色绸布方布反复擦拭送料振荡器及分割器。

6. 清洁消毒频次 每次开工前。

六、维护保养规程

1. 维护 由专业人员按照相关的原理图进行维护。

2. 保养

（1）清洁 ①每日应及时清除生产线上或周围所有废包装材料。②每日灌装完后应对灌装系统进行在线清洗、在线灭菌。③生产线表面应经常擦洗，保养其清洁。

（2）保养 ①每周应将齿轮表面涂润滑脂一次。②每月各传动轴承处加注润滑油一次。③减速机、凸轮机构、电动滚筒等外购件的保养参照设备说明书。

七、生产记录

制药厂袋灌封工序批生产记录、清场记录如表3-14所示。

表3-14 制袋灌封工序批生产记录、清场记录

品名： 注射液规格： 批号 生产日期： 年 月 日

1. 制袋灌封前的检查和准备

（1）区域内无任何与本批生产无关材料

（2）质监员检查合格后，签发生产许可证，生产许可证粘贴于本记录背面

（3）根据生产、包装指令挂上生产标志牌

（4）检查灌封间温度、湿度及压差并记录。温度 ℃；湿度 %；压差 Pa

（5）检查设备各运转部件是否正常

（6）检查水、电、汽是否到位，并记录压缩空气的压力（≥0.5 MPa） MPa

（7）检查膜、色带、接口、塑胶盖是否到位

2. 制袋灌封

（1）执行《制袋灌封岗位标准操作规程》

（2）核对印字版的品名、规格是否与生产、包装指令一致，并安装正确

（3）检查印字是否清晰、核对印字的批号、生产日期、有效期是否正确

（4）检查灌封产品装量，发现问题及时调整，每隔60min记录一次装量数据（不少于标示量）

灌装头编号 / 装量（g） / 时间			

（5）检查灌封产品的外观及热合情况，发现问题及时调整，每隔60min记录一次，符合要求的打“√”，不符合要求打“×”并注明原因（设备编号： ）

检查时间	项目				
	印字	制袋	胫热合	盖熔封	其他

续表

（6）检查设备的运行情况，每60min记录一次运行参数（设备编号： ）。

检查时间	项目				
	印字工位温度（℃）	制袋成形温度（℃）	袋口预热温度（℃）	胫热合温度（℃）	盖熔封电压（V）

（7）记录实际灌装量 Z（ml）= 管道残留量 C（ml）=

3. 计算物料平衡

（1）灌封药液的物料平衡为：（Z+C）/N×100%=

（2）内包装材料的数量统计：

名称	上批结存	领用量	使用量	报废量	剩余量
非PVC膜（米）					
塑胶盖（个）					
接口（个）					
非PVC袋（个）					

（3）核对内包装材料是否平衡（上批结存量+领用量=使用量+报废量+剩余量）

（4）袋子的物料平衡为：

（袋使用量＋报废量）×袋宽度非PVC膜使用量（mm）×100%=

注：袋使用量（个）即为实际灌装量（袋）

操作人： 复核人： 时间：

4. 清场

（1）清空生产标志牌所有内容，并注明“清场”

（2）将工序产生的不合格袋、无盖废品及不合格产品集中销毁

废袋数量______个；无盖废品______袋；不合格产品______袋

（3）清空室内所有与下批生产无关的材料

（4）清场结束，经质监员检查，合格后，发给《清场合格证》

（5）将《清场合格证》粘贴于本记录背面

（6）以下为每日生产结束需进行的清场工作

①清理废弃物并撤离生产区

②清洗设备管线、台面及地面

③清洁地漏并灌注消毒剂消毒

消毒剂：______；用量______ml

操作人： 复核人： 时间：

任务6-3 灭 菌

按照《PSMDR9型水浴式灭菌器标准操作规程》，采用湿热灭菌法，以温度为依据，气压为参考，在109℃保温45min。灭菌过程采用温度自动调节仪进行温度自控和记录。灭菌时蒸汽应保持畅通，严格控制操作压力和温度。药液从灌装轧口至灭菌间隔时间不超过2h。

涉及灭菌岗位职责、岗位操作法、操作规程、清洁规程、维护保养规程和生产记录，具体操作参见“项目三大容量注射剂的生产”中“任务5-4灭菌”。

任务6-4 灯 检

按照《DJT100/500灯检仪标准操作规程》，灯检室中，在不反光的黑色背景下进行灯检。光源采用20W日光灯，照度为1000～1500Lx，检品与眼睛距离为20～25cm。检查标准按规定要求逐步直立、倒立、平视三步法旋转检视，每瓶检视时间不得少于7s。不合格品移交配制工序进行回收处理，合格产品送入下工序。

涉及灯检岗位职责、岗位操作法、操作规程、清洁规程、维护保养规程和生产记录，具体操作参见“项目三大容量注射剂的生产”中“任务5-5灯检”。

任务6-5 包 装

一、任务描述

按《大输液批包装指令》规定，将产品批号、生产日期和有效期的字钉装配在封箱机、打印机上。装好后在纸上试打印，并核对其产品批号、生产日期和有效期至是否正确，并经现场QA签字认可。

包装组长负责打印合格证、注意事项上的产品批号及装箱人编号，复核后发给装箱人备用，装箱人核对产品批号、编号，并清点数量。登录赋码管理系统，车间电子监管码赋码操作员根据《大输液批包装指令》，在赋码管理系统建立生产批次任务。包装组长、现场QA对生产批次任务内容进行复核。

启动BJWG450/120型枕式包装机，将待包装产品放入枕式包装机轨道，逐袋经枕式包装机封上外包袋，查袋人员剔除外包袋不合格的产品重新封上外包袋，输送至装箱工位进行装箱。将已包外包袋的产品放于纸箱的格子中，然后放上合格证、注意事项、说明书、静脉补液单，检查是否漏装、多装，合格后传至封箱工位。盖上垫板，推入GZT20/1000-S型封箱机封箱。封箱同时打印纸箱批号、生产日期和有效期。封箱后用双面纸箱贴标机贴上箱签。贴箱签后由电子监管码赋码操作员通过赋码管理系统进行产品赋码工作。每批生产任务完成后，电子监管码赋码操作员将信息传至产品管理操作系统。赋码后的产品推至电子秤，核对重量后堆码整齐，清点数量。

二、岗位职责

1. 执行《包装岗位操作法》、《包装设备标准操作规程》、《包装设备的清洁保养操作规程》、《场地清洁操作规程》等。

2. 负责包装所用设备的安全使用及日常保养，防止事故发生。

3. 认真检查包装设备是否清洁干净，清场状态是否符合规定。

4. 按生产指令生产，核对标签、使用说明书及其他印刷包装材料的印刷字迹、色泽及内容是否符合规定。保证包装过程符合工艺要求，不发生混药、错药或对药品造成污染，质量达到规定要求。

5. 保证装箱的数量准确无误，不得漏装，负责“混合批”产品的管理，按规定要求进行处理。

6. 负责统计包装材料使用情况，并作好记录。负责将已盖批号的剩余标签和废签的销毁，并作好记录。

7. 包装过程中不得擅自离岗，保证包装设备的正常运行，发现异常及时进行排除并上报。

8. 做到岗位生产状态标志、设备所处状态标志、清洁状态标志清晰明了，准确无误。

9. 真实及时填好生产记录，做到字迹清晰、内容真实、数据完整，不得任意涂改和撕毁，做好交接记录，顺利进入下道工序。

10. 工作结束或更换品种时应及时做好清洁卫生并按有关SOP 进行清场工作，认真填写相应记录。

三、岗位操作法

（一）生产前的准备

1. 检查输送带上应无任何产品，装箱处应无产品和无关材料，做纸箱处应无产品和无关批号的材料。

2. 检查合格证（代装箱单）、说明书、纸箱上打印的内容正确。

3. 质监员检查合格后，发放《生产许可证》，将《生产许可证》粘贴于本批记录背面。

4. 核对该批文件是否齐全，根据《生产、包装指令》换上生产状态标志牌。

5. 将本批合格证（代装箱单）贴一张于本记录背面。

（二）操作

1. 安装好包装用的薄膜，开启包装机。

2. 将已包上薄膜的产品逐袋装入纸箱内，装完产品后在纸箱内放入合格证（装箱单）、说明书，用不干胶将纸箱进行密封。

3. 不足一件的产品不作“混合批”而是单独包装并于外纸箱上标明实际包装数量。

（三）清场

1. 按《清场管理制度》、《容器具清洁管理制度》、《洁净区清洁规程》及《包装机标准清洁规程》搞好清场工作。

2. 清空生产状态标志牌上所有内容，并注明清场。清除包装区内破损产品及其他废弃物，并撤出工作区。

3. 清场后，填写清场记录，上报QA，经QA检查合格后挂《清场合格证》。

（四）记录

操作完工后填写批生产记录。如实填写各生产记录。

四、操作规程

1. 开机前准备

（1）接通控制柜电源开关。

（2）接通电机开关。

（3）接通加热器，温控器开关，予设定加热温度值（横封一般予设定在120℃～130℃，纵封一般予设定在160℃～190℃，实际温度与包装膜材质，包装速度有关，需做修正，当膜厚度大或速度高时设定温度增高）。

（4）根据包装物长短，将输入输送机离合器拨到与链条拨叉节距相对应的“长节距”或“短节距”位置上，一般袋长在200mm以下适应短节距，200mm以上适应长节距。

（5）用手转动设备前盘车手轮，观察设备转动有无异常现象。

（6）按点动按钮观察设备运转有无异常现象。

（7）在观察（5）、（6）均正常时，然后按动启动开关。

（8）在链传动链条部位、轴承部位加注强钙基润滑脂。

2. 开机运行

（1）取部分产品放在输送链拨叉间，启动包装机将产品送入制袋器后，检查一下被包装物品是否在包装袋中合适的位置，若位置不合适，超前或滞后，打开供料输送机离合器，用手推动输送链条向前或向后，使包装物与包装的相对位置合适，而后合上离合器。

（2）包装物品位置确定后，调整夹运输送机，压紧薄膜中的包装物，压紧力要合适，太紧可引起纵封上跑，太松引起打滑。

（3）供足料，启动包装机。

3. 停机

（1）设备使用完毕，必须关掉电源。

（2）机器在运转中，如发现有异常现象，立即停止使用，须经专业技术人员检查后，方可继续使用。

五、清洁规程

1. 操作前擦净设备表面，保证其清洁。

2. 结束后，清洗浆轮、取签轮，把皮带、脱标爪等擦洗干净。

六、维护保养规程

1. 机械维护保养

（1）机器应严格按设备维护保养规程进行保养。“一保”由操作人员经常进行，定期润滑运动部件，检查紧固部件有无松动。经常清洗机器齿轮、齿条、链轮、链条、丝杆，清洗机器外表面、罩盖、工作台及内部死角。“三保”由专业人员按计划进行。

（2）新机器运转3个月后，应对传动链条、传动带进行涨紧。

（3）齿链式变速箱的齿链涨紧调整及使用方法，参见齿链变速箱使用说明书。

2. 电气维护保养

（1）电气线路应经常检查各接头处线头是否有松动。

（2）光电检测器的探头落有灰尘时，易使其检测功能出现错误，所以应经常检查和清扫。

（3）与接近开关相配的齿轮应定期清扫，擦去齿牙及齿牙间的油灰、金属碎屑等，确保接近开关工作正常。

（4）横封供电滑环，应定期切断电源，用柔软的纱布蘸乙醇清洗表面的碳精粉，并应经常检查压簧的压力。

（5）电气部位非专职管理人员不得开启拨弄，以免发生损坏或事故。

（6）变频器、PC及其他控制元件的参数及程序已经设定好，不要擅自尝试改变，否则会引起机器动作混乱或死机。

3. 润滑方法及要求

（1）各滚动轴承定期注入钙基润滑脂。

（2）差速箱初用1个月后应换油，而后每用4个月换油1次。使用30#机械油。

（3）齿轮应适时滴注40#机械油。

（4）链轮链条应适时滴注运动黏度大于40#的机械油。

七、生产记录

包装工序批生产记录、清场记录如表3-15所示。

表3-15 包装工序批生产记录、清场记录

品名： 注射液规格： 批号 生产日期： 年 月 日

1. 生产前的检查和准备

（1）输送带上无任何产品

（2）装箱处无产品和无关材料

（3）做纸箱处已无无关批号的材料

（4）地面、生产线下已清洁

（5）质监员检查合格后，签发生产许可证，生产许可证粘贴于本记录背面

（6）根据生产、包装指令换上生产标志牌

（7）包装材料已齐全且所有说明书、纸箱上打印的内容正确

（8）核对合格证及外纸箱的批号、生产日期及有效期准确无误并将合格证（代装箱单）贴一张于本记录背面

2. 包装开始

（1）按SOP-MM-014《包装岗位标准操作规程》进行包装

（2）根据取样规定取样 取样量（Q_2）： 袋

（3）混合包装

——不足一件的产品与下一批号的同种产品作“混合批”装箱，并于外纸箱上标明包装的两个批号，同时于纸箱的顶部标明“混合批”字样，包装结束填写合箱记录

合箱记录	批号		
	数量（袋）		

3. 收率及物料平衡计算

（1）产量统计

$D=L-F$	B	Q_2	$S=D-B-Q_2$	I	T	$(S+Q_1+Q_2)/N\times100\%$
待包数（袋）	报废数（袋）	包装取样数（袋）	实际包装数（袋）	入库数（件）	剩余零头数（袋）	收率%

注：N为按理论配制量折算的批量（袋）

（2）检查物料是否平衡（产品实际包装数=灯检合格品量－包装报废量－取样量）

（3）包装材料的数额平衡计算：

名称	上批结存量	领用量	使用量	报废量	剩余量
合格证（张）					
说明书（张）					
外纸箱（套）					

（4）检查包装材料数额是否平衡（上批结存量＋领用量=使用量＋报废量＋剩余量）

操作人： 复核人： 时间：

续表

4. 清场
（1）清空生产标志牌内容并注明“清场”
（2）清除包装区内破损产品及其他废弃物，并撤出工作区
（3）将报废的标签（说明书、纸箱）及破损的产品集中销毁
说明书（撕毁）：____张；纸箱（撕毁）：____个；破损产品数（剪碎）：____袋
（4）更换品种规格时，将剩余包装材料退回仓库
（5）清场结束，经质监员检查，合格后，发给《清场合格证》
（6）清场合格证粘贴于本记录背面

操作人：　　　　复核人：　　　　时间：

任务评价

一、技能评价

评价项目		评价细则	评价结果	
			班组评价	教师评价
实训操作	设备操作（40分）	1. 开启设备前能够检查设备（10分）		
		2. 能够按照操作规程正确操作设备（10分）		
		3. 能注意设备的使用过程中各项安全注意事项（10分）		
		4. 操作结束将设备复位，并对设备进行常规维护保养（10分）		
	产品质量（15分）	1. 性状、水分、细度复合要求（8分）		
		2. 收率符合要求（7分）		
	清场（15分）	1. 能够选择适宜的方法对设备、工具、容器、环境等进行清洗和消毒（8分）		
		2. 清场结果符合要求（7分）		
实训记录	完整性（15分）	1. 能完整记录操作参数（8分）		
		2. 能完整记录操作过程（7分）		
	正确性（15分）	1. 记录数据准确无误，无错填现象（8分）		
		2. 无涂改，记录表整洁、清晰（7分）		

二、知识评价

（一）选择题

1. 单项选择题

（1）大输液包装中，非PVC复合膜袋是在20世纪哪个年代发展起来的（　　）

A. 60年代　　B. 70年代　　C. 80年代　　D. 90年代

（2）目前使用的非PVC多层共挤膜主要有两种，其中德国产膜共有3层共挤而成，材质全是（　　）

A. 聚丙烯　　B. 改性乙烯或丙烯聚合物

C. 聚乙烯　　D. 多脂共聚物

（3）适用于碱性注射剂的玻璃瓶材质应是（　　）

A. 中性玻璃　　B. 含锆玻璃　　C. 含钙玻璃　　D. 含铁玻璃

（4）大容量注射剂（软瓶）的工艺流程为（　　）

A. 配液→滤过→制袋→灌封→灭菌→质检→包装

B. 配液→制袋→滤过→灌封→灭菌→质检→包装

C. 配液→滤过→制袋→灌封→质检→灭菌→包装

D. 配液→滤过→制袋→灭菌→灌封→质检→包装

（5）对于塑料袋装输液，灭菌条件常为（　　）

A. 100℃热压灭菌45min　　B. 109℃热压灭菌45min

C. 115℃热压灭菌45min　　D. 121℃热压灭菌45min

2. 多项选择题

（1）大输液包装中，塑料袋包装常有（　　）

A. PVC　　B. 非PVC　　C. PP

D. PE　　E. PVPP

（2）目前使用的非PVC多层共挤膜主要有两种，其中美国产的多层共挤膜，由5层组成，其材质有（　　）

A. 改性乙烯-丙烯聚合物　　B. 聚乙烯　　C. 乙烯甲基丙烯酸酯聚合物

D. 酯类共聚物　　E. 环氧树脂

（3）非PVC多层共挤膜输液袋与传统的玻璃瓶相比，其优势有（　　）

A. 软袋大输液抗冲击性好，柔软，不易破碎，运输方便

B. 软袋大输液在临床输液时无须进气针管，依靠袋本身的收缩力即可将药液输入体内，避免空气进入袋内，使药液使用时不被空气污染

C. 非PVC软袋回收方便，燃烧时不会产生有害气体，不存在污染，利于环境保护

D. 可根据工艺要求，设计成单室、双室袋或多室袋，可方便地将不同药物包装

在一起及液粉合装

E. 软袋大输液在生产过程中易避免生产污染，微粒少，药品的安全性更高

（4）输液在配制过程中，常加入活性炭，其目的有（　　）

A. 吸附热原　　B. 吸附杂质　　C. 助滤剂

D. 提高稳定性　　E. 吸附色素

（5）《中国药典》规定，对氯化钠注射液杂质限度检查包括（　　）

A. pH值　　B. 重金属　　C. 细菌内毒素

D. 无菌　　E. 渗透压摩尔浓度

（二）简答题

1. 非PVC多层共挤膜输液袋与传统的玻璃瓶、塑料瓶有哪些优势？

2. 非PVC软袋大输液生产联动机组工作原理是什么？

3. 请以制袋灌封机为例，阐述其操作规程。

（三）案例分析题

国家药品质量公告（2012年第6期，总第94期）中，原国家食品药品监督管理局在全国范围内组织对呋喃妥因肠溶片等17个国家基本药物品种，制霉素等3个其他制剂品种进行了质量抽验。结果显示，本次抽验的20个品种中，有37批次产品不符合标准规定。

其中安徽某制药厂生产的复方氯化钠注射液（批号：110314 6K、110314 1K，装量500ml）按《中国药典》二部规定要求检查，其装量不符合规定。

请接合大输液软袋生产工艺要求，分析产生这一结果的主要原因，应采取什么样的措施来解决这一问题？

（杨宗发）

项目四 粉针剂的生产

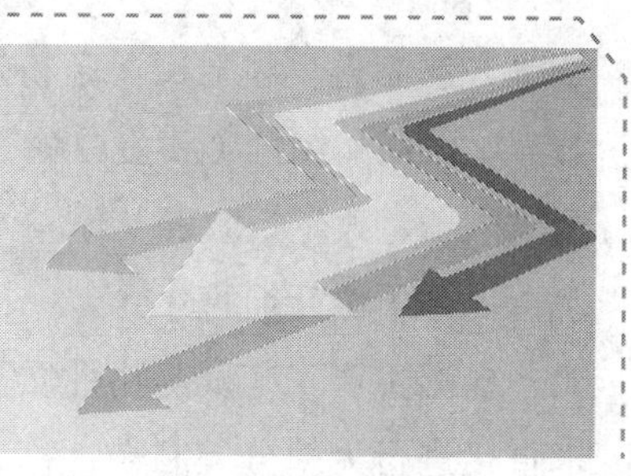

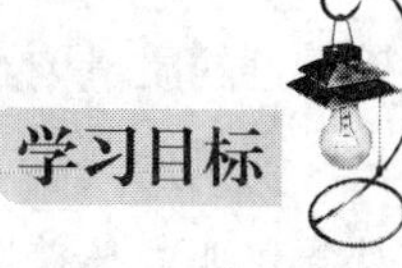

学习目标

知识目标

通过完成注射用青霉素钾粉针剂、注射用盐酸阿糖胞苷粉针剂的生产任务，掌握粉针剂的概念、特点与分类；掌握粉针剂制备工艺；熟悉粉针剂制备中应注意的问题；熟悉注射用冷冻干燥制品生产一般步骤；了解冷冻干燥的原理。

能力要求

通过完成本项目任务，熟练掌握操作超声波洗瓶机、远红外隧道式灭菌烘箱、全自动胶塞清洗灭菌机、抗生素玻瓶螺杆分装机、滚压式抗生素玻瓶轧盖机、冷冻干燥机等设备，完成粉针剂的生产；学会粉针剂相关设备的清洁和日常维护及保养；学会正确填写生产记录。

任务7 注射用青霉素钾粉针剂的生产

任务资讯

一、粉针剂概述

注射用无菌粉末系指药物制成的供临用前用适宜的无菌溶液配制成澄清溶液或均匀混悬液的无菌粉末或无菌块状物，又简称粉针剂。可用适宜的注射用溶剂配制后注射，也可用静脉输液配制后静脉滴注。无菌粉末用溶剂结晶法、喷雾干燥法或冷冻干燥等方法制得。注射用无菌粉末适用于在水溶液不稳定的药物，如青霉素类、头孢菌素类、医用酶制剂（胰蛋白酶、辅酶A）、血浆制品中一些生物技术产品（如GM-集落刺激因子、人生长激素）等。

（一）粉针剂的分类

根据生产工艺及药物性质不同，粉针剂可分为两种：一种是将原料药制成无菌粉末直接进行无菌分装制得，称为注射用无菌分装制品；另一种是将药物配成无菌溶液或混悬液，无菌分装后，再进行冷冻干燥制成粉末，称为注射用冷冻干燥制品。

（二）粉针剂的质量要求

粉针剂是注射剂的一种，《中国药典》二部附录I B注射剂项下要求粉针剂应无菌操作制备。其质量要求与普通注射剂基本一致。除应符合注射用原料药的各项规定外，还应符合以下要求：①粉末中无异物，配成溶液或混悬液后澄明度检查合格；②粉末细度或结晶度应适宜；③无菌，无热原。

（三）粉针剂的质量检查项目

粉针剂的质量检查项目（如可见异物、无菌、热原等）与注射剂相同，装量差异、不溶性微粒有专门规定。

1. 装量差异 除另有规定外，注射用无菌粉末照下述方法检查，应符合规定。

检查法 取供试品5瓶（支），除去标签、铝盖、容器外壁用乙醇擦干净，干燥，开启时注意避免玻璃屑等异物落入容器中，分别迅速精密称定，倾出内容物，容器用水或乙醇洗净，在适宜条件下干燥后，在分别精密称定每一容器的重量，求出每瓶（支）的装量与平均装量。每瓶（支）装量与平均装量相比较，应符合下列规定，如有1瓶（支）不符合规定，应另取10瓶（支）复试，应符合规定。（表4–1）

表4–1 注射用无菌粉末装量差异

平均装量	装量差异限度
0.05g及0. 05g以下	± 15%
0.05g以上至0.15g	± 10%
0.15g以上至0.50g	± 7%
0.50g以上	± 5%

凡规定检查含量均匀度的注射用无菌粉末，一般不再进行装量差异检查。

2. 不溶性微粒 按照《中国药典》二部附录Ⅸ C不溶性微粒检查法规定检查。

二、粉针剂包装材料

（一）胶塞

国际上根据洁净度把卤化丁基胶塞分为4 类：需洗涤的胶塞、需漂洗的胶塞、只需灭菌的胶塞和即用的胶塞。这4种卤化丁基胶塞的共同点是在炼胶、硫化和冲切工序中的生产工艺都是相同的，只是在清洗时根据产品的不同而有所调整。

1. 需洗涤的卤化丁基胶塞 该类胶塞中含有中等到高水平的微生物、热原和颗粒污染，在使用前要进行深层次的处理，需要清洗和用二甲基硅油进行硅化。清洗时需要用清洗剂和大量清洗用水进行漂洗和精洗，以除去胶塞表面和内在的异物（纤维、胶屑和微粒等），根据使用情况直接灭菌、烘干，然后封装药品，或者直接封装药品最后进行终端灭菌。由于这种胶塞对制药企业来说，使用时工序比较繁杂，目前国内、国际上很少使用。

2. 需漂洗的卤化丁基胶塞 这类胶塞是目前国内常用的胶塞种类，在使用前只需用少量热水漂洗即可使用，或灭菌、烘干，或终端灭菌。胶塞生产企业一般在清洗时都会进行深层次的清洗，并进行初步的灭菌操作，出厂时一般要检测细菌内毒素指标，制药企业只需简单漂洗即可，在粉剂和冻干制品应用时要用硅油进行适当的硅化。

3. 只需灭菌的卤化丁基胶塞 又叫待灭菌胶塞或免洗胶塞，它是指制药企业拿到产品拆开包装后只需灭菌即可使用的胶塞，前提条件是胶塞必须进行预润滑，最大颗粒数和无热原符合规定，要求在胶塞生产厂终端清洗时必须使用注射用水。它的特点是：已有效去除了细菌内毒素、微生物形成系统、可见与不可见微粒。

4. 即用卤化丁基胶塞 又叫待用胶塞，此类胶塞是洁净度等级“最高”的胶塞，它包含了只需灭菌的卤化丁基胶塞的全部要求，而且经过提前的灭菌过程，并保持无菌状态。

（二）玻璃瓶

按玻璃的配方及理化性质的差别，玻璃瓶的材质分为Ⅰ型玻璃及Ⅱ型玻璃。Ⅰ型玻璃为中性玻璃，也叫硼硅酸盐玻璃，配方中氧化硼的含量占10%左右，这种玻璃的理化性能好，但价格较贵。Ⅱ型玻璃即钠钙玻璃。钠钙玻璃的化学稳定性较差，通常需要对内表面作酸化处理。国内已有一种改良性Ⅱ型玻璃，生产厂在钠钙玻璃的配方中加了约1%的氧化硼并同时对内表面作酸化处理。

三、注射用无菌分装制品

注射用无菌分装制品是将符合注射用要求的粉末在无菌操作条件下直接分装于洁净灭菌的小瓶或安瓿中，密封而成。该制品不耐热、不能采用成品灭菌工艺，必须强调生产过程的无菌操作，并要防止异物混入。

（一）药物理化性质对无菌分装工艺的影响

1. 临界相对湿度 注射用无菌分装制品吸湿性强，在生产过程中特别注意无菌室的相对湿度、胶塞和瓶子的水分、工具的干燥和成品包装的严密性。通过测定药物临界相对湿度，一方面可以了解药物的吸湿性能，另一方面可为生产环境相对湿度的控制提供依据。

2. 粉末的晶形与松密度 通过喷雾干燥法制备的粉末多为球形，溶剂结晶法制备的有针形、片型或各种形状的多面体等，其中针形粉末流动性最差。粉末的松密度也与流动性有关，松密度太小时流动性相对较差。

3. 物料的热稳定性 测定物料的热稳定性，是为了确定产品能否耐受加热灭菌操作。

（二）无菌分装工艺中存在的问题

1. 无菌问题 注射用无菌分装制品是通过无菌工艺操作法制备的，为保证产品的无菌性质，须严格监测洁净室的空气洁净度，监测空调净化系统的运行。生产作业的无菌操作与非无菌操作分开，凡进入无菌操作区的物料及器具必须经过灭菌或消毒，人员须遵循无菌作业的标准操作规程。

2. 澄明度问题 注射用无菌分装制品药物原料要经过粉碎、过筛、分装等工艺，污染的机会较多，有时会出现澄明度不符合要求的情况。因此要严格控制环境及设备的洁净度，严格防止污染的发生。

3. 吸潮变质问题 由于药物粉末吸湿性强，环境的湿度控制不当等原因，可能造成吸潮变质。因此，生产过程中采取控制环境的相对湿度，选择性能好的橡胶塞，必要时铝盖压紧后瓶口烫蜡，以防止水气的透入等措施。

4. 装量差异问题 影响装量差异的因素较多，药物的流动性、药粉的物理性质、机械设备的性能等。药粉因吸潮发黏，导致流动性下降，也可影响装量的准确度，应根据具体情况采取相应的措施。

四、注射用无菌分装制品的制备

注射用无菌分装制品是将符合要求的药物粉末在无菌条件下直接分装于洁净灭菌的容器中，然后密封的制品。无菌粉末的分装是非最终灭菌的注射剂，具有无菌、无热原和高纯度等特性，相对其他剂型而言，对产品的质量要求最高，产品的无菌保证水平很大程度上依赖于原、辅材料的无菌保证水平，需要在经过定期监测的A 级环境下进行。其生产工艺如图4-1。

五、粉针剂的生产相关设备

（一）超声波洗瓶机

1. 结构 超声波洗瓶机主要是由送瓶机构、冲洗机构、出瓶机构、水-气系统、主传动系统、清洗装置、电气控制系统等组成，如图4-2所示。

2. 工作原理 全自动超声波西林瓶清洗机，其工作原理主要是将超声波电能产生

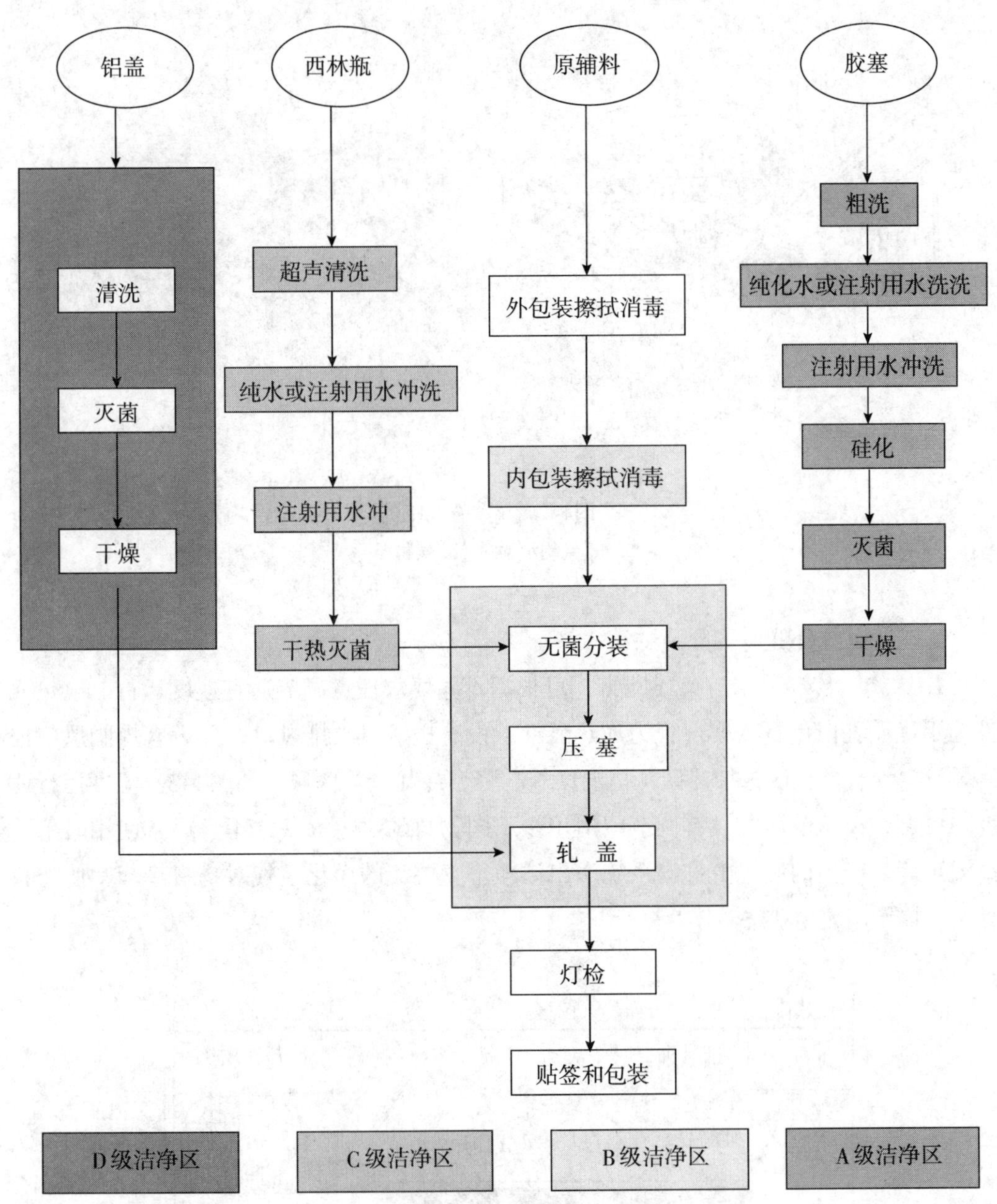

图4-1 注射用无菌分装制品工艺流程及环境区域划分示意

的高频振荡电能转化成机械能，发射至槽内的清洗介质中，产生空化效应，气泡迅速剥离瓶体表面的杂物，从而达到对瓶体彻底清洗的目的。清洗程序第一步所用的超声（容器被灌装后浸入水浴），目的是利用“气穴”效应对杂质进行机械分离（超声在水中形成空穴）。清洗机的操作一般分为几个步骤。使用纯化水或注射用水进行冲淋，之后，使用注射用水冲洗，然后进行去热原操作。

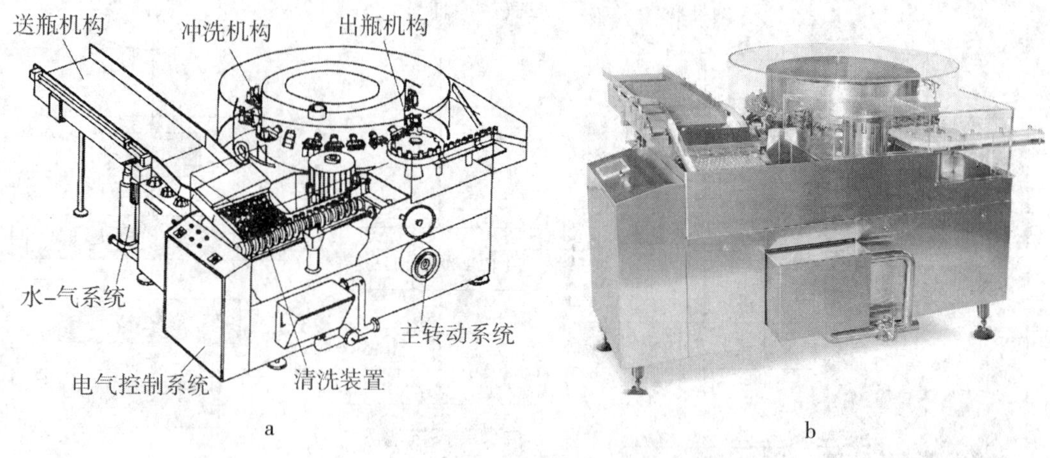

图4–2 超声波洗瓶机

a. 结构示意图 b. 实物图

（二）远红外隧道式灭菌烘箱

1. 结构 传动采用链条或网带，可根据不同要求任意调节适宜速度运行。电热元件选用优质乳白色石英玻璃管为加热元件。设有送风口及排风口，并设有蝶阀风门控制风量。设有预热区、加热区（恒温区）、降温冷却区等区域，如图4–3。温度运行速度均可调，设备前后端设有调节门适用于不同物料的烘干灭菌之用。设备使用时采用高温烘烤，产生的湿气由排湿系统送出洁净垂直层流的净化空气对物料冷却，使物料处于严格无菌无尘状态。

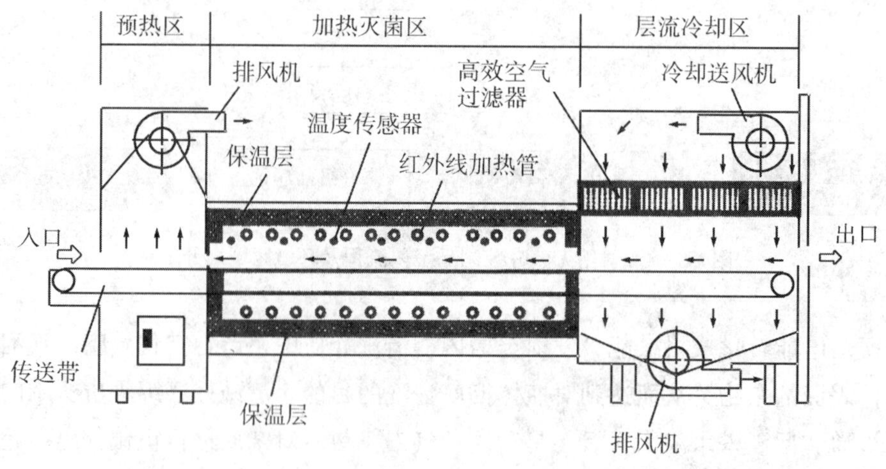

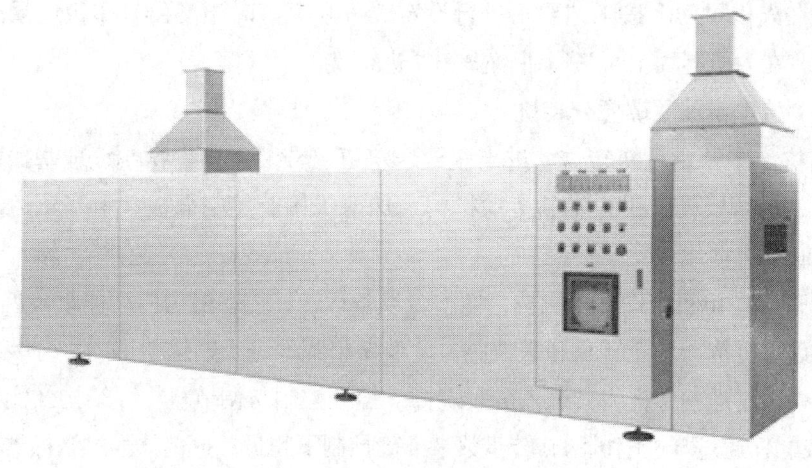

b

图4-3 远红外隧道式灭菌烘箱

a. 结构示意图 b. 实物图

2. 原理 烘箱加热元件安装在烘箱顶端，并设有起调节作用的反射机构，提高了热效率。烘箱配有电器控制柜，热风循环烘箱温度数字显示自动控制可将温度控制在任一恒温状态。出口处采用洁净垂直层流的净化空气对物料进行冷却，电热鼓风干燥箱使物料处于严格无菌无尘状态。

（三）全自动胶塞清洗灭菌机

1. 结构 主要由箱体、转筒、传动装置、转筒点动装置、供排水装置、溢水装置、高速离心风机、进排风电机（强制进、排风和强制冷却）、进排风高效过滤器、进排风中效过滤器、电动风门、联动互锁装置、加热装置，内循环装置、臭氧灭菌装置、电控装置组成，如图4-4所示。适用于（水）粉针制剂胶塞，口服液胶塞的洗涤烘干、灭菌等。 般采用真空吸料、真空脱泡、汽水沸腾、胶塞悬浮换位滚动等工艺除掉胶塞上的污垢和杂质。机体内外抛光，内部无死角，与药品直接接触的部件如滚筒等为316L不锈钢制作，采用螺旋逆转自动出料。机械密封采用国内最先进的合金钢密封，管路联接全部采用快装联接，利于维护检修。

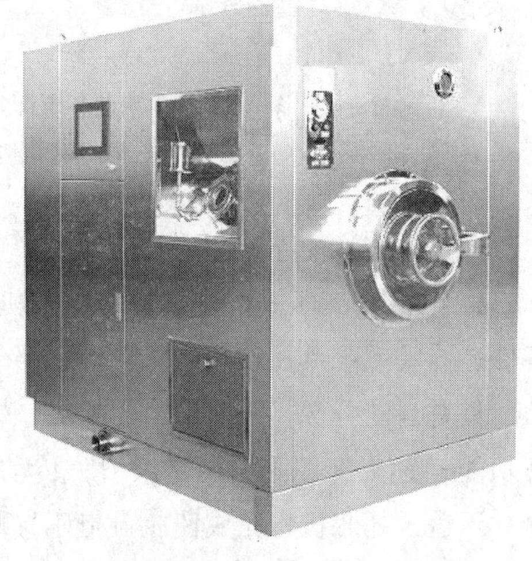

图4-4 全自动胶塞清洗灭菌机实物

2. 原理 采用进口PLC编程控制器，使洗涤、高压水喷淋、硅化、烘干灭菌在箱内一次自动完成，在控制面板上人机界面显示自动运行中各种设备的运行状态，监视画面上显示各运行工位的设备组合动态画面，运行参数可在人机界面上按工艺要求进行设定。进入灭菌时温度由打印机记录灭菌过程温度变化。在人机界面上可进行手动操作，进行洗涤、灭菌。

（四）抗生素玻瓶螺杆分装机

1. 结构 主要由理瓶转盘、进出瓶输送轨道、分装机构、粉斗、理塞振荡器、有机玻璃罩、加塞机构、手摇轴、传动机构、加塞机构、控制面板、下塞轨道、主电机与电气控制部分等组成。

2. 原理 主电机带动传动机构，使整台设备运转；传动机构传动理瓶转盘、输送机构、控瓶盘等机构；理瓶转盘理顺玻瓶，使玻瓶整齐地进入输送轨道内。分装机构将粉斗内的药粉通过送粉螺杆将其送入分装螺杆，螺杆控制与调节机构。结构及实物图如图4-5，分装螺杆通过步进电机的旋转步数来准确控制下粉量；振荡器通过激振器的电磁振荡将杂乱无章的胶塞理顺后，通过下塞轨道将胶塞送入加塞机构；压塞机构将振荡器理顺的胶塞，通过下塞轨道将其送入压塞机构，压塞机构准确将胶塞压入瓶口内，进出瓶轨道将瓶子送入控瓶盘后，将分装压塞好的瓶子送出分装机，使其进入下一道工序。

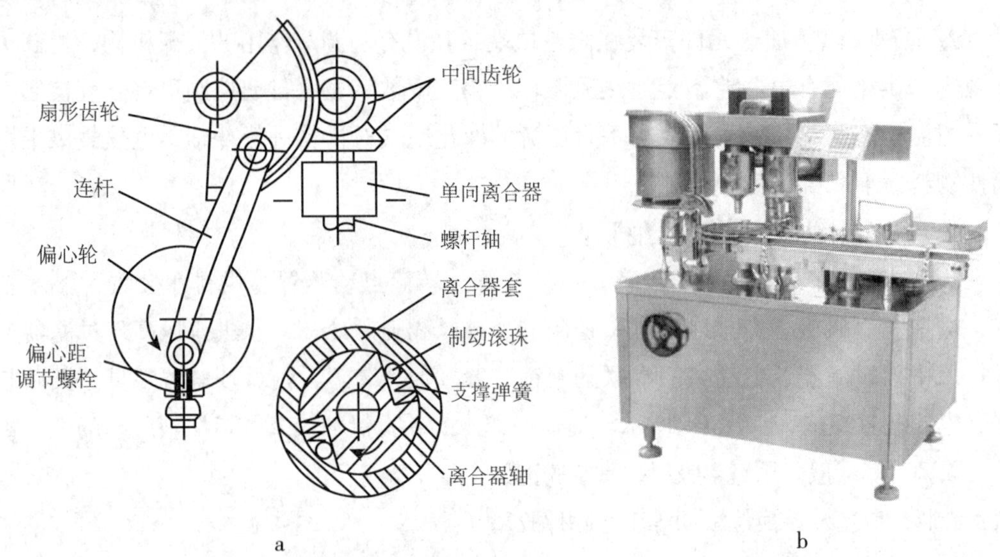

图4-5 抗生素玻瓶螺杆分装机螺杆控制与调节机构结构

a. 示意图 b. 实物图

（五）扎盖设备

1. 结构 滚压式抗生素玻瓶轧盖机由瓶盖送料器、螺旋推进器、拨瓶轮、锁头部件、传动系统及扎盖和瓶托机构六部分组成。瓶盖送料器采用料斗式电磁激振给料器，具有自动分选、定向给料的功能；螺旋推进器外侧加防护罩；拨瓶轮具有间歇旋转功能；锁头部件采用两个滚刀，传动系统采用三根传动轴，相互之间用锥齿轮连接；压盖及托瓶机构完成使瓶盖与瓶身贴紧、托起瓶子使滚刀压下完成轧盖的最后过程，扎盖机构，结构及实物图，如图4-6所示。

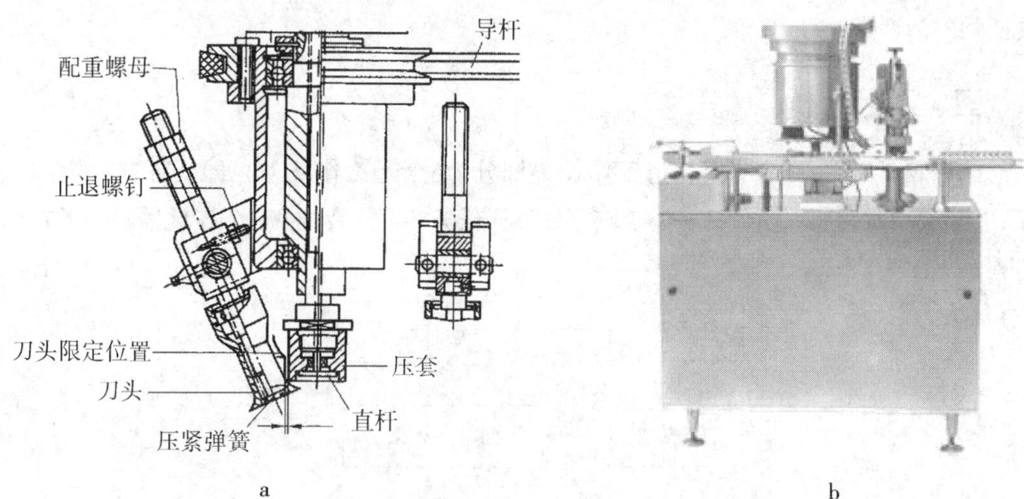

图4-6 滚压式抗生素玻瓶轧盖机扎盖装置

a. 示意图 b. 实物图

2. 原理 螺旋推进器接受送料机构传送来的瓶子，将瓶子推进至瓶盖送料器的瓶盖滑轨下接受滑轨中落下的瓶盖，瓶子继续移动进入拨瓶轮相应的缺口中，在随着拨瓶轮转动的过程中，压盖部件落下使瓶盖与瓶子压紧，当拨瓶轮转动至锁头下时，托瓶部件顶起瓶子，滚刀落下，完成轧盖动作，然后瓶托落下，瓶子随拨瓶轮继续转动至出料口，则完成了轧盖过程。

工作任务

注射用青霉素钾粉针剂生产指令如表4-2。

表4-2 注射用青霉素钾粉针剂生产指令

<table>
<tr><td>产品名称</td><td colspan="2">注射用青霉素钾</td><td colspan="2">规格</td><td colspan="2">0.24g（40万单位）</td></tr>
<tr><td>产品批号</td><td colspan="2"></td><td colspan="2">分装量</td><td colspan="2">10000瓶</td></tr>
<tr><td rowspan="2">分装处方</td><td>原、辅料名称</td><td>规格</td><td colspan="2">每10000瓶投料量</td><td colspan="2">批号及供应厂家</td></tr>
<tr><td>注射用青霉素钾</td><td></td><td colspan="2">2505g</td><td colspan="2"></td></tr>
<tr><td>起草人</td><td></td><td>审核人</td><td colspan="2"></td><td>批准人</td><td></td></tr>
<tr><td>日期</td><td></td><td>日期</td><td colspan="2"></td><td>日期</td><td></td></tr>
</table>

任务分析

一、处方分析

青霉素钾为主药，结构中的β-内酰胺环不稳定，易水解开环，并发生分子重排，使药物的活性降低。

二、工艺分析

按照粉针剂的生产过程，将工作任务细分为5个子工作任务，即任务7-1洗西林瓶；任务7-2西林瓶灭菌；任务7-3 胶塞处理；任务7-4 分装压塞；7-5 轧盖；任务7-5 灯检，见图4-7。

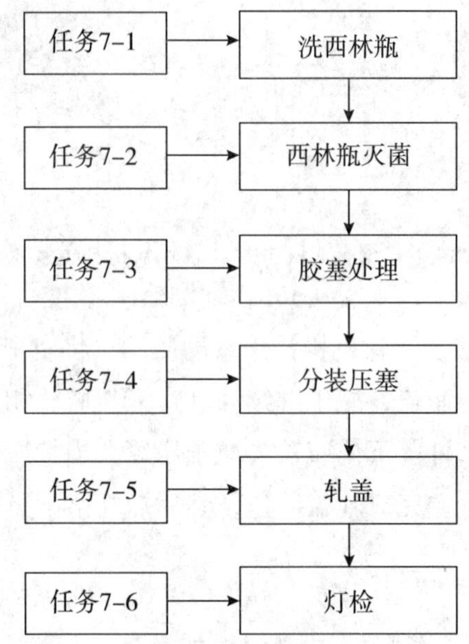

图4-7 注射用青霉素钾粉针剂生产工艺分解示意

三、质量标准分析

本品为青霉素钾的结晶性无菌粉末。按干燥品计算，含$C_{16}H_{17}KN_2O_4S$不得少于96.0%；按平均装量计算，含$C_{16}H_{17}KN_2O_4S$应为标示量的95.0% ~ 115.0%。

1. 性状 本品为白色结晶性粉末。

2. 鉴别 取本品，照青霉素钾项下的鉴别试验，显相同的结果。

3. 检查

（1）溶液的澄清度与颜色 照注射用青霉素钠项下的方法检查，应符合规定。

（2）青霉素聚合物 取装量差异项下的内容物，精密称取适量，照青霉素钠项下的方法测定，含青霉素聚合物以青霉素计不得过0.10%。

（3）干燥失重 取本品，在105℃干燥，减失重量不得过1.0%。

不溶性微粒 取本品，按标示量加微粒检查用水制成每1ml中含50mg的溶液，依法检查（《中国药典》二部附录ⅨC），标示量为0.1g以下的折算为每0.1g样品中含10 μm以上的微粒不得过6000粒，含25 μm以上的微粒不得过600粒。

（4）酸碱度、有关物质、细菌内毒素与无菌　照青霉素钠项下的方法检查，均应符合规定。

（5）其他　应符合注射剂项下有关的各项规定（《中国药典》二部附录ⅠB）。

4. 含量测定　取装量差异项下的内容物，精密称取适量，照青霉素钾项下的方法测定，即得。每1mg的$C_{16}H_{17}KN_2O_4S$相当于1598青霉素单位。

5. 类别　同青霉素钾。

6. 规格　按$C_{16}H_{17}KN_2O_4S$计算　（1）0.125g（20万单位）（2）0.25（40万单位）（3）0.5g（80万单位）（4）0.625g（100万单位）

7. 贮藏　密闭，在凉暗干燥处保存。

任务计划

按照粉针剂生产岗位要求，将学生分成若干个班组，由组长带领本组成员认真学习各岗位职责，对工作任务进行讨论，并进行人员分工，对每位员工应完成的工作任务内容、完成时限和工作要求等做出计划。（表4-3）

表4-3　生产计划表

工作车间：		制剂名称：		规格：
工作岗位	人员及分工	工作内容	工作要求	完成时限

任务实施

任务7-1　洗西林瓶

一、任务描述

用超声波抗生素玻瓶洗瓶机，按照《QCK型超声波抗生素玻瓶洗瓶机操作规程》，将西林瓶经超声波，纯化水冲洗后，再用注射用水冲洗干净。

二、岗位职责

1. 负责洗瓶岗位的设备调整及模具的更换，并能达到所需生产产品规格的要求。

2. 负责生产过程中的水、电、气等流量，压力的情况检查。

3. 完成对批生产记录、岗位记录、库卡、生产指令、领料单等的填写与核对工作。

4. 对本区域温度、湿度压差检查，确保环境温度、湿度压差在符合生产要求的情况下生产。

5. 对本岗位的设备进行维护，对生产过程中出现的较小故障进行处理。

6. 对本岗位生产过程中各种工艺参数进行监督并定期的检查记录。

7. 对生产过程中产生的不合格品按SOP要求进行处理，并填写好相关的记录。

8. 对生产过程中的生产异常情况和偏差及时上报与处理，并填写相关的偏差报告。

9. 岗位生产物料的统计和核算，确保物料平衡。

10. 工器具的使用、清洁、维护，对其进行定置定位管理，并做好相应的标志。

11. 日常生产设备、环境的卫生工作、清洁与消毒的处理。

三、岗位操作法

（一）生产前准备

1. 由理瓶岗位送来的西林瓶，由专人负责验收，要求数量准确、质量符合要求。

2. 做好室内卫生，清除设备上一切杂物，擦拭台面油污，用洗衣粉刷洗与瓶子有接触的流水工作面。

3. 检查过滤后的洗瓶用水，澄明度合格后备用。

4. 打开洗瓶水阀门，检查洗瓶机各喷水孔是否畅通，洗瓶水压力应适宜。

5. 检查电源、注射用水水源和压缩空气情况是否正常，如有故障应排除。

6. 检查各传动齿轮，滑动轴承凸轮槽等应正常。注入适量润滑油。

7. 整机内、外部清洗干净，符合要求。

8. 注入注射用水，给水槽内注水检查水量达到溢流管顶部为止。

9. 清洗前的西林瓶应符合质量要求。

10. 严格检查整机各部件正常符合要求。

11. 转动手动试车盘，检查主要部位确认无误。

12. 若在洗、烘、灌封联动线上操作，应与下工序速度相衔接。

（二）操作

1. 接通控制箱的主开关，绿色信号灯亮。

2. 相继打开压缩空气和注射用水控制阀调整压力。

3. 相继打开水泵阀、喷淋阀和超声波旋钮，检查洗瓶水澄明度，应符合要求。

4. 合格西林瓶陆续放入清洗抽斗中。

5. 西林瓶浸入超声波洗瓶机清洗，清洗后推入隧道式烘箱中。

6. 运行过程中，发生故障时，主机会自动停机，应及时检修，注意安全。

7. 关闭主机停机按钮，停止运行。

8. 关闭水泵、喷淋、超声波、压缩空气和注射用水等按钮和阀门。

（三）清场

1. 将电器的主开关断开，电源信号熄灭。

2. 将水槽内循环水和注射用水过滤器下的余水放尽。

3. 将水槽内玻璃渣清除。

4. 整机内、外部分别进行清洁、整理，应符合要求。

5. 经检查合格后，挂上状态标志。

（四）记录

生产完毕后填写批生产记录。

四、操作规程

（一）开机前准备

1. 检查操作间是否有清场合格标志，并在有效期内，否则按清场标准操作规程进行清场并经QA人员检查合格后，填写《清场合格证》，才能进行下一步操作。

2. 检查是否有生产状态牌。

3. 检查操作间的温湿度，是否符合要求。

4. 检查设备是否有“合格”、“已清洁”标牌，并对设备进行检查，确认设备正常，方可使用。

5. 检查水、电、压缩空气是否符合要求。

6. 给水箱注满纯化水（关闭水箱排水阀，加水注入至溢流口下边缘）。

7. 检查水泵是否正常（打开水阀，打开水泵开关，水箱水可注入到洗瓶的水槽中至溢流口）。

8. 分别开启纯化水、注射用水的阀门，检查喷水孔是否畅通，水压、水温是否符合要求。

9. 挂运行状态标志，进入操作。

（二）开机运行

1. 打开纯化水开关至规定值。

2. 打开压缩空气的阀门到0.2MPa。

3. 开水泵，使水槽中的水到要求水位。

4. 启动超声波发生器。

5. 在转盘中加入足够的西林瓶，开动转盘和拨轮，进行洗瓶操作。

（三）停机

1. 关闭转盘和拨轮。

2. 关闭超声波发生器。

3. 关闭水、气阀门。

4. 清除本批操作中剩余的瓶子。

5. 对超声波洗瓶机进行清洁。

6. 对场地进行清洁。

7. 填写批生产记录。

五、清洁规程

1. 超声波洗瓶机的水槽内、外部藏垢处用刷子洗刷，西林瓶碎渣用镊子挑净，再用注射用水冲洗干净（必要时再采用乙醇擦干）。

2. 设备外表系统用注射用水擦洗，干净丝光毛巾擦拭，符合要求。

3. 滤芯按规定处理符合要求。

六、维护保养规程

1. 设备必须在自动状态下开车，不得用工具强行开车。

2. 调整设备时一定要用专用工具，严禁强行拆卸及猛力敲打零部件。

3. 定期检查、紧固松动的连接件。

4. 检查分瓶架与进瓶通道的相对位置。

5. 检查推瓶顶杆与锥形导向杆的动作配合。

6. 水泵禁止长时间干运转，只有检查转向时进行短时点动。

7. 加热器、超声波发生器禁止无水时起动。

8. 按使用说明书要求对设备进行定期加油润滑。

9. 设备必须每天进行清洗，将水槽水放尽，清除玻璃渣，用水或气将水槽，转鼓冲洗干净。

10. 槽内不锈钢过滤网罩每天必须刷洗。

11. 将外部管路、过滤器内的残留水放尽，必要时将过滤芯再生或更换。

12. 检查、清除堵塞的喷嘴。

七、生产记录

洗西林瓶生产记录如表4–4。

表4–4 洗西林瓶生产记录

日期	年 月 日	班次		组别		记录人	
记录时间	注射用水澄明度情况	洗瓶质量检查合格数总数	注射用水压力（MPa）		注射用水温度（℃）	空气压力（MPa）	空气温度（℃）
			新鲜	回收			
时 分							
时 分							
时 分							
时 分							
时 分							
时 分							
时 分							
时 分							

上班结存量	箱	本班领量	箱	本班洗瓶量	箱	洗瓶机运转情况	
本班破损量	瓶	本班结存量	箱	瓶子报告批号	箱		

物料平衡：$\frac{\text{生产用瓶+废瓶+本批结余}}{\text{上批结余+本批领取+本批结余}} \times 100\%$

97%≥限度≤100%　　符合□　　不符合□　　计算人：　　复核人：

清场记录		
清场项目	负责者检查结果	质检员检查结果
△清除外包装袋、废盖、破瓶、包装绳、合格证		
△地面无积水，无本批生产遗留物		
△取下本批生产标志牌		
△冲净洗瓶装置输送带、工作台		
□擦净天棚、墙壁、门窗及附属装置用消毒剂擦净		
清场符合要求，检查情况用“√”；不符合要求重新清场至合格		
“△”代表批清场　“□”代表日清场　清洁：执行相关设备、环境清洁规程　清场：执行清场SOP		
清场人：　　负责人：　　复核人：　　清场日期：　　年 月 日		

任务7–2 西林瓶灭菌

一、任务描述

西林瓶灭菌程序应达到使细菌内毒素下降3个对数单位的要求。常见的干热灭菌条件是电烘箱于180℃加热1.5h；隧道式干热灭菌器于320℃加热5min以上。用远红外隧道式烘箱，按照《hd-a远红外隧道式烘箱操作规程》，西林瓶干热灭菌。

二、岗位职责

1. 严格执行车间控制区、洁净区卫生指令，按要求做好个人卫生，保持良好的个人卫生习惯。

2. 按照控制区、洁净区的更衣程序、消毒管理制度等管理要求，做到规范进出洁净区、规范更衣着装、规范消毒，确保无菌管理制度的落实。

3. 负责生产过程中投入生产的物料、物品等应在效期内使用，符合无菌生产要求。

4. 负责根据岗位、设备、物料、工器具、洁具等的状态及时更新标志，避免差错、混淆、交叉污染。

5. 负责按照要求对环境、设备、器具进行清洁、消毒，并需经检查合格。

三、岗位操作法

（一）生产前准备

1. 检查设备电器及各转动部位是否正常，若有故障应排除，并经常在传动部位添加润滑油。

2. 检查烘箱内部、不锈钢传送带、外部及仪表部位是否清洁，符合规定要求。

3. 确定烘箱内烘干灭菌温度与停机温度，调整到位（到时自动停机）。

（二）操作

1. 接通控制箱的主开关。

2. 开动烘箱的各部位仪表控制按钮，并将烘箱进出口的升降板调整到合适位置。

3. 本机开始运行，连接清洗机上已洗净西林瓶，进行干燥灭菌。烘箱传送带运行的速度，应符合干燥、灭菌要求。

4. 运行过程中，发生故障时，应及时调整或停机检修。

（三）清场

1. 灭菌结束，关闭电源和仪表各部位有关按钮。

2. 待隧道烘箱冷却后，按规定清洁烘箱内部和不锈钢传送带，并取尽西林瓶碎渣。同时将设备外部打扫干净，应符合要求。检查合格后，挂上状态标志。

（四）记录

生产完毕后填写批生产记录。

四、操作规程

（一）开机前准备

1. 检查设备的清洁。

2. 试开机运行，检查设备运转是否正常，有无异常声响。

（二）开机运行

1. 将功能选择开关、进瓶口风机开关、出瓶口风机开关、排风机开关、传送带开关、加热器开关置于自动，打开排空选择开关。

2. 打开电源开关，加热温度达到预置温度后，出瓶口瓶多指示灯灭；交流电流表指示灯灭。

3. 按传送带启动按钮，烘干机开始自动工作。清洗后的西林瓶先被预热吹干后，高温灭菌350℃，时间6min，最后冷却至40℃～50℃输出备用。

4. 操作时随时查看故障显示功能，以便准确及时排除故障。

5. 如遇特殊情况，操作者可按下烘干机上或电控柜上紧急停车开关。

6. 观察压差（进瓶口风机操作灯、排风机指示灯），当送风系统启动后，压差计上的液柱面超过350Pa时，须更换高效预过滤器。

7. 查看电控箱上的三块电流表，如电流低于15A，应检查加热元件，并及时更换。

8. 每周检查一次加热管导线的固定螺钉，发现松动及时紧固。

9. 设备运转时，禁止将手伸入隧道灭菌烘箱内。

（三）停机

1. 工作结束后，关闭所用操作钮回复原位，并关闭总电源。

2. 按隧道式灭菌干燥机清洁规程进行清洁。

五、清洁规程

1. 取下底座上的门，清除底座内的浮尘及杂物，并用水冲洗，注意不要把水溢到电机和电控箱上。

2. 设备表面用清洁布擦拭，清除表面污渍。

3. 每周生产结束清洁后，用消毒剂彻底消毒设备各表面。

4. 填写设备清洁记录，经QA检查员检查合格，贴挂“已清洁”状态标志卡。

六、维护保养规程

1. 开机前检查干燥机进口处控制开关、隧道两端风门运动是否灵活。

2. 检查输送网带磨损情况以及带动链轮的磨损情况，当影响使用时，进行更换。输送网带减速机出厂前已经调整并加入润滑油，每年换上新的20#润滑机油，减速机二年应大修一次。

3. 开启夜间启动，检查各层流风机、排风风机运转是否正常，电机起动后及运转中经常检查控制面板有无故障显示及控制器的显示值，发现异常情况立即报告维修工。

4. 检查各层流组的风速、风压及层流空气洁净度。发现风速、风压异常及时调整风机转速，当风机频率调到最大发现风速、风压达不到要求或层流空气洁净度异常时停机检查、排出机械或电器故障，当过滤器上下压差超过350Pa时，需要换过滤器。

5. 开启日间启动，旋转面板上三相电流转换开关，观察电流指示表，检查加热组三相电流是否均衡，发现其中某组电流不均，需更换加热元件，打开加热座上的网孔板检测加热管，判断是否为加热管损坏，更换加热管。

6. 随时更换损坏件，定期对紧固件进行紧固，如灭菌干燥机入口处的进瓶与挤瓶感应开关。手动摆动感应杆，观察感应开关是否被点亮，摆动杆是否灵活，未达到需要进行调整。

7. 如需更换过滤器时，先取下各段外盖板，卸下螺丝与压板，取出过滤器后换上新的过滤器，重新安装好机器即可（更换时设备必须断电）。

七、生产记录

西林瓶灭菌生产记录如表4-5所示。

表4-5 西林瓶灭菌生产记录

<table>
<tr><td>生产批号</td><td colspan="2"></td><td colspan="2">报告编号</td><td></td><td>产地</td><td></td></tr>
<tr><td>理瓶数量</td><td colspan="3">万只（ 箱）</td><td colspan="2">隧道开始加热时间</td><td colspan="2">时 分</td></tr>
<tr><td>洗瓶数量</td><td colspan="3">盘</td><td colspan="2">隧道开始送瓶时间</td><td colspan="2">时 分</td></tr>
<tr><td>废瓶数量</td><td colspan="3">只</td><td colspan="2">隧道停止送瓶时间</td><td colspan="2">时 分</td></tr>
<tr><td>理瓶人数</td><td colspan="3"></td><td colspan="2">洗瓶机维修时间</td><td colspan="2">分钟</td></tr>
<tr><td>洗瓶人数</td><td colspan="3"></td><td colspan="2">洗瓶机维修原因</td><td colspan="2"></td></tr>
<tr><td rowspan="2">项目
时间</td><td colspan="3">隧道烘箱各段压力指示（0.1MPa）</td><td rowspan="2">灭菌段温度（℃）</td><td rowspan="2" colspan="2">分装室对洗瓶间压差（Pa）</td><td rowspan="2">记录人</td></tr>
<tr><td>预热段</td><td>灭菌段</td><td>冷却段</td></tr>
<tr><td></td><td></td><td></td><td></td><td></td><td colspan="2"></td><td></td></tr>
<tr><td></td><td></td><td></td><td></td><td></td><td colspan="2"></td><td></td></tr>
<tr><td></td><td></td><td></td><td></td><td></td><td colspan="2"></td><td></td></tr>
<tr><td rowspan="2">项目
时间</td><td colspan="2">总管压力表（0.1MPa）</td><td colspan="4">洗瓶机各压力表（0.1MPa）</td><td rowspan="2">记录人</td></tr>
<tr><td>压缩空气</td><td>蒸馏水</td><td>压缩空气</td><td>新鲜水</td><td>循环水</td><td>溢流</td></tr>
<tr><td></td><td></td><td></td><td></td><td></td><td></td><td></td><td></td></tr>
<tr><td></td><td></td><td></td><td></td><td></td><td></td><td></td><td></td></tr>
<tr><td></td><td></td><td></td><td></td><td></td><td></td><td></td><td></td></tr>
<tr><td rowspan="5">质量检查</td><td>开机前蒸馏水澄明度</td><td>时间</td><td>抽查瓶数</td><td>澄明度</td><td>残留水</td><td colspan="2">检查人</td></tr>
<tr><td rowspan="2"></td><td></td><td></td><td></td><td></td><td colspan="2"></td></tr>
<tr><td></td><td></td><td></td><td></td><td colspan="2"></td></tr>
<tr><td>开机前压缩空气质量</td><td></td><td></td><td></td><td></td><td colspan="2"></td></tr>
<tr><td></td><td></td><td></td><td></td><td></td><td colspan="2"></td></tr>
</table>

续表

<table>
<tr><td rowspan="2">备注：</td><td></td><td>电导率</td><td></td><td></td></tr>
<tr><td colspan="4">记录人：</td></tr>
<tr><td colspan="5">清场记录</td></tr>
<tr><td colspan="3">清场项目</td><td>负责者
检查结果</td><td>质检员
检查结果</td></tr>
<tr><td colspan="3">△地面无积水，无本批生产遗留物</td><td></td><td></td></tr>
<tr><td colspan="3">△取下本批生产标志牌</td><td></td><td></td></tr>
<tr><td colspan="3">□擦净天棚、墙壁、门窗及附属装置，用消毒剂擦净</td><td></td><td></td></tr>
<tr><td colspan="5">清场符合要求，检查情况用“√”；不符合要求重新清场至合格</td></tr>
<tr><td colspan="5">“△”代表批清场　“□”代表日清场　清洁：执行相关设备、环境清洁规程　清场：执行清场SOP</td></tr>
<tr><td colspan="5">清场人：　　　　负责人：　　　　复核人：　　　　清场日期：　　年　月　日</td></tr>
</table>

任务7-3 胶塞处理

一、任务描述

用全自动湿法超声波胶塞清洗机，按照《KJCS-4A全自动湿法超声波胶塞清洗机操作规程》进行操作。将需漂洗的卤化丁基胶塞先用纯化水冲洗，再多次用热的注射用水冲洗。洗净的胶塞进行硅化，最后进行灭菌和干燥。

二、岗位职责

1. 严格执行车间控制区、洁净区卫生指令，按要求做好个人卫生，保持良好的个人卫生习惯。

2. 按照控制区、洁净区的更衣程序、消毒管理制度等管理要求，做到规范进出洁净区、规范更衣着装、规范消毒，确保无菌管理制度的落实。

3. 负责生产过程中投入生产的物料、物品等应在有效期内使用，符合无菌生产要求。

4. 及时检测和调整设备，保证符合质量要求。

5. 负责根据岗位、设备、物料、工器具、洁具等的状态及时更新标识，避免差错、混淆、交叉污染。

6. 负责按照要求对环境、设备、工器具进行清洁，消毒，并需经检查合格。

三、岗位操作法

（一）生产前准备

1. 从进盘传递窗中取出理塞人员理好的胶塞，对所领物料的规格、型号、数量进行核对，然后将篮筐中的胶塞倒入不锈钢周转桶内，将篮筐从出盘传递窗中传出，交由理塞者。

2. 按《进入生产区物料清洁管理规程》将外包装去除。

3. 及时填写并悬挂生产状态标志。

（二）操作

1. 加料 打开进料口，连接进料附件（吸料软管），真空系统开启进料，吸完料后，关好清洗桶上的拉门并锁紧，锁紧进料口盖。

2. 洗涤 用过滤的纯化水喷淋粗洗，使胶塞里的脏物从放水口排出，喷淋5min，然后加注射用水循环喷淋30min，取最后漂洗水，检查澄明度，合格后进行硅化处理（500ml硅油可硅化4万支胶塞），温度80℃，时间30min，硅化结束自动进行排水冲洗。

3. 灭菌干燥 灭菌控制121℃，15min，设备自动按设定程序进行蒸汽灭菌，真空干燥，热风干燥，真空干燥，常压化，直到出料。

4. 使用时间 灭菌后的胶塞及无菌生产工具应在24h内使用。

（三）清场

1. 对设备、容器、用具按照相应清洁规程进行清洁及时悬挂清洁标志。

2. 经质量监察员检查合格后发放清场合格，将《清场合格证》正本贴于批生产记录，副本留于下一班次生产人员。

（四）记录

填写批生产记录。

四、操作规程

（一）开机前准备

1. 打开纯化水阀门，检查水压≥0.1MPa。

2. 打开注射用水阀门，检查注射用水压≥0.2MPa。

3. 打开压缩空气阀门，检查压缩空气压力≥0.1MPa。

4. 打开蒸汽阀门，检查蒸汽压力≥0.1MPa。

（二）开机运行

1. 开机 打开电源开关，电源指示灯亮，“工作”灯亮。

2. 进料 将胶塞装入料槽内。

3. 喷淋 按下“喷淋”钮，绿灯亮，喷淋10min后，红灯亮，完成了喷淋。粗洗：按下“粗洗”钮，绿灯亮，清洗腔内水温在40℃~90℃范围。

4. 反复冲洗 15min后，红灯亮。

5. 硅化 将硅油加入料槽内，胶塞开始硅化。

6. 漂洗 按“漂洗”钮，绿灯亮，过滤注射用水从下方进入腔室内开始漂洗，

10min后，红灯亮。从取样口，取漂洗水检测水的澄明度，如果清洗不合格，再按一次“漂洗”钮，重新漂洗一次，然后再取样，直至合格。

7. 灭菌　按“蒸汽灭菌”钮，绿灯亮，清洗机自动完成排水、抽真空，当温度达到121℃后，开始计时，15min后红灯亮，完成灭菌。

8. 干燥　按“干燥”钮，绿灯亮，通过抽真空，腔体内温度控制在90℃～115℃，30min后，完成干燥。

9. 冷却　按“冷却”钮，绿灯亮，腔体内真空和放入冷空气交替进行，数次后，真空清洗腔体温度≤60℃，红灯亮。当清洗腔体温度≤60℃，无菌室内“警示”灯灭，“工作”灯亮防护门电锁打开。

10. 卸料　打开无菌室内防护门行程开关，操作室“冷却”红灯灭，“无菌室正在卸料”红灯亮。操作室所有按钮锁定不能工作。按下“卸料”钮，卸料开始。当卸料完毕后，关上防护门，按动“卸料完毕”钮，防护门电锁锁定，无菌室“卸料”灯灭，同时，操作室所有锁定按钮解开。

（三）停机

关闭水阀、蒸汽阀、电源。

五、清洁规程

1. 用浸有注射用水的丝光毛巾揩擦胶塞清洗机表面及机身2～3次。

2. 清除传动系统的污垢等异物。

3. 清洗箱的清洁

（1）先点动，检查胶塞、清洗机，各传动部件是否连接好。

（2）开启主传动轴电机，使主轴转速适中。

（3）开进水电磁阀，水位至洗塞机溢流口。

（4）继续开进水阀，并开启循环水泵，通过喷淋冲洗清洗箱。

（5）清洗结束后放水。

（6）水放完后，关罐底阀门使用。

六、维护保养规程

1. 润滑　每班生产前先对电机、减速器、链条、链轮等各转动部件润滑状况进行检查，确保润滑良好，润滑不良应及时加润滑油（脂）。

2. 主轴支架内滚支轴承的润滑采用钠脂或钾脂润滑脂，可于1～2年后更换一次，减速机润滑油使用1年后应更换新油。

3. 主传动轴上的三套机械密封的密封面，每班应加入少量润滑油。

4. 空气雾化器中的雾化油应定期加油。

5. 开空车运行5～10min，检查传动系统电气控制、仪器、仪表是否正常，发现异常及时通知检修。

七、生产记录

胶塞处理生产记录如表4–6所示。

表4–6　胶塞处理生产记录

胶塞处理批号			胶塞处理数量	
压力（MPa）			入口蒸汽压力（MPa）	
加洗涤剂数量（ml）			加硅油数量（ml）	
开机时间			停机时间	
机器延时（h）			全过程时间（h）	
质量检查	无盐水澄明度			
	胶塞澄明度			
	胶塞水分（%）			
	无菌情况			
	电阻率			

胶塞蒸汽灭菌及干燥操作记录

灭菌程序选择：P_2	设定灭菌温度：121℃	设定灭菌时间：20min	抽空次数：　次
灭菌批号：	胶塞精洗批号：	灭菌柜代号：	胶塞数量：　只

操作程序名称	开始时间	结束时间	纯蒸汽压力（bar）	灭层蒸汽压力（bar）	压缩空气压力（bar）	控制温度（℃）	夹层温度（℃）	腔室温度（℃）	腔室压力（bar）
操作开始									
预处理									
灭　菌									
后处理									
胶塞干燥	设定干燥温度（℃）			预热开始	预热结束	干燥开始	干燥结束	胶塞水分（%）	

清场记录

清场项目	负责者检查结果	质监员检查结果
△取下生产标志牌		
△无本批生产遗留物		
△地面无胶塞，清除包装袋等杂物		
△冲净冲洗槽等容器，地面无积水		
□擦净天棚、墙壁、门窗、地面及附属装置，用消毒剂擦净		
清场符合要求，检查情况用“√”；不符合要求重新清场至合格		
“△”代表批清场　“□”代表日清场　清洁：执行相关设备、环境清洁规程　清场：执行清场SOP		
清场人：　负责人：　复核人：　清场日期：　年　月　日		

任务7-4 分装压塞

一、任务描述

用抗生素玻璃瓶螺杆分装机，按照《KFG120F型抗生素玻璃瓶螺杆分装机操作规程》，按每瓶0.25g规格将青霉素钾进行分装压盖。

二、岗位职责

1. 严格执行车间控制区、洁净区卫生指令，按要求做好个人卫生，保持良好的个人卫生习惯。

2. 按照控制区、洁净区的更衣程序、消毒管理制度等管理要求，做到规范进出洁净区、规范更衣着装、规范消毒，确保无菌管理制度的落实。

3. 负责生产过程中投入生产的物料、物品等应在有效期内使用，符合无菌生产要求。

4. 严格执行装量要求，做到百分百投料，及时检测和调整设备，保证装量符合质量要求。

5. 负责根据岗位、设备、物料、工器具、洁具等的状态及时更新标志，避免差错、混淆、交叉污染。

6. 负责按照要求对环境、设备、工器具进行清洁、消毒，并需经检查合格。

三、岗位操作法

（一）生产前准备

1. 分装操作前30min开启分装间层流，并确认其处于正常工作状态。

2. 用75%乙醇擦拭传送带、机器操作台面、胶塞机转盘及轨道，理瓶转盘等。

3. 检查所用胶塞、西林瓶澄明度及原粉澄明度，经检查符合要求后方可投入使用。

4. 按螺杆分装机的操作规程进行安装，并检查空车运行。

5. 按“分装指令”中核对无菌原粉产品名称、分装装量、规格、批号、批量等是否正确，并逐一检查包装有无破损、裂缝及密封是否完好，准确无误后方可上粉。

6. 向理塞器中加入处理合格的胶塞。

7. 检查分装机运转无误后，开车试装调整装量。

（二）操作

1. 灭菌后的西林瓶经传送带送至分装理瓶转盘，目检挑出破口、裂瓶、脏瓶、异物瓶。由进瓶盘传送带送至分装机转盘拔轮处备用。

2. 启动分装机试装抽查装量，并调整装量在质量控制范围内，开始正式分装。

3. 分装过程中保持下料器中药粉为其总容量的2/3 ~ 1/2左右，以保证装量的稳定性。

4. 分装操作时，严禁用手接触西林瓶瓶口、胶塞柱，必须处理时用专用镊子处理。

5. 分装过程中，每隔15min左右抽查一次装量，根据实际情况随机抽查。

6. 分装过程中，保持西林瓶轨道及操作台面的整洁，每隔2h用75%乙醇擦拭一次。

7. 分装间操作人员每隔15min需要用75%乙醇对手消毒一次。

（三）清场

1. 分装生产结束后，拧开粉斗锁紧螺丝拆下粉杯，将粉罩中剩余的原料与进料大螺杆及料斗中的剩余原料倒入专用不锈钢盘中，装入指定原料桶密封，按规定退至原辅料暂存。

2. 将分装螺杆、主搅拌、分装机头、大螺杆、料斗等拆下，送到工具间，按工具清洁消毒程序进行清洁。

3. 将生产中剩余、污染的西林瓶、胶塞等物料统计数量并整理好记录由传递窗退出洁净区。

4. 对设备、容器、用具按照相应清洁规程进行清洁，及时悬挂清洁标志。

5. 经质量监察员检查合格后发放清场合格，将《清场合格证》正本贴于批生产记录，副本留于下一班次生产人员。

（四）记录

生产完毕后填写批生产记录。

四、操作规程

（一）开机前准备

1. 检查操作间是否有清场合格标志，并在有效期内。

2. 检查是否有生产状态牌。

3. 检查操作间的温、湿度，是否符合要求。

4. 检查设备是否有“合格”、“已清洁”标牌，并对设备进行检查，确认设备正常，方可使用。

（二）开机运行

1. 上瓶　手动将抗生素玻璃瓶放在转盘上，至少装满2/3。

2. 空载运行　按启动按钮，检查运行是否正常，停机。

3. 装粉　将药粉装入送粉装置中，可点动“送粉”，使装量至视窗的一半。

4. 调节装量　在现有步进参数下，试装几瓶，在电子天平上测出1号位和2号位的实际装量并记录；在“运算”界面上，分别输入刚测得的两个工位的实际装量。

5. 在理塞器中加入适量的胶塞，调节胶塞的振动至适当速度。

6. 按“启动”即可进行分装。

7. 分装过程中每15min检查装量。

（三）停机

1. 清除本批操作中剩余的瓶子。

2. 对设备进行清洁。

3. 对场地进行清洁。

4. 填写生产批生产记录。

五、清洁规程

1. 进入现场的人员及所携带的工具应符合现场相应的无菌要求。

2. 将与药粉接触的有关可拆卸零部件全部拆下。

3. 将机头锁紧装置松开，并旋转180°。

4. 将齿轮盖拉掉，把粉斗拆下，再分别将送粉贮筒、送粉贮筒座、送粉螺杆逐一拆下。

5. 将粉筒拆下，再分别将有机玻璃粉筒、漏斗、粉嘴、粉筒底座逐一拆下。

6. 将螺杆、搅拌拆下，再将等分盘拆下。

7. 清除齿轮、链轮、链条等转动部件上的污垢。

8. 清洁工作完毕后，工作台面、振荡器等上述机件上不得有药粉残留，不得有油污、纤维等。

9. 做好生产场地的清洁卫生工作和设备清洁记录。

六、维护保养规程

1. 开机前应手动盘车和空车运转，传动系统应灵活，传动准确、平稳，制动装置应灵敏可靠。每天对设备进行巡回检查，并作好运转记录。

2. 开机前及运转中按规定对各润滑点进行润滑。

3. 开机前及运转中对步进步数及计数控制记录，随时注意观察机器的运转情况，如声音和振动异常应停车及时处理。

4. 输粉漏斗及输粉螺杆部分、装粉粉斗及计量螺杆部分与药粉直接接触部分每批生产后应拆卸、清洗一次。

5. 设备如长期停用，应做好清洁工作，传动部件应涂油防锈。

七、生产记录

分装生产记录如表4-7所示。

表4-7 分装生产记录

品名		规格		生产批号		班次	

原料药粉	批号	报告编号	效价（IU）	瓶数	总重（kg）	标准装量（mg）	理论产量（支）

项目 时间	真空系统（0.1MPa）			压缩空气系统（0.1MPa）			温度（℃）	相对湿度（℃）	室内压差+/-	记录人
	总表	吸粉Ⅰ	吸粉Ⅱ	总表	吹粉Ⅰ	吹粉Ⅱ				

灭菌胶塞	出箱时间	有效期	出箱数量	使用数量	返洗数量	应进人数	
						实进人数	

开机时间		机速（支/min）		实际产量	
停机时间		维修时间	min	成品率（%）	
备注					

清场记录		
清场项目	负责者检查结果	质监员检查结果
△清除破瓶、废胶塞等，无本批产品遗留物		
△所有用具排列整齐，取下本批生产标志牌，地面无积水		
△冲净灌装、加塞设备及用具		
△胶塞退回洗塞室		
□擦净天棚、墙壁、门窗、地面、传递窗及附属装置并消毒		
清场符合要求，检查情况用“√”；不符合清场要求的重新清场至合格		
“△”代表批清场 “□”代表日清场 清洁：执行相关设备、环境清洁规程		
清场人： 负责人： 复核人： 清场： 年 月 日		

任务7-5 轧 盖

一、任务描述

用多功能滚压式抗生素玻璃瓶轧盖机，按照《KGL150D多功能滚压式抗生素玻璃瓶轧盖机操作规程》将分装压盖好的玻璃瓶轧盖。

二、岗位职责

1. 负责轧盖机的调试，并保证生产出符合密封性、完好性的中间产品。

2. 负责排除生产过程的设备故障或协助解决，并跟进和反馈维修后的运行情况。

3. 对生产过程中物料进行检查，并将不良情况及时向上级汇报。

4. 按照工艺规程和操作规程灭菌铝盖并记录。

5. 处理生产过程中的不合格铝盖、中间产品，并记录。

6. 按照要求填写批生产记录、运行记录、维护记录、使用记录，确保做到准确性、及时性。

7. 按照工艺卫生制度、清场管理制度，做好生产结束后的清场清洁工作。

8. 按照要求对环境、设备、工器具进行清洁、消毒、灭菌，并按要求进行确认合格。

9. 按照设备维护保养规定，定期对设备进行清洁、润滑、紧固、更换易损件等工作，确保设备处于完好状态。

三、岗位操作法

（一）生产前准备

1. 做好设备卫生，用75%乙醇擦拭分装转盘、轨道、铝盖选择器的内表面。

2. 温度、相对湿度应符合工艺要求。

3. 批生产记录完整、准确。

4. 设备、器具有“正常已清洁”、“清洁待用”状态标志。

5. 轧盖间生产环境应符合要求，有上一班次《清场合格证》副本（将其贴于批生产记录上），方可生产。

6. 填写本岗位本批次生产状态标志卡，并将其悬挂于门上及相应设备上。

7. 在各传动部位加好润滑油。

8. 接到铝盖灭菌岗位通知后取出铝盖，复核铝盖规格、批号、数量、质量及盛装容器状况，将铝盖加入振荡器中。

（二）操作

1. 接通总电源。

2. 调节锁盖器转数，打开振荡器使铝盖充满轨道。

3. 取20个无药扣好胶塞的小瓶，在轧盖机上轧盖，三指拧不动，为合格。

4. 启动轧盖机进瓶传送带，使制品充满轧盖分瓶盘，按启动键开始轧盖。

5. 轧好盖的半成品，经出盘传递窗传至目检岗位。

6. 操作过程中出现碎瓶时，应及时停机清理。

7. 及时处理运行轨道不良品，掉胶塞的不良品不得重新轧盖。及时用镊子扶正倒瓶。

8. 当最后一只制品进入轧盖分瓶盘后，关闭网带。

9. 当全部制品轧完盖后，关闭铝盖振荡器，将制品收入出料盘中后关闭主机。关闭电源。

（三）清场

1. 剩余的铝盖按《生产过程剩余物料处理规程》进行处理。

2. 将轧盖产生的碎西林瓶、坏铝盖及轧盖不合格药品装袋后传出，按规定处理。

3. 对设备、容器、用具按照相应清场规程进行清洁并及时悬挂清洁标志，经质量监察员检查合格后发放《清场合格证》。

（四）记录

填写生产记录，并将《清场合格证》正本贴于批生产记录，副本插于操作间门上。

四、操作规程

（一）开机前准备

生产前检查各单头上的挂钩固定螺栓是否紧固，如有松动应及时锁紧。

（二）开机运行

1. 打开电源开关。电源指示灯亮，此时机器处于正常状态。

2. 开启电源后，将轧盖机设定为校车档，按点动开关，测试机器是否能平稳运行。

3. 根据生产任务，调整机器转速，同时相应调整输送带和理盖机，使铝盖加速进入导轨。

4. 如铝盖导轨内铝盖断档，用镊子拨动，使铝盖加速进入导轨。

5. 生产过程中，发现瓶子轧碎应及时关机，用镊子将碎玻璃清理干净，再开机生产。如瓶子堵塞主机将延时停转，待故障排除后，主机会自动运行。

6. 生产过程中，如发现漏轧或跳盖应及时拿出，铝盖松紧不符合要求应停机调整。

7. 轧盖机发生故障，应立即停机检修，以免铝盖轧坏。

（三）停机

生产结束后，关闭电源，做好设备及场地的清洁卫生工作。

五、清洁规程

1. 清除传送带、齿轮等部件上的油垢。

2. 用毛刷清除理盖机及设备上的异物。

3. 工作台面、设备外表、理盖机、进出瓶轨道等用浸有75%乙醇揩擦。

4. 清洁工作完毕后，工作台面、理盖机等机件上不得有油污、纤维等异物残留。

六、维护保养规程

1. 每班生产前应检查机器上螺栓是否有松动，各传动部件及齿（链）轮的润滑情况，按规定加注润滑油（脂），轧刀臂上应每周加油一次。

2. 生产前将机车设定为校车档，点动空车试运转，确认机器转动安全、灵活、平稳。

3. 生产中不得随意调控调速按钮，尽量使设备在同一速度下运转，以免损伤传动部件。

4. 操作人员要将转盘中的无胶塞瓶挑出，有倒瓶及时扶起，以免倒瓶卡住车子，并且要经常检查机器的声响及振动情况，发现异常立即处理。

5. 电器箱上的各部件不可随意拆卸，按钮开关必须用手指按动，禁止用镊子、螺丝刀等尖硬物触击按钮。

6. 有物体卡住输送带应立即关机清理，以免电动机损坏。

七、生产记录

轧盖生产记录如表4–8所示。

表4–8　轧盖生产记录

<table>
<tr><td>品种</td><td></td><td>规格</td><td></td><td>铝盖报告编号</td><td></td></tr>
</table>

<table>
<tr><td>生产批号</td><td>压盖数量</td><td>压盖废品数</td><td rowspan="3">温湿度记录</td><td>时间</td><td>温度（℃）</td><td>相对湿度/%</td></tr>
<tr><td></td><td></td><td></td><td></td><td></td><td></td></tr>
<tr><td></td><td></td><td></td><td></td><td></td><td></td></tr>
<tr><td></td><td></td><td></td><td rowspan="2">风压检查</td><td></td><td></td><td></td></tr>
<tr><td></td><td></td><td></td><td></td><td></td><td></td></tr>
</table>

<table>
<tr><td colspan="9">压盖质量检查（瓶/瓶）</td><td rowspan="2">气密性检查</td><td rowspan="2">检查人</td></tr>
<tr><td>批号</td><td>时间</td><td>压松</td><td>破瓶</td><td>翘塞</td><td>缺顶</td><td>压坏</td><td>其他</td><td>小计</td></tr>
<tr><td></td><td></td><td></td><td></td><td></td><td></td><td></td><td></td><td></td><td></td><td></td></tr>
<tr><td></td><td></td><td></td><td></td><td></td><td></td><td></td><td></td><td></td><td></td><td></td></tr>
<tr><td></td><td></td><td></td><td></td><td></td><td></td><td></td><td></td><td></td><td></td><td></td></tr>
<tr><td></td><td></td><td></td><td></td><td></td><td></td><td></td><td></td><td></td><td></td><td></td></tr>
<tr><td></td><td></td><td></td><td></td><td></td><td></td><td></td><td></td><td></td><td></td><td></td></tr>
<tr><td></td><td></td><td></td><td></td><td></td><td></td><td></td><td></td><td></td><td></td><td></td></tr>
</table>

<table>
<tr><td>预选铝盖总数</td><td>只</td><td>开机时间</td><td></td><td>停机时间</td><td></td></tr>
<tr><td>挑出废品数</td><td>只</td><td>机速（支/min）</td><td></td><td>维修时间</td><td></td></tr>
</table>

备注：

续表

<table>
<tr><td colspan="3">清场记录</td></tr>
<tr><td>清场项目</td><td>负责者检查结果</td><td>质监员检查结果</td></tr>
<tr><td>△清除废铝盖、废胶塞、碎玻璃</td><td></td><td></td></tr>
<tr><td>△无本批产品遗留物</td><td></td><td></td></tr>
<tr><td>△取下本批生产标志牌</td><td></td><td></td></tr>
<tr><td>□剩余铝盖、不合格铝盖退库，擦净设备</td><td></td><td></td></tr>
<tr><td>□擦净天棚、墙壁、门窗、地面、传递窗及附属装置并消毒</td><td></td><td></td></tr>
<tr><td colspan="3">清场符合要求，检查情况用“√”；不符合清场要求的重新清场至合格</td></tr>
<tr><td colspan="3">“△”代表批清场　“□”代表日清场　清洁：执行相关设备、环境清洁规程　清场：执行清场SOP</td></tr>
<tr><td colspan="3">清场人：　负责人：　复核人：　清场：　年　月　日</td></tr>
</table>

任务7-6　灯　检

用灯检箱进行灯检。具体操作参见“项目二小容量注射剂的生产”中“任务3-4灯检印字包装”。

任务评价

一、技能评价

<table>
<tr><td colspan="2" rowspan="2">测试项目</td><td rowspan="2">评分细则</td><td colspan="2">评价结果</td></tr>
<tr><td>班组评价</td><td>教师评价</td></tr>
<tr><td rowspan="9">实训操作</td><td rowspan="5">设备操作（40分）</td><td>1. 开启相关设备前能够检查设备（5分）</td><td></td><td></td></tr>
<tr><td>2. 能够按照操作规程正确操作相关设备（20分）</td><td></td><td></td></tr>
<tr><td>3. 能注意相关设备的使用过程中各项安全注意事项（5分）</td><td></td><td></td></tr>
<tr><td>4. 能准确填写周转标签（5分）</td><td></td><td></td></tr>
<tr><td>5. 能完整记录操作参数及操作过程（5分）</td><td></td><td></td></tr>
<tr><td rowspan="2">产品质量（15分）</td><td>1. 装量差异合格（8分）</td><td></td><td></td></tr>
<tr><td>2. 不溶性微粒合格（7分）</td><td></td><td></td></tr>
<tr><td rowspan="2">清场（15分）</td><td>1. 能够选择适宜的方法，并按顺序对设备、工具、容器、环境等进行清洗和消毒（8分）</td><td></td><td></td></tr>
<tr><td>2. 清场结果符合要求（7分）</td><td></td><td></td></tr>
<tr><td rowspan="4">实训记录</td><td rowspan="2">完整性（15分）</td><td>1. 能完整记录操作参数（8分）</td><td></td><td></td></tr>
<tr><td>2. 能完整记录操作过程（7分）</td><td></td><td></td></tr>
<tr><td rowspan="2">正确性（15分）</td><td>1. 记录数据准确无误，无错填现象（8分）</td><td></td><td></td></tr>
<tr><td>2. 无涂改，记录表整洁、清晰（7分）</td><td></td><td></td></tr>
</table>

二、知识评价

（一）选择题

1. 单项选择题

（1）注射用无菌粉末系指（　　）

A. 药物制成的供临用前用适宜的无菌溶液配制成澄清溶液或均匀混悬液的无菌粉末或无菌块状物

B. 药物制成的供临用前用适宜的溶液配制成澄清溶液或均匀混悬液的粉末或块状物

C. 药物制成的用适宜的无菌溶液配制成澄清溶液或均匀混悬液的无菌制剂

D. 药物制成的供临用前用适宜的无菌溶液配制成澄清溶液的无菌粉末或无菌块状物

（2）粉针剂的装量差异质量要求错误的是（　　）

A. 0.05g及0.05g以下 ± 15%　　B. 0.05g以上至0.15g ± 10%

C. 0.15g以上至0.50g ± 7%　　D. 0.50g以上 ± 6%

（3）将青霉素钾制为粉针剂的目的是（　　）

A. 免除微生物污染　　B. 防止水解

C. 防止氧化　　D. 易于保存

（4）青霉素钾的性状为（　　）

A. 白色结晶性无菌粉末　　B. 结晶性粉末

C. 白色无菌粉末　　D. 白色结晶性粉末

（5）青霉素钾含量按干燥品计算应为（　　）

A. 含$C_{16}H_{17}KN_2O_4S$不得少于96.0%

B. 含$C_{16}H_{17}KN_2O_4S$应为标示量的95.0%～115.0%

C. 含$C_{16}H_{17}KN_2O_4S$不得少于95.0%

D. 含$C_{16}H_{17}KN_2O_4S$应为标示量的90.0%～110.0%

2. 多项选择题

（1）为保证注射用无菌分装制品的无菌性质，须做到（　　）

A. 严格监测洁净室的空气洁净度，监测空调净化系统的运行

B. 生产作业的无菌操作与非分无菌操作分开

C. 凡进入无菌操作区的物料及器具必须经过灭菌或消毒

D. 人员要遵循无菌作业的标准操作规程

E. 以上说法都不包括

（2）哪些药物理化性质对无菌分装工艺有影响（　　）

A. 临界相对湿度　　B. 粉末的晶形与松密度　　C. 物料的热稳定性
D. 流动性　　E. 以上说法都包括

（3）无菌粉末可用以下哪些方法制备（　　）
A. 溶剂结晶法　　B. 喷雾干燥法
C. 冷冻干燥法　　D. 粉碎过筛法
E. 以上说法都包括

（4）无菌分装工艺中存在的问题有（　　）
A. 无菌问题　　B. 澄明度问题
C. 装量差异问题　　D. 吸潮变质问题
E. 以上说法都不包括

（5）根据生产工艺及药物性质不同，注射用无菌粉末可分为（　　）
A. 注射用无菌分装制品　　B. 注射用无菌冻干制品
C. 液体静脉乳　　D. 输液
E. 以上说法都包括

（二）简答题

1. 简述非最终灭菌无菌分装注射剂的工艺流程。
2. 简述制备粉针剂须控制哪些环节达到无菌要求。
3. 简述粉针剂的装量差异检查项目。

（三）案例分析题

注射用青霉素钾为无菌分装注射剂，请从生产过程中的各个环节分析如何保证产品的质量。

任务8　注射用阿糖胞苷粉针剂的生产

·任务资讯·

一、注射用冷冻干燥制品概述

（一）冷冻干燥原理

冷冻干燥全称为真空冷冻干燥（简称冻干）是指将被干燥含水物料冷冻到其共晶

点温度以下，凝结为固体后，在适当的真空度下逐渐升温，利用水的升华性能使冰直接升华为水蒸气，再利用真空系统中的冷凝器（捕水器）将水蒸气冷凝，使物料低温脱水而达到干燥目的的一种技术。该过程包括3个彼此独立又相互依赖的步骤：预冻、一次干燥（升华）、二次干燥（解吸附）。

在水的三相图中有3条曲线，划出了3个区域，分别代表冰（固相），水（液相）和水蒸气（气相）3个单项区；曲线上是二项共存，L线是冰和水的平衡线，此线上冰与水共存；K线是水和水蒸气的平衡线，此线上水与水蒸气共存；S线是冰和水蒸气的平衡线，此线上冰与水蒸气共存；三条曲线交于O点。而O点正好是冰水和水蒸气三相的平衡点，即冰、水与水蒸气共存，被称为水的三相点。三相点时的温度为0. 01℃（即水的冰点），压力为613.3Pa。

从水的三相图中可以看到，当压力低于三相点的压力时，水的物理状态只有冰和水蒸气两种，不存在液态的水；也就是说，不管温度如何变化，水只在固态与气态之间变化；固态的冰受热可不经液相直接升华为水蒸气。而水蒸气遇冷时放热又可直接变为冰。冷冻干燥就是利用上述原理，使体系的压力控制在三相点的压力之下，升高温度或降低压力都可使固态的冰不经液相直接升华为水蒸气，而低压力下水蒸气可迅速地从系统中去除，并在冷凝器上凝集。

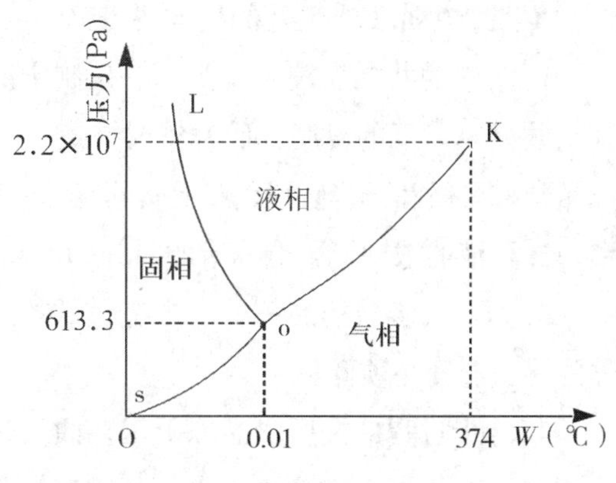

图4-8　水的相平衡图

（二）注射用冷冻干燥制品特点

1. 冷冻干燥在低温下进行，因此对于许多热敏性的物质特别适用，如蛋白质、微生物之类不会发生变性或失去生物活力。

2. 在低温下干燥时，物质中的一些挥发性成分损失很小。

3. 在冷冻干燥过程中，微生物的生长和酶的作用无法进行，因此能保持原来的性状。

4. 由于在冻结的状态下进行干燥，因此体积几乎不变，保持了原来的结构，不会发生浓缩现象。

5. 干燥后的物质疏松多孔，呈海绵状，加水后溶解迅速而完全，可立即恢复原来的性状。

6. 由于干燥在真空下进行，氧气极少，一些易氧化的物质得到了保护。

7. 干燥能排除95%～99%以上的水分，使干燥后产品能长期保存而不变质。

（三）注射用冷冻干燥制品生产工艺步骤

1. 将药品和赋形剂溶解于适当的溶剂（通常使用注射用水）中。

2. 将药液通过一个0.22 μm 的除菌过滤器进行除菌。

3. 灌装到各个已灭菌的容器中，并在无菌条件下进行半压塞。

4. 在无菌条件下将半加塞后的容器转移至冻干箱内。

5. 溶液的预冻：将半加塞后的容器置于冻干箱的冷冻搁板，或在另一个箱内作预冷冻。

6. 箱体抽真空并将冷冻搁板升温，以便在冷冻状态下通过升华除去水分。

7. 全压塞密封：通常由安装在冻干机内的液压式或螺杆式压塞装置完成。

（四）冷冻干燥工艺的技术要点

1. 溶液的共晶点较为重要，它是制定冻干工艺的主要依据。预冻时，产品必须冷冻到共晶点以下的温度；而升华时，产品又不能超过共晶点温度，因此共晶点温度是产品预冻阶段和升华阶段的最高许可温度。

2. 溶液的浓度能影响冻干的时间和产品的质量，一般应控制在4%～25%之间。

3. 由于大多数药品都要求含有较低的残留水分，为了确保较低的残留水分，冷凝器的终点温度必须低。

4. 冻干过程应按照产品冻干工艺曲线进行冻干，在生产中应密切关注搁板温度、冷凝器温度、真空度等的变化，确保其符合相关要求；同时关注时间和温度的变化速率。

二、注射用冷冻干燥制品的制备

冷冻干燥工艺对环境的要求如下。

1. B级背景下的A级 产品的灌装、半加塞，冻干过程中制品处于未完全密封状态下的转运，直接接触药品的包装材料、器具灭菌后的装配、存放以及处于未完全密封状态下的转运。

2. B级 冻干过程中制品处于未完全密封状态下的产品置于完全密封容器内的转运。直接接触药品的包装材料、器具灭菌后处于密闭容器内的转运和存放。

生产工艺如图4–9。

三、冻干设备

1. 结构 冷冻干燥机有各种不同的种类和规格，但基本组成体相同，一般包括干燥箱、制冷系统、真空系统、热交换系统和控制系统五个主要部分。制冷系统包括冻干箱中的冷冻管、制冷压缩机和冷凝器等；真空系统主要是真空泵和各种阀门；热交

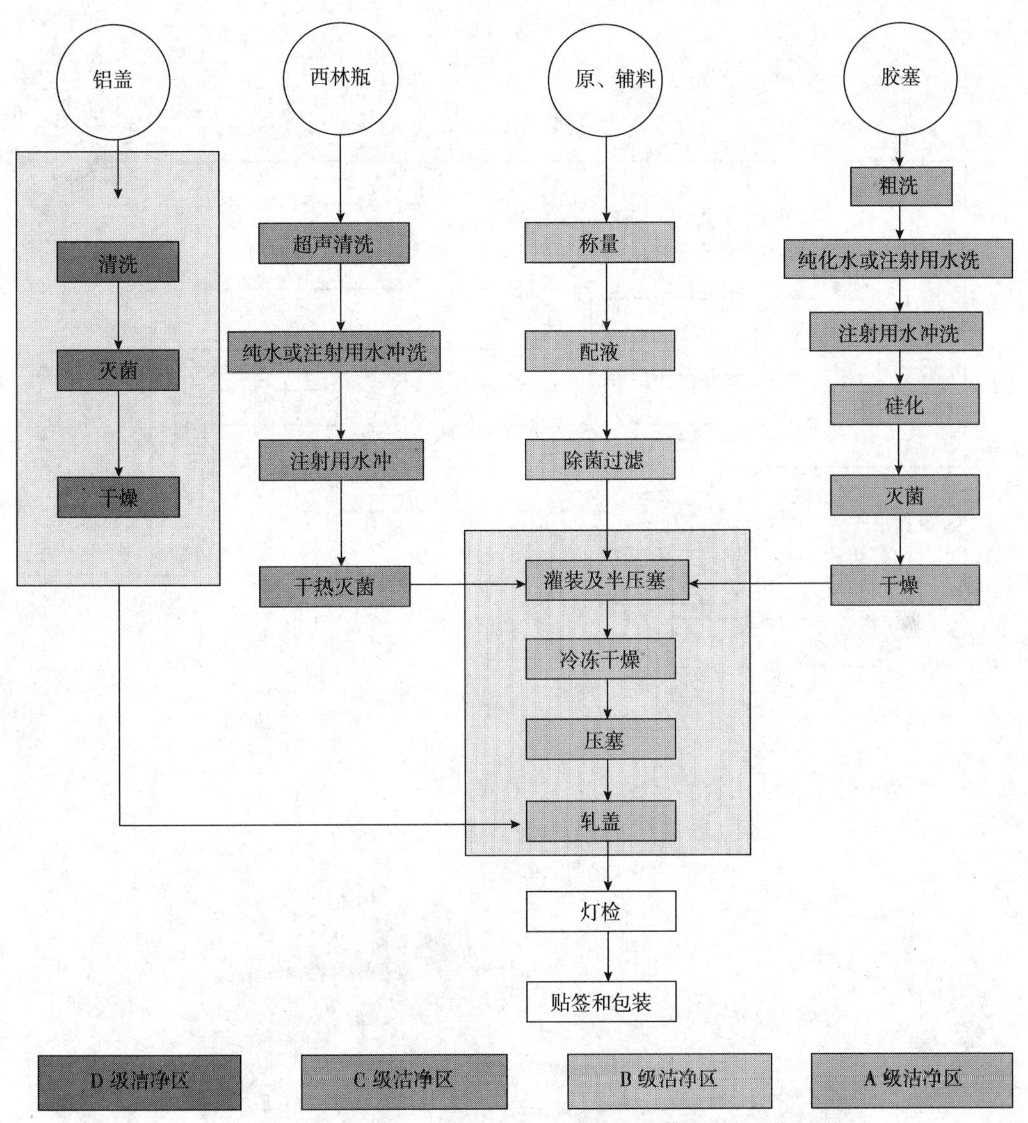

图4–9 注射用冷冻干燥制品工艺流程及环境区域划分示意

换系统主要是冻干箱中的加热管，控制系统主要包括各种电器控制元件等。结构及实物如图4–10。

2. 工作原理 当装有药液的玻璃瓶放入冻干箱后，制冷压缩机开始工作，通过冻干箱中的冷冻管使样品预冻；然后真空泵开始工作，使整个冻干箱中的压力远远低于水的三项点时的压力；加热系统在控制系统的控制下程序升温，并通过冻干箱中的加热管使样品受热，而且在样品的最低共熔点以下保持较长的时间，使样品中的水分大部分升华除去；由于低压力的环境，升华出来的水分可迅速地离开系统并在冷凝器上凝集。

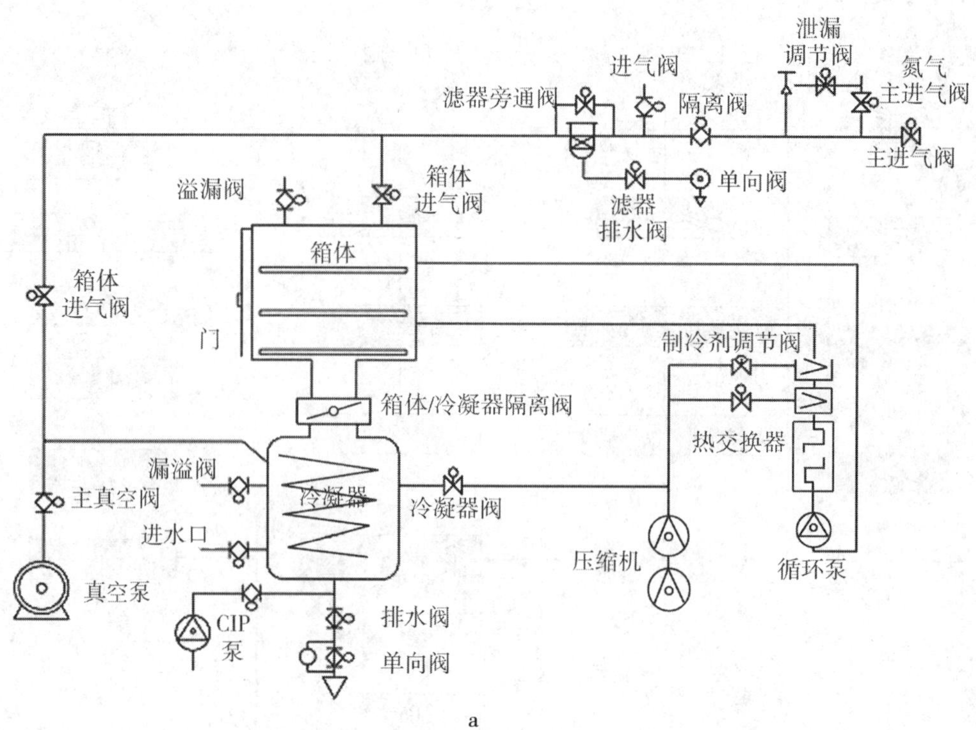

a

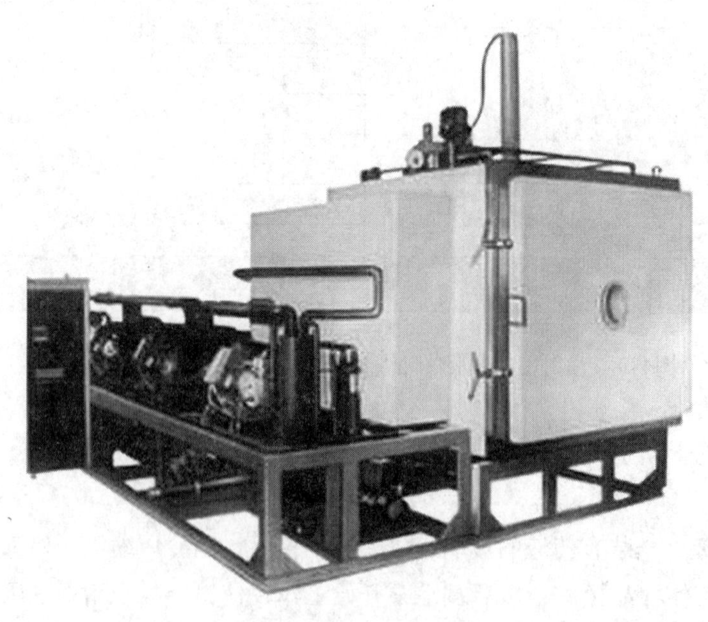

b

图4-10 冷冻干燥机

a. 冷冻干燥机原理图 b. 冷冻干燥机实物图

工作任务

注射用盐酸阿糖胞苷粉针剂生产指令如表4–9所示。

表4–9 注射用盐酸阿糖胞苷粉针剂生产指令

<table>
<tr><td>产品名称</td><td colspan="2">注射用盐酸阿糖胞苷</td><td>规格</td><td colspan="3">0.05g/瓶</td></tr>
<tr><td>产品批号</td><td colspan="2"></td><td>分装量</td><td colspan="3">10000瓶</td></tr>
<tr><td rowspan="3">分装处方</td><td>原、辅料名称</td><td>规格</td><td colspan="2">每10000瓶投料量</td><td colspan="2">批号及供应厂家</td></tr>
<tr><td>注射用盐酸阿糖胞苷</td><td></td><td colspan="2">500g</td><td colspan="2"></td></tr>
<tr><td>氢氧化钠</td><td></td><td colspan="2">适量</td><td colspan="2"></td></tr>
<tr><td>起草人</td><td></td><td>审核人</td><td colspan="2"></td><td>批准人</td><td></td></tr>
<tr><td>日期</td><td></td><td>日期</td><td colspan="2"></td><td>日期</td><td></td></tr>
</table>

任务分析

一、处方分析

盐酸阿糖胞苷为主药，属于抗肿瘤药物。主要用于急性白血病：对急性粒细胞白血病疗效最好，对急性单核细胞白血病及急性淋巴细胞白血病也有效；氢氧化钠在处方中用于调节pH。

二、工艺分析

按照片剂的生产过程，将工作任务细分为8个子工作任务，即任务8–1洗玻璃瓶；任务8–2玻璃瓶灭菌；任务8–3胶塞处理；任务8–4配液；任务8–5除菌过滤；任务8–6灌装及半压塞；任务8–7冷冻干燥压盖；任务8–8轧盖；任务8–9灯检。见图4–11。

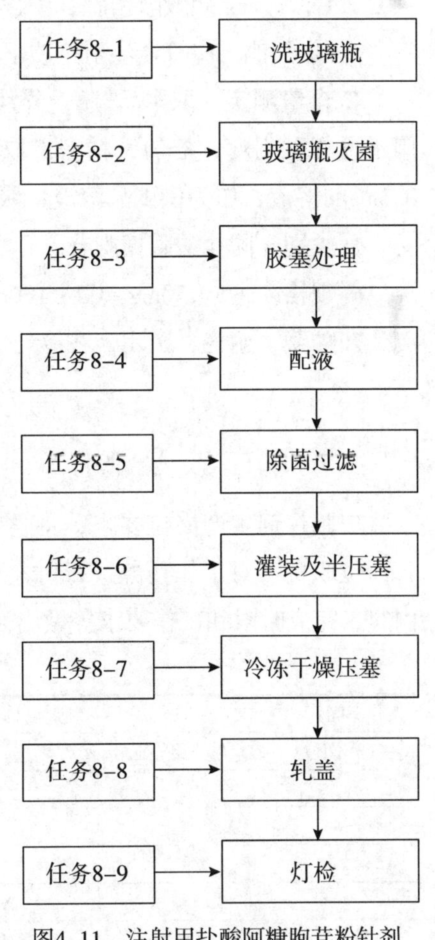

图4–11 注射用盐酸阿糖胞苷粉针剂生产工艺分解示意

三、质量标准分析

本品为盐酸阿糖胞苷的无菌冻干品。含盐酸阿糖胞苷应为标示量的93.0%～107.0%。

1. 性状 本品为白色疏松块状物或粉末。

2. 鉴别 照盐酸阿糖胞苷项下的鉴别（1）、（2）、（4）项实验，显相同的结果。

3. 检查

（1）酸度　取本品，加水溶解并制成每1ml中含盐酸阿糖胞苷10mg 的溶液，依法测定（《中国药典》二部附录Ⅵ H），pH值应为4.0～6.0。

（2）溶液的澄清度　取本品，按标示量加水溶解并稀释制成每1 ml中含20mg 的溶液，溶液应澄清；如显浑浊，与1号浊度标准液（《中国药典》二部附录IX B）比较，均不得更浓。

（3）有关物质　取本品内容物，加水溶解并定量稀释制成每1ml 中含盐酸阿糖胞苷5mg 的溶液，作为供试品溶液，照盐酸阿糖胞苷项下的方法测定，应符合规定。

（4）水分　取本品，照水分测定法（《中国药典》二部附录VⅡ M 第一法A）测定，含水分不得过3.0%。

（5）异常毒性　取本品，加氯化钠注射液制成每1ml 中含盐酸阿糖胞苷30mg的溶液，依法检查（《中国药典》二部附录Ⅺ C）按静脉注射法给药，应符合规定。

（6）细菌内毒素　取本品，可用0.06EU/ml以上的高灵敏度鲎试剂，依法检查（附录Ⅺ E），每1mg盐酸阿糖胞苷中含内毒素的量应小于0.050EU。

（7）其他　应符合注射剂项下有关的各项规定（《中国药典》二部附录ⅠB）。

4. 含量测定　取本品5瓶，分别加水适量使溶解，并全量转移至同一适宜量瓶中，用水稀释至刻度，摇匀，精密量取适量，用水定量稀释制成每1ml中含盐酸阿糖胞苷0. 1mg的溶液，作为供试品溶液，照盐酸阿糖胞苷项下的方法测定，即得。

5. 类别　同盐酸阿糖胞苷。

6. 规格　（1）50mg （2）100mg （3）0.3g （4）0.5g

7. 贮藏　遮光，密闭，在冷处保存。

任务计划

按照片剂生产岗位要求，将学生分成若干个班组，由组长带领本组成员认真学习各岗位职责，对工作任务进行讨论，并进行人员分工，对每位员工应完成的工作任务内容、完成时限和工作要求等做出计划。（表4-10）

表4-10　生产计划表

工作车间：		制剂名称：	规格：	
工作岗位	人员及分工	工作内容	工作要求	完成时限

·任务实施·

任务8-1　洗西林瓶

用超声波抗生素玻瓶洗瓶机，按照《QCK型超声波抗生素玻瓶洗瓶机操作规程》，将玻璃瓶经超声波及纯化水冲洗后，再用注射用水冲洗干净。具体操作参见“项目四粉针剂的生产”中“任务7-1洗玻瓶”。

任务8-2　西林瓶灭菌

用远红外隧道式烘箱，按照《hd-a远红外隧道式烘箱操作规程》，将玻璃瓶干热灭菌。320℃加热5min。具体操作参见“项目四粉针剂的生产”中“任务7-2玻瓶灭菌”。

任务8-3　胶塞处理

用全自动湿法超声波胶塞清洗机，按照《KJCS-4A全自动湿法超声波胶塞清洗机操作规程》进行操作。将需漂洗的卤化丁基胶塞先用纯化水冲洗，再多次用热的注射用水冲洗。洗净的胶塞进行硅化，最后进行灭菌和干燥。具体操作参见“项目四粉针剂的生产”中“任务7-3胶塞处理”。

任务8-4　配　液

精确称取盐酸阿糖胞苷500g，加灭菌注射用水，搅拌使溶解，加5%NaOH溶液调节pH至5.7～6.0，加入2g（配制量0.02%）针用活性炭，搅拌5min，过滤。具体操作参见“项目二小容量注射剂的生产”中“任务3-1配液”。

任务8-5　除菌过滤

一、任务描述

滤液检查主药含量和pH值合格后，用多层盘式过滤器，按照《多层盘式过滤器操作规程》经微孔膜滤器除菌过滤。

二、岗位职责

1. 检查容器具是否符合清洁要求，且在有效期内。

2. 按要求进行过滤。

3. 按要求进行清场。

4. 清场完成后填写清场记录，并由操作人和工序负责人签字，待QA检查员检查合格后签字，并签发《清场合格证》。

三、岗位操作法

（一）生产前准备

1. 检查工作区已清洁，无任何与现生产无关的东西，有前次生产后的《清场合格证》（副本）。

2. 过滤器已清洁消毒。

3. 生产所需的容器具已清洁消毒。

4. 准备好批生产记录和足够数量的标签，标明设备和容器。

5. 从传递柜内拿出上一工序生产的药液。

（二）操作

1. 按《多层盘式过滤器标准操作程序》进行过滤器的安装，并测试气泡点。

2. 过滤器的进口、出口分别连接上橡胶软管，进液管口放入待过滤液内，出液管口用洁净容器盛接。

3. 启动输液泵，再逐渐打开进液阀排出管内空气后，开始过滤。

4. 过滤结束时，先关进液阀，再关出液阀及输液泵电源开关。

5. 装无菌滤液的洁净容器盖上盖子，传入下一工序。

（三）清场

1. 按《多层盘式过滤器清洁消毒程序》对过滤器进行清洁。

2. 将生产中使用的容器具进行清洗消毒。

3. 对生产区进行清场。

（四）记录

按要求详细填写批生产记录。

四、操作规程

（一）开机前准备

1. 按需准备微孔滤膜，并对微孔滤膜进行清洁。

2. 检查多层盘式过滤器的清洁消毒情况，并用注射用水冲洗进水板、出水板。

3. 检查橡胶软管的完好性，使用前用注射用水冲洗1～2遍。

4. 准备所需用的容器及工具。

（二）开机运行

1. 检查进水板的大小橡胶密封胶圈的完整性，并平整地压按于密封槽内，以防过滤时漏液。

2. 在出水板的网板面上，平铺上规定膜片直径及孔径的微孔滤膜。

3. 将进、出水板按滤板序号安装于横架上。

4. 检查滤板序号排列是否正确，确认无误后，顺时针旋紧手轮，直至用手板不动手轮为止。

5. 气泡点测试：在滤膜上覆盖一层水，从过滤器的下端出口通入氮气，当气压升高到一定值时，滤膜上的水层中开始有连续的气泡逸出，此压力值即为该滤膜的气泡点。

6. 将过滤器的进口、出口分别连接上橡胶软管。

7. 将进液管口放入待过滤原液内；出液管口用洁净容器盛接。

8. 先关闭进液阀，然后按下输液泵启动开关，再逐渐打开进液阀排出管内空气后，即可进行过滤。

9. 操作中应微调进液阀及出液阀，使压力不得超过4kg/cm^2，并注意根据压力表突然增高或降低，以判断滤膜阻塞或破损。

（三）停机

1. 停泵时，先关进液阀，后关闭出液阀及输液泵电源开关。

2. 按《多层盘式过滤器清洁消毒程序》进行拆卸及清洁。

五、清洁规程

1. 取下过滤器进口、出口上的橡胶软管。

2. 逆时针旋转手轮，取出滤板。

3. 取出微孔滤膜弃掉。

4. 取出密封槽内的橡胶密封圈。

5. 将橡胶软管和橡胶密封圈用水冲洗，直到冲洗水检测符合规定为止。

6. 用水擦拭清洁过滤器的底盘、板盖等部件。

7. 用75%的乙醇对过滤器各部件进行消毒处理。

六、维护保养规程

1. 操作者应随时注意控制盘和模拟屏上的讯号，如发现异常现象应及时采取措施，必要时通知检修人员进行检修。

2. 经常检查各电机、轴承温度是否正常，减速机内是否有油。

3. 经常检查各润滑点的润滑情况，并及时向干油桶补充干油。

4. 经常检查真空度是否正常，如不正常应查明原因，并检查真空管路有无泄漏，进行相应的处理。

七、生产记录

除菌过滤生产记录如表4-11所示。

表4-11 除菌过滤生产记录

品名______ 批号______ 冰干机箱数______ 配料者______ 规格______ 装量______ 理论支数______ 复核者______				
消毒记录	日期______ 板框消毒压力______ MPa 薄膜规格______ 消毒者______ 储液锅消毒蒸气压力______ MPa 消毒起止时间：______：______ ~ ______：______			
配料记录	配制总体积：______ml 配料水温______℃ 压料者______ 每支主药量______ 压料起始时间______：______ ~ ______：______ 配料所需原料的总效价或重量：______			
原始记录计算：	原、辅料化验单编号：			
pH调节记录：				
质量员监控记录：				
称量情况	辅料投放情况	主药投放情况	pH测定情况	质量员签字

清场记录		
清场项目	负责者检查结果	质监员检查结果
△所有用具排列整齐，取下本批生产标志牌，地面无积水		
△冲净过滤设备及用具		
□擦净天棚、墙壁、门窗、地面、传递窗及附属装置并消毒		
清场符合要求，检查情况用"√"；不符合清场要求的，重新清场至合格		
"△"代表批清场 "□"代表日清场 清洁：执行相关设备、环境清洁规程 清场：执行清场SOP		
清场人： 负责人： 复核人： 清场： 年 月 日		

任务8-6 灌装及半压塞

一、任务描述

安装好灌装针头，调节灌装剂量符合要求，用西林瓶液体灌装机，按照《KBG-120型西林瓶液体灌装机操作规程》进行灌装，之后将灌好药液的西林瓶半压塞，收集至托盘中送入冻干箱。

二、岗位职责

1. 操作前检查压缩空气、电路、物料管道安全可靠，设备运转情况是否正常，发现故障及时排除。

2. 灌装时应调节定量阀，正常后方可进行灌装操作，操作中定时检查，发现异常立即报告。

3. 灌装结束后按洁净区的清洗规程清除生产废弃物，清洗消毒作业现场。

4. 按规定认真填写灌装生产记录。

三、岗位操作法

（一）准备工作

1. 检查生产区符合灌装洁净度要求。

2. 检查生产区已清洁。

3. 检查灌装机各部件已清洁消毒，尤其是药液瓶、输液软管、吸液定量器等已绝对清洁干净。

4. 检查灌装机运转正常。

5. 检查灌装所需的瓶、塞应符合工艺质量要求。

6. 给药液瓶装上无菌药液。

7. 给药塞桶内装上无菌胶塞。

8. 调节定量阀以保证装量准确，符合工艺要求。

9. 调节送塞轨道的高度以及压塞的力量，保证胶塞半塞入西林瓶内。

（二）操作

启动设备，开始灌装。通过隧道式烘箱干燥灭菌并传入的西林瓶由输送带送至灌装机的理瓶拨轮，使西林瓶间隔均匀地有序排列，再送至灌装工位进行灌装，然后到压塞工位进行半压塞操作，最后出瓶。

（三）清场

1. 关闭设备电源开关。将灌装半加塞后的产品放入冻干机的干燥箱进行下一工序的冷冻干燥。

2. 对灌装机及其部件进行清洁消毒。

3. 对生产区域进行清洁清场。

4. 清场结束，由质检人员检查合格后，发《清场合格证》附于批生产记录中，生产区域和设备挂“已清洁”标志。

（四）记录

认真填写批生产记录。

四、操作规程

（一）开机前准备

1. 检查设备“已清洁”且“正常”。

2. 检查设备是否已连接完好，且运转正常。

3. 检查灌装针头安装正常，调节灌装剂量调节阀，使剂量准确。

4. 检查压塞装置，调节压塞气压，使压塞状况良好。

5. 检查理瓶转轮要求运行良好。

（二）开机运行

启动开机按钮，开始理瓶、灌装、压塞联动操作。

（三）停机

灌装结束，按下关机按钮，设备停止运行。

（四）操作注意事项

1. 调节加塞气压，保证良好的半压塞状态。

2. 调节定量阀，以保证灌装剂量准确。

3. 药液灌装频率与瓶子传输行程要相配合。

4. 灌装结束后立即对设备进行清洁消毒，保持设备处于清洁状态。

五、清洁规程

1. 清理干净已灌装压塞的产品传入下一工序。

2. 清理干净灌装机传送带上的空西林瓶。

3. 清理干净胶塞桶内所有胶塞。

4. 取下输液软管，拿下药液瓶，进行彻底清洗。

5. 取下灌装针头及导管，进行彻底清洗。

6. 用干净的湿毛巾擦拭设备的各个部件及部位。

7. 用干净的干毛巾擦拭设备各部位的水迹。

8. 用75%乙醇擦拭设备各部位进行消毒处理。

六、维护保养规程

1. 打开主机箱，清洁箱内油污及其他杂物。

2. 逐一检查各紧固部件的紧固情况，如发现松动则立即进行紧固处理。

3. 对灌装机构及各滑动机构加注润滑油进行润滑。

4. 检查电机同步带的磨损情况，更换破损同步带，调整传动带张紧机构，使之大小适度。

5. 检查三角夹具垫圈，如有损坏进行更换。

七、生产记录

灌装半压塞生产记录如表4-12所示。

表4-12　灌装半压塞生产记录

品名		批号		规格	
操作要求	所有要求应符合GMP，符合B级、局部A级洁净区的要求，生产前应有上一批的《清场合格证》 1. 出瓶：确认隧道、烘箱能随时输送灭菌、干燥好的瓶子 2. 选瓶：无破口、气泡点、破底、缺口，瓶子外面或里面或其他异物全部剔除 3. 灌装：先用注射用水5000ml清洗容器、管道、针头，并调节装置，待水压干后抽100ml药液冲洗过滤器，过滤后回收，再检查装置，控制装量误差±0.1ml，合格后开始灌装，灌装率≥98%，配制结束，药液应在5h内灌装完毕 4. 灌装人员一律不能裸手操作，每隔30min对手部进行消毒				

灌装	开始时间	灌装者	装量控制	装量总体积	理论产量	实际产量	灌装率	剩药量	损耗量	结束时间

装量抽查	时间：单位（ml）				时间：单位（ml）				时间：单位（ml）				时间：单位（ml）			
	1	2	3	4	1	2	3	4	1	2	3	4	1	2	3	4
	时间：单位（ml）				时间：单位（ml）				时间：单位（ml）				时间：单位（ml）			
	1	2	3	4	1	2	3	4	1	2	3	4	1	2	3	4

澄明度抽查	时间		1	2	3	4	时间		1	2	3	4	时间		1	2	3
		玻						玻						玻			
		点						点						点			
		纤						纤						纤			

清场记录

清场项目	负责者检查结果	质监员检查结果
△清除破瓶、废胶塞等，无本批产品遗留物		
△所有用具排列整齐，取下本批生产标志牌，地面无积水		
△冲净灌装、加塞设备及用具		
△胶塞退回洗塞室		
□擦净天棚、墙壁、门窗、地面、传递窗及附属装置并消毒		
清场符合要求，检查情况用"√"；不符合清场要求的重新清场至合格		
"△"代表批清场　"□"代表日清场　清洁：执行相关设备、环境清洁规程　清场：执行清场SOP		
清场人：　负责人：　复核人：　清场：　年　月　日		

任务8-7 冷冻干燥压塞

一、任务描述

用冻干机，按照《LYO-30冻干机操作规程》将待冻干制品放入冻干机的进行冷冻干燥，结束后压塞出箱。

二、岗位职责

1. 严格按照GMP管理制度、各项操作规程开展工作。
2. 完成冻干岗位生产操作任务。
3. 冻干产品的冻干过程中严格按岗位SOP进行操作。
4. 完成批生产记录、设备运行记录、交接班记录等相关记录的填写。
5. 根据岗位、设备等状态及时更新状态标志。
6. 对生产前的设备、环境、水、电、气、油的检查，确保符合规定。
7. 进行简单的设备维护、保养，如加油、换油、加雪种。
8. 冻干机的日常寻检工作，如发现有异常情况要及时汇报。
9. 完成冻干机房的清洁工作。
10. 对冻干机进行定期的清洁、维护、保养、清洗和消毒。
11. 维护冻干机用的辅助设备、易损件、工器具的保管。

三、岗位操作法

（一）生产前准备

1. 检查工作区、设备已清洁，设备正常。
2. 确认冻干箱内测温探头已放准确。
3. 确认冷凝器内化霜水已排净。
4. 确认冷却水、压缩空气、总电源等正常。
5. 在工作区、设备上贴上生产标志。

（二）操作

1. 将待冻干制品放入冻干机的干燥箱中。
2. 根据具体药物设定工艺参数。
3. 按《冻干机标准操作程序》操作。
4. 冻干结束，将产品通过传递柜传入下一工序。

（三）清场

1. 干燥结束，抽样测定水分，要求在规定范围。
2. 按《冻干机清洁操作程序》进行设备的清洁。

3. 按《生产区清洁卫生管理规程》进行工作区的清洁。

4. 由质检人员检验合格后，发给清场合格证。

（四）记录

认真详实填写批生产记录。

四、操作规程

（一）开机前准备

1. 开启总电源开关。

2. 开计算机，进入“冷冻干燥”页面。

3. 设置工艺参数。

（二）开机运行

1. 预冻

（1）按“手动”键，进入手动操作系统。按“启动”键，设备处于待机状态。

（2）开循环泵，确认泵的出口压力正常（0.05MPa～0.1MPa左右）。

（3）开压缩机，运转几分钟，待各表压稳定后，开启板冷阀，使其对干燥箱制冷，直至达到制品的预冻温度，恒温2～3h。

（4）预冻结束前1h，关板冷阀，开启冷凝器阀，开始对冷凝箱制冷直至-45℃以下（保证冷凝箱温度一定要低于干燥箱温度）。

2. 升华

（1）开真空泵、小碟阀、中隔阀，抽真空。

（2）当干燥箱真空度达到20Pa以下后，设定导热油温度。

（3）打开电加热器开始加热。

（4）为控制升华速度，可逐步提高导热油温度。

3. 恒温干燥

（1）确定升华干燥结束。从升华曲线观察，冷凝器温度下降、真空度下降、物品温度升高等，判断升华干燥结束。

（2）上调导热油温度（根据制品情况确定，多为室温左右）。

（3）恒温干燥。

（4）恒温结束后，关电加热器、中隔阀、小碟阀、真空泵、冷凝器阀，待冷冻机运行3 min后关压缩机、循环泵。

4. 压塞

（1）开液压泵，按下降钮，隔板下降，压塞。

（2）按上升钮，升起隔板。

（3）放气，至干燥箱上真空度表为“0”，放气结束，开门出料。

（4）压塞注意事项：瓶高、塞子外径等要求误差小；产品放置均匀，不能偏在一方；压塞力量要适宜。

（三）停机

1. 化霜

（1）开冷凝器的进水阀、出水阀，热水喷淋化霜。

（2）化霜结束，关闭所有阀门。

（3）化霜彻底的判断：冷凝器的温度高于室温；冷凝器的温度下降较慢。

2. 清洁 按《LYO-30冻干机清洁消毒程序》进行清洁消毒。

五、清洁规程

（一）注射用水擦拭

1. 拿出不锈钢垫架，清除玻璃瓶碎屑，用绸布包毛巾沾水对箱内壁各处进行擦拭。

2. 开液压泵，将板层逐层升起，逐层用水擦拭。

（二）在线冲洗

1. 拿出不锈钢垫架，清除玻璃瓶碎屑，关上箱门。

2. 电脑切换到“在线清洗”

（1）输送注射用水；

（2）开进水阀、进气阀、出水气阀，进行喷洗；

（3）清洗3～5min后，开液压泵，升降板层，使箱体各部位充分清洗5min；

（4）关进水阀、进气阀；

（5）待出水结束，关出水气阀；

（6）冲洗结束，将板层降至最低，用绸布包毛巾抹干残余水。

（三）消毒

用75%乙醇擦拭消毒。

六、维护保养规程

1. 根据真空度的好坏与否决定是否更换真空泵油。

2. 对制冷系统进行检查，根据高压、中压，低压、油压是否正常以及压缩机油的洁净程度，决定是否换油，对冷凝器进行清洗。

3. 更换真空泵油，清洗过滤器。

4. 检查探头和仪表的准确程度、电气的接地和全部安全装置。

七、生产记录

冷冻干燥生产记录如表4-13所示。

表4-13 冷冻干燥生产记录

<table>
<tr><td>产品名称</td><td></td><td>规格</td><td></td><td>批号</td><td></td><td>盘数</td><td></td></tr>
<tr><td>进箱日期</td><td>年 月 日</td><td>冻干机号</td><td></td><td>进箱人</td><td colspan="3"></td></tr>
<tr><td>出箱时间</td><td>日 时 分</td><td>样品剂型</td><td></td><td>出箱人</td><td colspan="3"></td></tr>
<tr><td>操作要求</td><td colspan="7">查设备状态，室内清场、卫生等应符合GMP要求
1. 开机前应有交接设备运行记录及设备清洗记录，并进行现场巡检，仔细检查有无异常（水、电、油、管道、阀门、电机转向）且由专人操作
2. 打开水、电的开关及机器的空气开关，在显示屏上遵照产品工艺规程设置工艺参数后，严格按照冻干机SOP操作
3. 停止后，并闭所有手动档阀，冷却水进出水阀，切断主电源，做好设备卫生，放好专用工具，并填写设备运行记录，设备清洗记录，最后挂好状态牌</td></tr>
</table>

<table>
<tr><td>时间</td><td>阶段</td><td>设定值</td><td>导热液出温</td><td colspan="4">品温（ ）</td><td>冷凝温度</td><td>干箱真空</td><td>泵组真空</td></tr>
<tr><td></td><td></td><td></td><td></td><td></td><td></td><td></td><td></td><td></td><td></td><td></td></tr>
<tr><td></td><td></td><td></td><td></td><td></td><td></td><td></td><td></td><td></td><td></td><td></td></tr>
<tr><td colspan="11">冷冻机工况 CP$_1$高压 油位 CP$_2$高压 油位 CP$_3$高压 油位</td></tr>
<tr><td colspan="11">真空泵组工况 油位 化霜起讫时间 时 分至 时 分止</td></tr>
<tr><td>备注</td><td colspan="10"></td></tr>
</table>

<table>
<tr><td colspan="3">清场记录</td></tr>
<tr><td>清场项目</td><td>负责者检查结果</td><td>质监员检查结果</td></tr>
<tr><td>△清除破瓶、废胶塞等，无本批产品遗留物</td><td></td><td></td></tr>
<tr><td>△所有用具排列整齐，取下本批生产标志牌，地面无积水</td><td></td><td></td></tr>
<tr><td>△清洁冷冻、加塞设备及用具</td><td></td><td></td></tr>
<tr><td>△胶塞退回洗塞室</td><td></td><td></td></tr>
<tr><td>□擦净天棚、墙壁、门窗、地面、传递窗及附属装置并消毒</td><td></td><td></td></tr>
<tr><td colspan="3">清场符合要求，检查情况用“√”；不符合清场要求的重新清场至合格</td></tr>
<tr><td colspan="3">“△”代表批清场 “□”代表日清场 清洁：执行相关设备、环境清洁规程 清场：执行清场SOP</td></tr>
<tr><td colspan="3">清场人： 负责人： 复核人： 清场： 年 月 日</td></tr>
</table>

任务8-8 轧 盖

用多功能滚压式抗生素玻璃瓶轧盖机，按照《KGL150D多功能滚压式抗生素玻璃瓶轧盖机操作规程》将分装压盖好的玻瓶轧盖。具体操作参见“项目四粉针剂的生产”中“任务7-5轧盖”。

任务8-9 灯 检

用灯检箱进行灯检。具体操作参见“项目二小容量注射剂的生产”中“任务3-4灯检印字包装”。

·任务评价·

一、技能评价

<table>
<tr><th colspan="2" rowspan="2">测试项目</th><th rowspan="2">评分细则</th><th colspan="2">评价结果</th></tr>
<tr><th>班组评价</th><th>教师评价</th></tr>
<tr><td rowspan="14">实训操作</td><td rowspan="5">过滤除菌、灌装操作（30分）</td><td>1. 开启设备前能够检查设备（5分）</td><td></td><td></td></tr>
<tr><td>2. 能够按照操作规程正确操作设备（10分）</td><td></td><td></td></tr>
<tr><td>3. 能注意设备的使用过程中各项安全注意事项（5分）</td><td></td><td></td></tr>
<tr><td>4. 能正确填写物料周转标签（5分）</td><td></td><td></td></tr>
<tr><td>5. 能完整记录操作参数及操作过程（5分）</td><td></td><td></td></tr>
<tr><td rowspan="5">冷冻干燥操作（30分）</td><td>1. 开启设备前能够检查设备（5分）</td><td></td><td></td></tr>
<tr><td>2. 能够按照操作规程正确操作设备（10分）</td><td></td><td></td></tr>
<tr><td>3. 能注意设备的使用过程中各项安全注意事项（5分）</td><td></td><td></td></tr>
<tr><td>4. 能正确填写物料周转标签（5分）</td><td></td><td></td></tr>
<tr><td>5. 能完整记录操作参数及操作过程（5分）</td><td></td><td></td></tr>
<tr><td rowspan="2">产品质量（10分）</td><td>1. 装量差异符合《中国药典》标准（5分）</td><td></td><td></td></tr>
<tr><td>2. 不溶性微粒符合《中国药典》标准（5分）</td><td></td><td></td></tr>
<tr><td rowspan="2">清　场（10分）</td><td>1. 能够选择适宜的方法，并按顺序对设备、工具、容器、环境等进行清洗和消毒（5分）</td><td></td><td></td></tr>
<tr><td>2. 清场结果符合要求（5分）</td><td></td><td></td></tr>
<tr><td rowspan="4">实训记录</td><td rowspan="2">完整性（10分）</td><td>1. 能完整记录操作参数（5分）</td><td></td><td></td></tr>
<tr><td>2. 能完整记录操作过程（5分）</td><td></td><td></td></tr>
<tr><td rowspan="2">正确性（10分）</td><td>1. 记录数据准确无误，无错填现象（5分）</td><td></td><td></td></tr>
<tr><td>2. 无涂改，记录表整洁、清晰（5分）</td><td></td><td></td></tr>
</table>

二、知识评价

（一）选择题

1. 单项选择题

（1）在生产注射用冻干制品时，不常出现的异常现象是

A. 成品含水量偏高　　B. 冻干物萎缩成团

C. 冻干物不饱满　　D. 絮凝

（2）冷冻干燥的原理正确的是（　　）

A. 使体系的压力控制在三相点的压力之下，升高温度或降低压力都可使固态的冰不经液相直接升华为水蒸气，而低压力下水蒸气可迅速地从系统中去除

B. 使体系的压力控制在三相点的压力之上，升高温度或降低压力都可使固态的冰不经液相直接升华为水蒸气，而低压力下水蒸气可迅速地从系统中去除

C. 使体系的压力控制在三相点的压力之下，升高温度或降低压力都可使固态的冰不经液相直接升华为水蒸气，而高压力下水蒸气可迅速地从系统中去除

D. 使体系的压力控制在三相点的压力之上，升高温度或降低压力都可使固态的冰不经液相直接升华为水蒸气，而低压力下水蒸气可迅速地从系统中去除

（3）冷冻干燥机的基本结构一般包括

A. 干燥箱、制冷系统，真空系统，热交换系统和控制系统五个主要部分

B. 制冷系统、真空系统、热交换系统和控制系统四个主要部分

C. 干燥箱、空调系统，真空系统，热交换系统和控制系统五个主要部分

D. 干燥箱、制冷系统，循环系统，热交换系统和控制系统五个主要部分

（4）必须做成粉针剂注射使用的药物是

A. 硫酸庆大霉素　　B. 盐酸普鲁卡因

C. 注射用阿糖胞苷　　D. 维生素C

2. 多项选择题

（1）下列有关冷冻干燥制品的叙述正确的是（　　）

A. 适合对热不稳定的药物

B. 适合在水溶液中不稳定的药物

C. 利用水在低温低压下具有升华性制备而成

D. 产品质地疏松，溶解性好

E. 以上说法都不正确

（2）注射用无菌冻干制品特点包括（　　）

A. 冷冻干燥在低温下进行，因此对于许多热敏性的物质特别适用，如蛋白质、微生物之类不会发生变性或失去生物活力

B. 在低温下干燥时，物质中的一些挥发性成分损失很小

C. 在冷冻干燥过程中，微生物的生长和酶的作用无法进行，因此能保持原来的性状

D. 干燥后的物质疏松多孔，呈海绵状，加水后溶解迅速而完全，可立即恢复原来的性状

E. 以上说法都不正确

（3）冷冻干燥工艺的技术要点包括（　　）

A. 溶液的共晶点较为重要，它是制定冻干工艺的主要依据。预冻时，产品必须

冷冻到共晶点以下的温度；而升华时，产品又不能超过共晶点温度，因此共晶点温度是产品预冻阶段和升华阶段的最高许可温度。

B. 溶液的浓度能影响冻干的时间和产品的质量，一般应控制在4%～25%之间。

C. 由于大多数药品都要求含有较低的残留水分，为了确保较低的残留水分，冷凝器的终点温度必须低。

D. 冻干过程应按照产品冻干工艺曲线进行冻干，在生产中应密切关注搁板温度、冷凝器温度、真空度等的变化，确保其符合相关要求；同时关注时间和温度的变化速率。

E. 以上说法都不正确

（二）简答题

1. 简述非最终灭菌无菌冻干粉注射剂特点。
2. 简述非最终灭菌无菌冻干粉注射剂工艺流程。
3. 简述注射用冷冻干燥制品生产工艺一般步骤。

（三）案例分析题

分析可能造成冻干粉针剂产品产生可见异物的因素，从内包装材料、料液输送系统、洁净环境控制、人员、设备等方面提出以解决冻干粉针剂产品异物问题的相应措施，以保证冻干粉针剂产品质量。

（郝晶晶　赵春霞）

项目五
其他制剂的生产

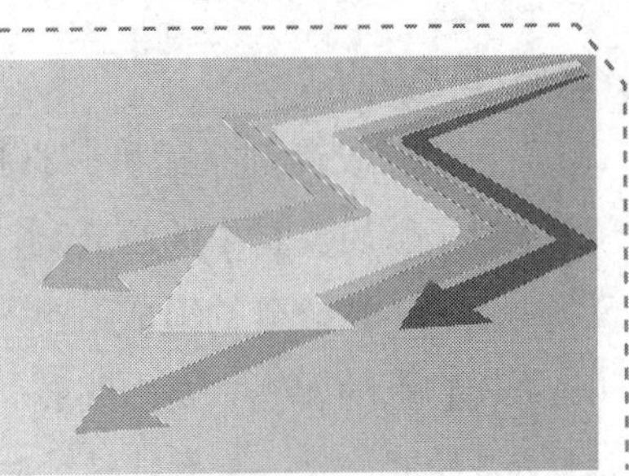

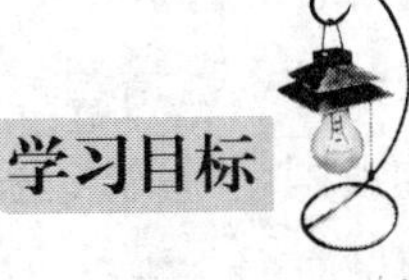

学习目标

知识目标

通过维生素E软胶囊剂、水杨酸乳膏和硫酸锌口服液的生产任务，掌握软胶囊、软膏和口服液的概念和制备工艺；熟悉剂型相关辅料知识；了解剂型相关生产设备的结构和工作原理。

能力要求

通过完成本项目任务，熟练掌握软胶囊、乳膏和口服液等制剂的生产过程、各岗位操作及清洁规程、设备的维护及保养规程，学会相关设备的操作、清洁和日常维护及保养，学会正确填写生产记录。

任务9 维生素E软胶囊的生产

任务资讯

一、软胶囊概述

（一）软胶囊的概念

软胶囊剂也称为胶丸，系将一定量的液体药物直接包封，或将固体药物溶解或分散在适宜的赋形剂中制备成溶液、混悬液、乳浊液或半固体，密封于球形或椭圆形的软质囊材中的胶囊剂。

中药软胶囊剂系指将药材提取物、液体药物或与适宜辅料混匀后用滴制法或压制法密封于软质囊材中的胶囊剂。

（二）软胶囊的组成

软胶囊的囊壳主要由明胶、增塑剂、水三者所构成，常用的增塑剂有甘油、山梨醇或两者的混合物，其他辅料如防腐剂（可用尼泊金类，用量为明胶量的0.2%～0.3%）、遮光剂、色素等。囊壳的弹性与干明胶、增塑剂和水所占的比例有关，通常干明胶、增塑剂、水三者的重量比为1：（0.4～0.6）：1，若增塑剂用量过低（或过高），则囊壁会过硬（或过软）。增塑剂的用量可根据产品主要销售地的气温和相对湿度进行适当调节，比如我国南方的气温和相对湿度一般较高，因此增塑剂用量应少一些，而在北方增塑剂用量应多一些。

（三）软胶囊填充物的质量要求

软胶囊可填充对明胶无溶解作用或无影响明胶性质的各种油类、液体药物、半固体药物，植物油一般作为药物的溶剂或混悬液的介质。必须注意的是：液体药物如含水量在5%以上或为水溶性、挥发性、小分子有机物，如乙醇、酮、酸、酯等，能使囊材软化或溶解，醛类药物可使明胶变性，以上种类的药物均不宜制成软胶囊。制备中药软胶囊时，应注意除去提取物中的鞣质，因鞣质可与蛋白质结合为鞣性蛋白质，使软胶囊的崩解度受到影响。液态药物pH以4.5～7.5为宜，否则易使明胶水解或变性，导致泄漏或影响崩解和溶出。常用的填充物介质有：植物油、PEG400、乙二醇、甘油等。常用的助悬剂有：蜂蜡、1%～15% PEG4000或PEG6000。此外，可添加抗氧剂、表面活性剂，以提高其稳定性与生物利用度。

（四）软胶囊的特点

液体油性药物可直接封入胶囊，无需使用吸附、包合之类的添加剂；密封性好，胶囊强度和膜遮光性高，内容物可长期保持稳定；摄取后，内容物迅速释放，体内生物利用度高；填充物均一性好，含量偏差非常低；能遮盖某些内容物异臭，异味；胶囊皮膜的味、色、香、透明度、光泽性均可自由选择，与其他圆形物制品相比，外观光泽好，引人注目。

软胶囊在生产与贮藏期间应符合下列要求：小剂量药物应先用适宜的稀释剂稀释，并混合均匀；应外观整洁，不得有黏结，变形或破裂现象，无异臭；除另有规定外，应密封贮存。

油性药物及低熔点药物、对光敏感遇湿热不稳定或者易氧化的药物、具不良气味的药物及微量活性药物、具有挥发性成分的药物和生物利用度差的疏水性药物等可制成软胶囊。

二、软胶囊的制备

软胶囊常用的制备方法有压制法和滴制法，压制法制备的软胶囊中间有压缝，可根据模具的形状来确定软胶囊的外形，常见的有橄榄形、椭圆形、球形、鱼雷形等；滴制法制备的软胶囊呈球形且无缝。软胶囊剂的生产工艺流程如图5-1。

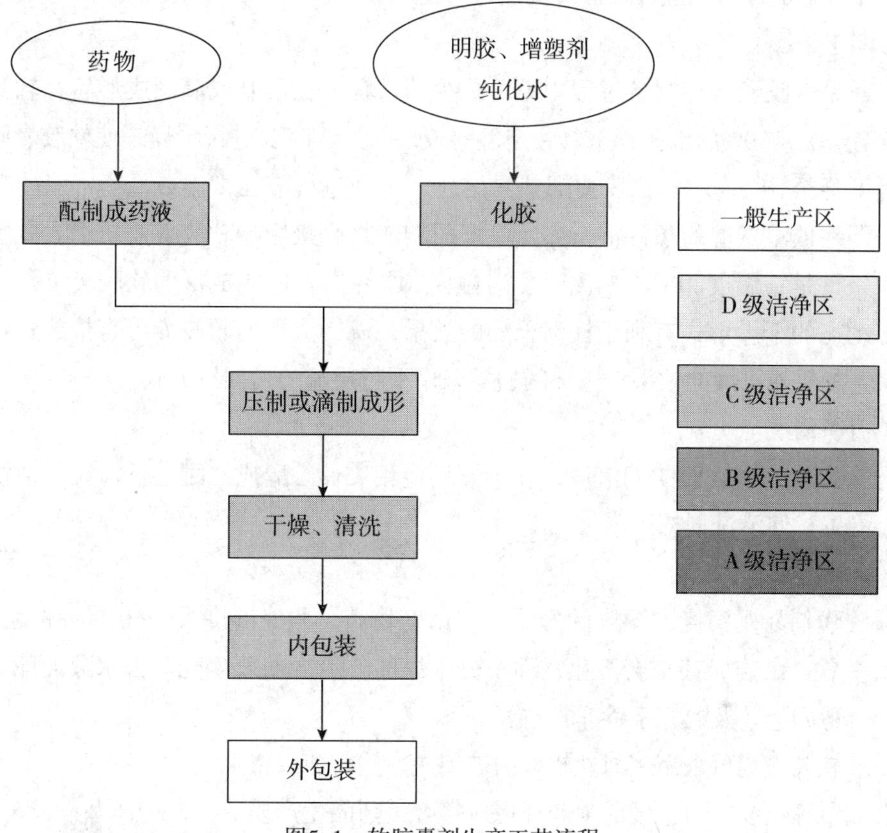

图5-1　软胶囊剂生产工艺流程

（一）化胶

软胶囊化胶是指将明胶、水、甘油及防腐剂、色素等辅料，使用规定的化胶设备，煮制成适用于压制软胶囊的明胶液。明胶液经检查合格后方可使用。

（二）配制

软胶囊内容物配制是指将药物及辅料通过调配罐、胶体磨、乳化罐等设备制成符合软胶囊质量标准的溶液、混悬液或乳浊液内容物，药液经检查合格后方可使用。

（三）压制或滴制成形

1. 压制法（有缝胶丸）　压制法系将明胶、甘油、水等混合溶解为明胶液，并制成胶皮，再将药物置于两块胶皮之间，用钢模压制而成。压制法可分为平板模式和滚模式两种，生产中普遍使用滚模式。

2. 滴制法（无缝胶丸） 滴制法是由具有双层喷头的软胶囊机完成。配制好的明胶液和药液分别盛装于明胶液槽和药液槽内，经柱塞泵吸入并计量后，明胶液从外层、药液从内层喷头喷出，两相必须在严格同心条件下以有序同步喷出，才能使明胶液将药液包裹于中心，然后滴入与胶液不相溶的冷却液（常为液状石蜡）中，由于表面张力作用形成球形，经冷却后凝固成球形的软胶囊。

（四）干燥

干燥是软胶囊剂的制备过程中不可缺少的过程。在压制或滴制成形后，软胶囊胶皮内含有40%～50%的水分，未具备定型的效果，生产时要进行干燥，使软胶囊胶皮的含水量下降至10%左右。因胶皮遇热易熔化，干燥过程应在常温或低于常温的条件下进行，即在低温低湿的条件下干燥，除湿的功能将直接影响软胶囊的质量。软胶囊剂的干燥条件是：温度20℃～24℃、相对湿度20%左右。压制成形的软胶囊可采用滚筒干燥，动态的干燥形式有利于提高干燥的效果；滴制成形的软胶囊可直接放置在托盘上干燥。为保障干燥的效果，干燥间通常采用平行层流的送回风方式。

（五）清洗

为除去软胶囊表面的润滑液，在干燥后应用95%乙醇或乙醚进行清洗，清洗后在托盘上静置，使清洗剂挥干。

（六）包装

软胶囊剂易受温度、湿度的影响。在温度较高，相对湿度大于60%的环境中，软胶囊易变软、黏连，甚至会溶化；而过分干燥的环境会使胶囊壳失去水分而脆裂。因此选择合适的包装及贮存条件非常重要。

一般软胶囊剂可采用密封性较好的玻璃瓶、塑料瓶或铝塑复合泡罩等包装。内包装的生产环境应符合《药品生产质量管理规范》。

软胶囊剂应密封贮存，或置于阴凉处贮存，其存放环境温度不宜过高。

三、软胶囊剂的常用设备

制备软胶囊常用的设备有：明胶液配制设备、药液配制设备、软胶囊压（滴）制设备、软胶囊干燥系统和超声波洗丸机等。

（一）水浴式化胶罐

水浴式化胶罐其实物图见图5-2，其一般化胶量200～700L，采用水平传动、摆线针轮减速器减速圆锥齿轮变向、结构紧凑、传动平稳；搅拌器采用套轴双桨、由正

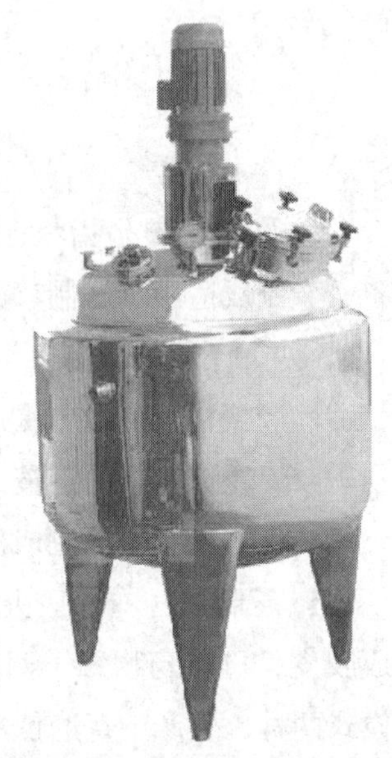

图5-2 水浴式化胶灌实物

转的两层平桨和反转的三层锚式桨组成，搅动平稳，均质效果好。罐体与胶液接触部分由不锈钢制成。罐外设有加热水套、用循环热水对罐内明胶进行加热，温升平稳。罐上还设有安全阀、温度计和压力表等。

（二）滚模式软胶囊机

1. 主要结构 滚模式软胶囊机是采用模压法生产软胶囊剂的专用设备，主要由主机、软胶囊输送机、定型干燥机、电气控制系统、明胶贮桶和药液贮桶等组成，其中主机包括机座、机身、机头、供料系统、油滚、下丸器、明胶盒、润滑系统等，其结构与工作原理如图5–3所示。

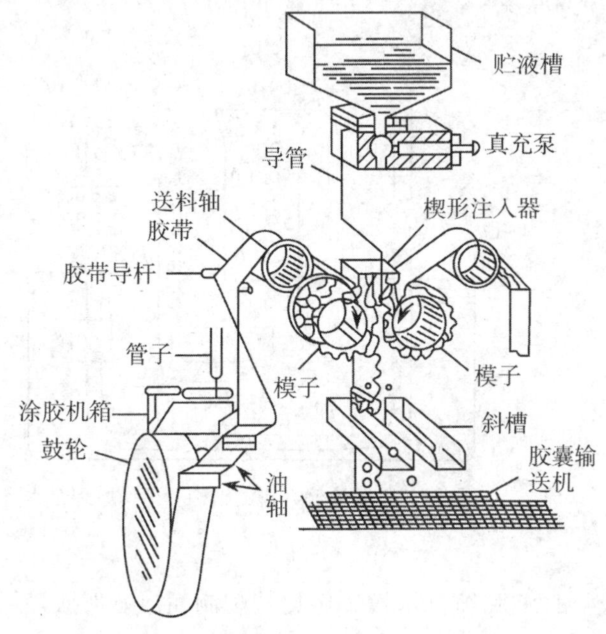

图5–3 滚模式软胶囊机的工作示意

2. 工作原理 工作时，明胶桶中的明胶液经两根输胶管分别通过两侧预热的涂胶机箱将明胶液涂布于温度16℃～20℃的鼓轮上。随着鼓轮的转动，并在冷风的冷却作用下，明胶液在鼓轮上定型为具有一定厚度的均匀的明胶带。两边所形成的明胶带分别由胶带导杆和送料轴送入两滚模之间。同时，药液由贮液槽经导管进入温度为37℃～40℃的楔形注入器中，并被注入旋转滚模的明胶带内，注入的药液体积由计量泵的活塞控制。当明胶带经过楔形注入器时，其内表面被加热至37℃～40℃而软化，已接近于熔融状态，因此，受药液压力作用和轮状模子连续转动，将胶带和药液压入两滚模的凹槽中，使胶带呈两个半球形含有药液的半囊。此后，滚模继续旋转所产生的机械压力将两个半囊压制成一个整体软胶囊，并在37℃～40℃发生闭合而将药液封闭于软胶囊中。随着滚模的继续旋转或移动，软胶囊被切离胶带，依次落入导向斜槽和胶囊输送机，并由输送机送出。

（三）滴制式软胶囊机

滴制式软胶囊机是滴制法生产软胶囊剂的专用设备，主要由滴制部分、冷却部分、电气控制部分、干燥部分等组成，其结构和工作原理如图5-4所示。

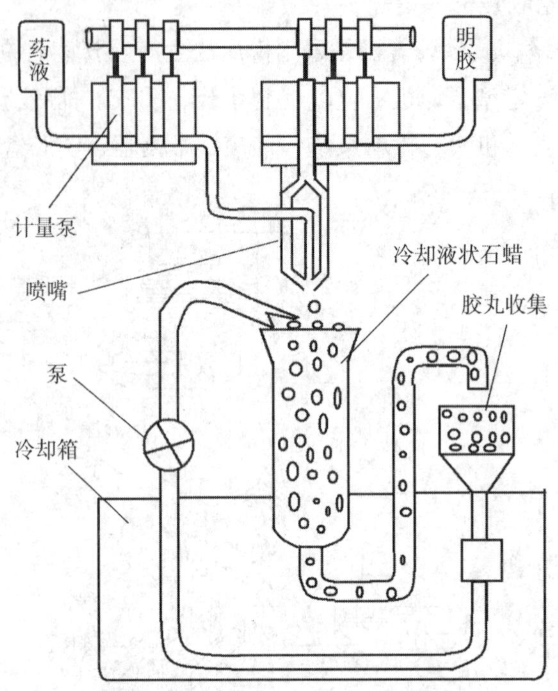

图5-4 软胶囊滴丸机的结构和工作原理

明胶液由明胶、甘油和纯化水按一定比例配制而成。明胶液贮槽外设有可控温电加热装置，以使明胶液保持熔融状态。药液贮槽外也设有可控温电加热装置，其目的是控制适宜的药液温度。工作时，一般将明胶液的温度控制在75℃～80℃，药液的温度宜控制在60℃左右。药液和明胶液由活塞式计量泵完成定量，常用三活塞计量泵。

冷却柱中的冷却液通常为液状石蜡，其温度一般控制在13℃～17℃。在冷却箱内通入冷冻盐水可对液状石蜡进行降温。由于液状石蜡由循环泵输送至冷却柱，其出口方向偏离柱心，故液状石蜡进入冷却柱后即向下作旋转运动。

工作时，明胶液和油状药液分别由计量泵的活塞压入喷嘴的外层和内层，并以不同的速度喷出。当一定量的油状药液被定量的明胶液包裹后，滴入冷却柱。在冷却柱中，外层明胶液被冷却液冷却，并在表面张力的作用下形成球形，逐渐凝固成胶丸。胶丸随液状石蜡流入过滤器，并被收集于滤网上。所得胶丸经清洗、烘干等工序后即得成品软胶囊制剂。

工作任务

维生素E胶丸的生产指令如表5-1所示。

表5-1 维生素E胶丸的生产指令

文件编号		生产车间			
产品名称	维生素E胶丸	批号			
规格	100mg/丸	理论产量	10万丸		
序号	原、辅料名称	消耗定额			备注
		投料量（kg）	损耗量（kg）	领料量（kg）	
1	维生素E	10.000	0.020	10.020	
2	大豆油	30.000	0.060	30.060	
3	明胶	40.000	0.080	40.080	
4	甘油	20.000	0.040	20.040	
5	水	40.000	0.080	40.080	
6	姜黄素	0.400	0.001	0.401	

任务分析

一、处方分析

维生素E为主药，大豆油为溶剂，明胶为囊壳材料，甘油为增塑剂，水为溶剂，姜黄素为着色剂。

二、工艺分析

按照软胶囊剂的生产过程，将工作任务细分为五个子工作任务，即任务9-1 化胶；任务9-2：内容物的配制；任务9-3压制成形；任务9-4干燥与清洗。见图5-5。

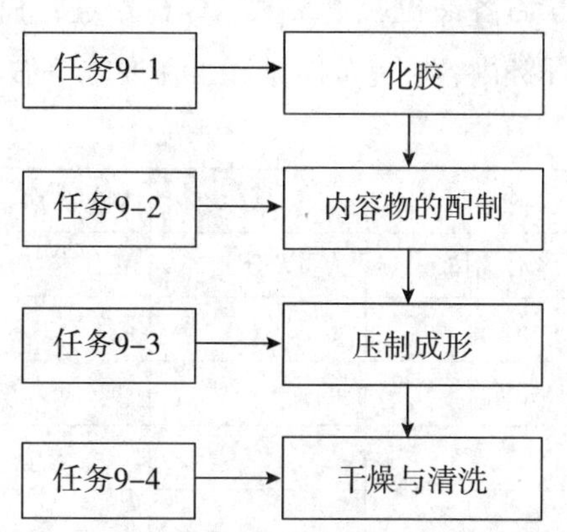

图5-5 维生素E软胶囊生产工艺分解示意

三、质量标准分析

本品含合成型或天然型维生素E（$C_{31}H_{52}O_3$）应为标示量的90.0%～110.0%。

1. 性状 本品内容物为淡黄色至黄色的油状液体。

2. 鉴别

（1）取本品的内容物，照维生素E鉴别项试验，显相同的反应。

（2）在含量测定项下记录的色谱图中，供试品溶液主峰的保留时间应与对照品溶液主峰的保留时间一致。

3. 检查

（1）比旋度　避光操作。取本品的内容物适量（约相当于维生素E 400mg），精密称定，照维生素E比旋度项下的方法测定，比旋度（按d-α-生育酚计）不得低于+24°（天然型）。

（2）有关物质　取本品内容物适量（相当于维生素E 25mg），加正己烷10ml，振摇使维生素E溶解，滤过，取滤液作为供试品溶液；精密量取1ml，置100ml棕色量瓶中，用正己烷稀释至刻度，摇匀，作为对照溶液。照维生素E有关物质项下的方法试验，供试品溶液的色谱图中如有杂质峰，α-生育酚（相对保留时间约为0.87）峰面积不得大于对照溶液主峰面积1.0%，其他单个杂质峰面积不得大于对照溶液主峰面积的1.5倍（1.5%），各杂质峰面积的和不得大于对照溶液主峰面积的2.5倍（2.5%）。

（3）其他　应符合胶囊剂项下有关的各项规定（《中国药典》二部附录ⅠE）。

4. 含量测定　取装量差异项下的内容物，混合均匀，取适量（约相当于维生素E20mg），精密称定，照维生素E含量测定项下的方法测定，计算，即得。

5. 类别　同维生素E。

6. 规格　（1）5mg（2）10mg（3）50mg（4）100mg。

7. 贮藏　遮光，密封，在干燥处保存。

任务计划

按照软胶囊剂生产岗位要求，将学生分成若干个班组，由组长带领本组成员认真学习各岗位职责，对工作任务进行讨论，并进行人员分工，对每位员工应完成的工作任务内容、完成时限和工作要求等做出计划，其生产计划表参见表5-2。

表5-2　生产计划表

工作车间：		制剂名称：	规格：	
工作岗位	人员及分工	工作内容	工作要求	完成时限

·任务实施·

任务9-1 化 胶

一、任务描述

按照《软胶囊化胶操作法》及《HJG—700A化胶罐标准操作规程》，按明胶：甘油：水=2：1：2的量称取明胶、甘油、水，和甘油、明胶、水总量的0.4%的姜黄素；明胶先用约80%水浸泡使其充分溶胀后；将剩余水与甘油混合，置煮胶锅中加热至70℃，加入明胶液，搅拌使之完全熔融均匀1～1.5h，加入姜黄素，搅拌使混合均匀，放冷，保温60℃静置，除去上浮的泡沫，滤过，测定胶液黏度（参照《中国药典》二部附录相关内容），使胶液黏度约为40mps^{-1}左右。

溶胶前根据领料单，核对各物料的品名、规格、批号、数量及产品合格证，并检查真空泵、空压机及其他计量器具，并确保其处于工作状态。

二、岗位职责

1. 严格执行《软胶囊化胶操作法》及《化胶罐标准操作规程》。

2. 负责化胶设备的安全使用及日常清洁、保养，保障设备的良好状态，防止生产安全事故的发生。

3. 严格按生产指令核对配制胶液的物料名称、数量、规格、外观无误。

4. 认真检查化胶罐是否清洁干净以及清场状态。

5. 自觉遵守工艺纪律，监控化胶罐的正常运行，发现偏差及时上报。

6. 认真如实填好生产记录，做到字迹清晰、内容真实、数据完整，不得任意涂改和撕毁，做好交接记录，不合格产品不能进入下道工序。

7. 工作结束或更换品种时应及时按有关规程进行清场工作，并做好清洁卫生，认真填写相应记录。做到岗位生产状态标志、设备及生产工具所处状态标志清晰明了。

三、岗位操作法

（一）生产前的准备

1. 复核清场情况

（1）检查生产场地无上一批生产遗留的胶液、生产工具、物料、废弃物、状态标志等。

（2）检查化胶工作间的门窗、天花、墙壁、地面、灯罩、开关外箱、风口是否已清洁，无浮尘、无油污。

（3）文件检查，无上一批生产记录及与本批生产无关文件等。

（4）检查是否有上一次生产的《清场合格证》，且是否在有效期内，证上所填写的内容应齐全，有QA签字。

2. 接收生产指令

（1）工艺员发“软胶囊化胶工序生产记录”、物料标志、“运行中”标志。

（2）仔细阅读“批生产指令”的要求和内容。

（3）填写“运行中”标志的各项内容。

3. 设备、生产用具的准备

（1）按《化胶罐操作规程》检查。

（2）检查化胶罐及其附属设备（煮水锅、真空泵、冷热水循环泵、搅拌机、仪器、仪表工具）是否处于正常状态；化胶罐盖密封情况，开关灵敏正常；紧固件无松动，零部件齐全完好，润滑点已加油润滑，且无泄漏。

（3）检查化胶罐、生产用具是否已清洁、干燥；检查电子秤、流量计的计量范围是否符合生产要求，并清洁完好，有计量检查合格证，在规定的使用期内，并在使用前进行校正。

（4）检查煮水锅内水量是否足够（水位线应在视镜4/5处），如水量不足，应开启补水阀，补足水量。从安全角度考虑，水位不能超过视镜4/5处，以防通入蒸汽后造成锅内压力过大而发生爆炸。

4. QA检查 由班组申请QA检查，检查合格后领取QA签发的《准产证》。

（二）操作

（1）在生产时所用的化胶罐挂上“运行中”标志，标志上应具备所生产物料品名、批号、规格、生产日期及填写人签名。

（2）开启循环水泵，然后开启蒸汽阀门，蒸汽与循环水直接接触并加热循环水。当循环水温度达到95℃时应适当减少蒸汽阀门的开启度（以排气口没有大量蒸汽溢出为准）。

（3）根据胶液配方及配制量，用流量计测量定量纯化水放入化胶罐内。

（4）开启热水循环泵，将煮水锅内热水循环至化胶罐夹层，加热罐内纯化水。

（5）按生产指令准确称量明胶、甘油。各成分比例为明胶：水：油=2：1：2。

（6）待化胶罐内纯化水温度达50℃～60℃时，关闭罐上的排气阀和上盖，开启搅拌机和真空泵，将称量好的明胶和甘油等原辅料用吸料管吸入化胶罐内，吸料完毕，关闭真空泵。

（7）待罐内明胶完全吸水膨胀，搅拌均匀。

（8）待罐内胶液达到65℃～70℃时，开启缓冲罐的冷却水阀门，然后开启真空泵，对罐内胶液进行脱泡。

（9）通过视镜观察罐内胶液的情况，脱泡至最少量为止。关闭真空泵，打开排气阀。

（10）如胶液需加入色素，此时将称量好的色素加入化胶罐内，继续搅拌15min至均匀后，关闭搅拌。

（11）测定黏度合格和气泡量均符合要求后，用60目双层尼龙滤袋滤过胶液到保温储胶罐中，50℃～55℃保温备用。

（三）清场

（1）生产用具按《软胶囊生产用具清洁规程》、设备按《化胶罐清洁规程》、生产环境按《C级洁净区清洁规程》进行清洁。按《化胶间清场规程》进行清场，并填写清场记录。

（2）为了保证清场工作质量，清场时应遵循先上后下，先外后里，一道工序完成后方可进行下道工序作业。

（3）清场后，填写清场记录，上报QA，经QA检查合格后挂《清场合格证》。

（四）记录

操作完工后填写批生产记录。如实填写各生产记录。

四、操作规程

（一）HJG-700A水浴式化胶罐操作规程

1. 开机前准备

使用前应注意检查各气阀有无泄漏，放胶阀是否灵敏可靠，各仪表是否正常，搅拌系统是否能正常运转，各机件有无松脱，发现异常情况应通知维修或设备管理人员处理后方可使用。

2. 加热操作

（1）开启循环水泵前，应先检查煮水锅水量是否足够（水位线应在视镜4/5处），如水量不足，应开启补水阀，补足水量。

（2）开启循环水泵。

（3）开启蒸汽阀门，蒸汽与循环水直接接触并加热循环水。当循环水温度达到95℃时应适当减少蒸汽阀门的开启度（以排气口没有大量蒸汽溢出为准）。

（4）经常检查煮水锅的温度，如超出要求及时做出调整。

（5）经常查看化胶罐夹层入口处安装的压力表，保证化胶罐夹层压力不得超过0.2MPa。

3. 投料

（1）往罐内注入本次化胶的用水量，同时开启热水循环泵。

（2）待热水循环泵启动15min后，启动搅拌桨运转搅拌。

（3）启动真空泵，利用真空管将各物料吸入化胶罐内，吸料完毕将控制阀门关闭。

4. 抽真空操作

（1）当化胶罐内胶液温度达65℃～70℃肘，开启缓冲罐的冷却水阀门，然后开启真空泵，对罐内胶液进行脱泡。

（2）在明胶液黏度达到要求且气泡达最少量时，关闭真空泵。

5. 放胶液 用60目双层尼龙滤袋绑紧在化胶罐出胶液口，出液口下放置胶液保温桶，开启出液阀门，将胶液放出。

6. 安全操作注意事项

（1）经常检查化胶罐压力表及安全阀是否有效；生产过程中应经常观察化胶罐夹层压力，不可超过0.2MPa。

（2）化胶罐不可超载运行，容量以不超过锅内溶剂3/4为宜。

（3）开启真空泵脱泡时，化胶罐内胶液液面会上升，应经常观察液面，调节排空阀，不要让液面上升接近真空出口。

（4）胶液经滤网放出时温度较高，操作时要小心，慎防烫伤。

（二）VMP-60真空搅拌罐操作规程

1. 开机前准备

（1）使用前应注意检查各气阀有无泄漏，各仪表是否正常，搅拌系统是否能正常运转，各机件有无松脱，发现异常情况应通知维修或设备管理人员处理后方可使用。

（2）检查化胶罐夹套是否有水（纯化水），水位应漫至视镜高度2/3，若低于1/3，应及时补充。

2. 开机运行

（1）接通电源，设定加热温度为80℃。

（2）按比例称取原料（明胶、纯化水、增塑剂、防腐剂等）。

（3）将纯化水倒入化胶罐中。

（4）待桶内温度上升至约80℃，加入增塑剂、防腐剂（羟苯乙酯）并搅拌至完全溶解。

（5）将明胶投入，边加边用不锈钢棍搅拌均匀，防止结块。

（6）放入搅拌桨，盖要放平稳并扣紧，防止搅拌桨与桶内壁碰撞（注意：应先抽出吸液管，避免与运作的搅拌桨碰撞）。

（7）接通搅拌机电源，听搅拌桨运转声音是否正常（不正常应断电重盖）。

（8）80℃保温搅拌至胶液黏度测定符合要求，开启真空阀脱气，脱气过程胶液液面会上升，观察液面，调节排空阀，不要让液面上升接近真空出口。

（9）脱气后取样检查胶液是否无气泡，检查合格后停止搅拌，设定50℃～55℃保温（保温时间长，温度设置应稍低，防止黏度被破坏，临用前再升高）。

3. 安全操作注意事项

（1）严禁搅拌罐在夹套缺水条件下通电加热。

（2）插入搅拌桨进行搅拌操作前，必须先将吸液管移走，否则搅拌桨会与吸液管发生碰撞而损坏。

（3）在开启真空阀进行脱气操作时，随时观察胶液液面，调节排空阀防止胶液进入真空口。

五、清洁规程

（一）HJG-700A水浴式化胶罐清洁规程

1. 生产使用前清洁

（1）开启煮水锅的蒸汽开关和化胶罐的饮用水开关，往罐内通入4/5罐饮用水，启动搅拌桨，待饮用水被蒸汽加热至沸腾。

（2）保持罐内水慢沸半小时，进行清洁和消毒。

2. 生产结束清洁

（1）开启煮水锅的蒸汽开关和化胶罐的饮用水开关，往罐内通入4/5罐饮用水，启动搅拌桨，待饮用水被蒸汽加热至沸腾。

（2）控制蒸汽量，使罐内水保持慢沸1h，罐内壁黏附胶渍溶化，关闭蒸汽开关和搅拌。

（3）在罐底出胶口连接排水管，将排水管另一端放入地漏，开启排液口，将罐内的水全部排出，关闭排液口。

（4）重复以上操作，确定罐内干净没有残留物为止。

（5）用纯化水冲淋。

（6）用不掉毛尼龙刷刷洗排液口和吸液口。

（7）罐外挂“已清洁”标志，上填写清洗人、清洗日期、有效期等。

3. 清洁效果评价 设备外无浮尘、无污渍，内部无残留胶渍和积水。

（二）VMP-60真空搅拌罐清洁规程

1. 生产使用前清洁

（1）打开罐盖，用纯化水冲淋罐内壁及罐盖。

（2）用饮用水擦拭罐外壁，至设备外无浮尘、无污渍。

2. 生产结束清洁

（1）关闭罐底的出液口，往罐内放入热水，用不掉毛尼龙刷刷洗，直至内部及罐底出液口上无残留胶渍，用纯化水冲淋。

（2）取出搅拌桨和吸液管，用热水冲洗，直至无残留胶渍，然后用纯化水冲淋。

（3）用饮用水擦拭罐外壁，至设备外无浮尘、无污渍。

（4）待搅拌桨、吸液管等部件干燥后，安装到罐上。

（5）罐外挂“已清洁”标志，上填写清洗人、清洗日期、有效期等。

六、维护保养规程

1. 随时检查设备的润滑油是否足量，循环水是否流畅。
2. 设备外表及内部应洁净无污物聚集。
3. 每班开机前检查主轴等的磨损情况，发现机件磨损，立即修理、更换。
4. 随时检查各连接螺栓，发现松动及时紧固。

七、生产记录

化胶生产记录、清场记录如表5-3所示。

表5-3　化胶生产记录、清场记录

<table>
<tr><td colspan="8">工序名称：　　　　　生产时间：　　年　月　日　时至　　年　月　日　时</td></tr>
<tr><td colspan="4">品名</td><td>规格</td><td>批号</td><td>温度</td><td>相对湿度</td></tr>
<tr><td colspan="4"></td><td></td><td></td><td></td><td></td></tr>
<tr><td colspan="4">执行文件，《化胶岗位操作法》</td><td colspan="4"></td></tr>
<tr><td>生产前检查</td><td colspan="3">1. 文件　合格 □　不合格 □
2. 现场　合格 □　不合格 □
3. 设备　合格 □　不合格 □
4. 物料　合格 □　不合格 □</td><td colspan="4">检查结果：

检查人：　　　复核人：
QA：　　　　日期：　　年　月　日</td></tr>
<tr><td rowspan="15">操作过程</td><td>物料名称</td><td>物料编码</td><td>批号</td><td colspan="2">检验单号</td><td>领入量</td><td>投料量</td></tr>
<tr><td>明胶</td><td></td><td></td><td colspan="2"></td><td></td><td></td></tr>
<tr><td>甘油</td><td></td><td></td><td colspan="2"></td><td></td><td></td></tr>
<tr><td>羟苯乙酯</td><td></td><td></td><td colspan="2"></td><td></td><td></td></tr>
<tr><td>纯化水</td><td></td><td></td><td colspan="2"></td><td></td><td></td></tr>
<tr><td colspan="2">明胶　已加 □
甘油　已加 □
羟苯乙酯　已加 □
色素　已加 □</td><td>开始加热时间</td><td>蒸汽压力（MPa）</td><td>罐内温度（℃）</td><td>真空度（MPa）</td><td>结束加热时间</td></tr>
<tr><td colspan="2">放　料</td><td colspan="5">胶液总量：共＿＿＿＿罐</td></tr>
<tr><td colspan="7">操作人：　　　　复核人：　　　　日期：　　年　月　日</td></tr>
<tr><td>物料名称</td><td colspan="2">使用量（kg）</td><td>损耗量（kg）</td><td>剩余量（kg）</td><td colspan="2">去　向</td></tr>
<tr><td>明胶</td><td colspan="2"></td><td></td><td></td><td colspan="2"></td></tr>
<tr><td>甘油</td><td colspan="2"></td><td></td><td></td><td colspan="2"></td></tr>
<tr><td>羟苯乙酯</td><td colspan="2"></td><td></td><td></td><td colspan="2"></td></tr>
<tr><td colspan="7">称量人；　　　　复核人：　　　　日期：　　年　月　日　班</td></tr>
</table>

续表

物料平衡	物料平衡计算公式： 限度范围： 明胶：　　　　　　　　结论： 甘油：　　　　　　　　结论： 羟苯乙酯：　　　　　　结论：				
操作人		班组长		QA	

清场记录

清场前品种		规格		批号	
房间名称		清洁剂或消毒剂			
清场日期		有效期			

检查项目	清场要求	清场情况	QA检查
物料	结料，剩余物料退料	按规定做□	合格□
中间产品	清点，送规定地点放置，挂状态标志	按规定做□	合格□
工具器具	冲洗、湿抹干净，放规定地点	按规定做□	合格□
清洁工具	清洗干净，放规定处干燥	按规定做□	合格□
容器管道	冲洗、湿抹干净，放规定地点	按规定做□	合格□
生产设备	湿抹或冲洗，标志符合状态要求	按规定做□	合格□
工作场地	漫抹或湿拖干净，标志符合状态要求	按规定做□	合格□
废弃物	清离现场，放规定地点	按规定做□	合格□
工艺文件	与续批产品无关的清离现场	按规定做□	合格□

注：符合规定在“□”中打“√”，不符合规定则清场至符合规定后在“□”中打“√”

清场时间	年　月　日　班
清场人员	
QA签名	年　月　日　班

检查合格发放《清场合格证》，粘贴《清场合格证》

备注	

任务9-2　内容物的配制

一、任务描述

按照《软胶囊内容物配制操作法》及配制设备标准操作规程，称量处方量的维生素E溶于等量的大豆油中，搅拌使其充分混匀，加入剩余的处方量的大豆油混合均匀，通过JM280QF型胶体磨研磨3次，真空脱气泡；在真空度0.10MPa以下和温度：90℃～100℃左右进行2h脱气。配料间保持室温18℃～25℃，RH50%以下。

二、岗位职责

1. 严格执行《软胶囊内容物配制操作法》及配制设备标准操作规程。

2. 负责配制设备的安全使用及日常清洁、保养。保障设备的良好状态，防止生产安全事故的发生。

3. 严格按照生产指令核对配制药液所有物料名称、数量、规格、外观无误。

4. 认真检查配制设备是否清洁干净，处于清场状态。

5. 自觉遵守工艺纪律，监控配制设备的正常运行。发现偏差及时上报。

6. 认真如实填好生产记录，做到字迹清晰、内容真实、数据完整，不得任意涂改和撕毁，做好交接记录，不合格产品不能进入下道工序。

7. 工作结束或更换品种时应及时做好清洁卫生并按有关规程进行清场工作，认真填写相应记录。做到岗位生产状态标志、设备及生产工具所处状态标志清晰明了。

三、岗位操作法

（一）生产前准备

1. 检查上次生产清场记录。

2. 检查配置操作间温度、相对湿度是否符合生产要求。

3. 检查配制操作间中有无上次生产的遗留物，有无与本批产品无关的物品、文件。

4. 检查磅秤、天平是否有效，调节零点。

5. 检查用具、容器是否干燥洁净。

6. 检查水、电、气供应是否正常。

7. 检查调配罐、胶体磨、乳化罐等设备是否运转正常。

8. 按生产指令领取物料，复核各物料的品名、规格、数量。

（二）操作

1. 将固体物料分别粉碎，过100目筛。

2. 液体物料过滤后加入调配罐中。

3. 将固体物料按照一定的顺序加入调配罐中，与液体物料混匀。

4. 将上一步得到的混合物视情况加入胶体磨或乳化罐中，进行研磨或乳化。

5. 将研磨或乳化后得到的药液过滤后用干净容器盛装，标明品名、规格、批号、数量。

（三）清场

1. 按《清场管理制度》、《容器具清洁管理制度》、《洁净区清洁规程》及《设备标准清洁规程》搞好清场工作。

2. 为了保证清场工作质量，清场时应遵循先上后下，先外后里，上道工序完成后方可进行下道工序作业。

3. 清场后，填写清场记录，上报QA，经QA检查合格后挂《清场合格证》。

（四）记录

操作完工后填写批生产记录。如实填写各生产记录。

四、操作规程

（一）调配罐标准操作规程

1. 开机前准备

（1）检查调配罐是否清洁，有无状态标志，并在有效期内。

（2）检查与调配罐连接的各管道与阀门是否完好，并调整到适当位置。

2. 开机运行

（1）各项检查无误后，加入物料，合上罐盖，开启搅拌机电源，按产品工艺要求，搅拌至药液混合均匀。

（2）配料完成后，关闭搅拌机电源。

（3）运行中应注意“停机加料，合盖运行”。

（二）胶体磨标准操作规程

1. 开机前准备

（1）检查设备标志牌为“正常”。连接好料斗、出料循环管，检查循环管阀门放料方向关闭，循环方向开通。

（2）磨片间隙调节。将两手柄旋松（反时针拧）然后顺时针转动调节环，用一只手伸入底座方口内转动电机风叶，当转动调节环感到有少许磨擦时马上停止。再反转调节环少许使磨片间隙大于对准数字，然后再顺时针旋紧手柄锁紧调节环，使磨片间隙固定。下次使用时，无需再调节，但运转后摩擦声音尖锐时，立即关机再调节。

2. 开机运行

接通电源后，投料入料斗内。通过调节出料阀改变设备运行状况及物料的颗粒细度，使用完毕，打开出料管，待物料出料完毕，关闭电源。

3. 操作注意事项

（1）设备无料空转时间不得超过5s。

（2）设备卫生清洁严禁带电进行，需切断电源。所用抹布应拧干，不得有水流下，料斗内严禁掉入硬的物体。严禁将搅拌棒、手等伸到正在运行的胶体磨内腔。

（3）胶体磨底座放平稳定，不得放在不平稳的物体上。

（4）启动时，若2次启动无效，通知工程组处理。不得在强行启动，以免损坏电机。运转过程中出现漏电、尖锐声、强烈震动等异常情况时，及时关闭电源，通知工程组处理。

五、清洁规程

（一）调配罐清洁规程

1. 每班生产结束后，关闭罐底放料球阀，打开纯化水阀，加入一定量的纯化水后，再加入清洁剂后，连续搅拌10min后，打开罐底放料阀，排除污水后，关闭放液阀，再加入纯化水连续冲洗至排出的水pH与加入的纯化水pH值一致。

2. 与调料罐相关联的管道与调配罐一并循环清洗至合格。

（二）胶体磨清洁规程

1. 接通电源加入纯化水至料斗内开机，打开出料口阀门至半开继续加入纯化水，保持料斗内水不少于料斗高度一半，半循环冲洗至出料口水干净。关闭出料口阀门，进行循环，循环2min，将出料口阀门打开，排尽纯化水。检测排出水是否洁净，拆开料斗、出料管和出料循环管、垫圈。

2. 用纯化水冲洗内部残留物料，然后用不锈钢钢丝球蘸清洁液刷洗物料斗、出料管和出料循环管内外壁。

3. 用纯化水冲洗所有部件，至无清洁液臭味。

4. 将料斗、出料管和出料循环管、垫圈装回。

5. 开机用纯化水半循环冲洗至循环纯化水干净，放净磨内纯化水，停机。

6. 用75%的乙醇约1000ml循环30s消毒。放尽磨内75%的乙醇，停机。

7. 用洁净抹布把胶体磨表面擦拭干净，蘸75%的乙醇，拧干，擦拭消毒。

六、维护保养规程

（一）调配罐维护保养规程

1. 设备工作时，3个月保养一次，轴承和齿轮传动部位加油脂润滑。

2. 罐体为不锈钢制作，换班时或下班必须做清洁工作，每批配料结束后进行清洗。

3. 清洁各模具、零件、清理设备表面黏接物时不许用金属工具铲刮。

4. 机器内部各处的粉末要定时清除，并检查所有螺钉，紧固有无松动、位移，并加以紧固。

（二）胶体磨维护保养规程

1. 保养周期　每半年保养一次。

2. 检查各机械部位的配合间隙，主轴运转偏离度。检查轴承磨损情况，加润滑油。

3. 检查所有电器元件各接头的紧固状况。线路的老化情况，有无损坏。检查电器各部位防水情况，接地良好。

4. 检查底座水槽内部排水是否通畅。

5. 检查水封密合情况，弹簧松紧度、齿轮磨损情况。检查主轴密封圈磨损情况。

6. 必要时作防锈处理。

七、生产记录

软胶囊内容物配制生产记录、清场记录如表5–4所示。

表5–4 软胶囊内容物配制生产记录、清场记录

<table>
<tr><td colspan="3">工序名称：</td><td colspan="3">生产时间：　　年　月　日　时至　　　年　月　日　时</td></tr>
<tr><td>品　名</td><td colspan="2"></td><td>规　格</td><td>批　号</td><td></td></tr>
<tr><td colspan="2">操作步骤</td><td>记　录</td><td>操作人</td><td>复核人</td><td></td></tr>
<tr><td rowspan="4">1. 生产前检查</td><td>文　件</td><td>已检查，符合要求□</td><td rowspan="13"></td><td rowspan="13"></td><td></td></tr>
<tr><td>现　场</td><td>已检查，符合要求□</td><td></td></tr>
<tr><td>设　备</td><td>已检查，符合要求□</td><td></td></tr>
<tr><td>物　料</td><td>已检查，符合要求□</td><td></td></tr>
<tr><td colspan="2">2. 检查房间温度、相对湿度</td><td>温度________℃
相对湿度________%</td><td></td></tr>
<tr><td colspan="2">3. 按生产指令领取物料，复核各物料的品名、规格、数量</td><td>物料1________kg
物料2________kg
物料3________kg</td><td></td></tr>
<tr><td colspan="2">4. 将固体物料分别粉碎，过100目筛</td><td>已粉碎□
已过筛□</td><td></td></tr>
<tr><td colspan="2">5. 液体物料过滤后加入调配罐中</td><td>已过滤□</td><td></td></tr>
<tr><td colspan="2">6. 将固体物料按照一定的顺序加入调配罐中，与液体物料混匀</td><td>物料1、2、3均已加入□
已混匀□</td><td></td></tr>
<tr><td colspan="2">7. 将混合物加入胶体唐或乳化罐中，进行研磨或乳化</td><td>已研磨□
已乳化□</td><td></td></tr>
<tr><td colspan="2">8. 将研磨或乳化后得到的内容物过滤后用于净容器盛装，标明品名、规格、批号、数量</td><td>已标明□</td><td></td></tr>
<tr><td colspan="2">9. 生产结束清洁机器及工作间，清点工具，定位摆放</td><td>已清洁□</td><td></td></tr>
<tr><td colspan="2">10. 关闭水、电、气</td><td>已关闭□</td><td></td><td></td><td></td></tr>
<tr><td colspan="6">物料平衡计算公式：
限度范围：
维生素E：　　　　结论：
大豆油：　　　　结论：
姜黄素：　　　　结论：</td></tr>
<tr><td>操作人</td><td></td><td>班组长</td><td></td><td>QA</td><td></td></tr>
</table>

续表

<table>
<tr><td colspan="4">清场记录</td></tr>
<tr><td>清场前品种</td><td></td><td>规格</td><td>批号</td></tr>
<tr><td>房间名称</td><td></td><td colspan="2">清洁剂或消毒剂</td></tr>
<tr><td>清场日期</td><td></td><td colspan="2">有效期</td></tr>
<tr><td>检查项目</td><td>清场要求</td><td>清场情况</td><td>QA检查</td></tr>
<tr><td>物料</td><td>结料，剩余物料退料</td><td>按规定做□</td><td>合格□</td></tr>
<tr><td>中间产品</td><td>清点，送规定地点放置，挂状态标志</td><td>按规定做□</td><td>合格□</td></tr>
<tr><td>工具器具</td><td>冲洗、湿抹干净，放规定地点</td><td>按规定做□</td><td>合格□</td></tr>
<tr><td>清洁工具</td><td>清洗干净，放规定处干燥</td><td>按规定做□</td><td>合格□</td></tr>
<tr><td>容器管道</td><td>冲洗、湿抹干净，放规定地点</td><td>按规定做□</td><td>合格□</td></tr>
<tr><td>生产设备</td><td>湿抹或冲洗，标志符合状态要求</td><td>按规定做□</td><td>合格□</td></tr>
<tr><td>工作场地</td><td>漫抹或湿拖干净，标志符合状态要求</td><td>按规定做□</td><td>合格□</td></tr>
<tr><td>废弃物</td><td>清离现场，放规定地点</td><td>按规定做□</td><td>合格□</td></tr>
<tr><td>工艺文件</td><td>与续批产品无关的清离现场</td><td>按规定做□</td><td>合格□</td></tr>
<tr><td colspan="4">注：符合规定在“□”中打“√”，不符合规定则清场至符合规定后在“□”中打“√”</td></tr>
<tr><td>清场时间</td><td colspan="3">年 月 日 班</td></tr>
<tr><td>清场人员</td><td colspan="3"></td></tr>
<tr><td>QA签名</td><td colspan="3">年 月 日 班</td></tr>
<tr><td colspan="4">检查合格发放《清场合格证》，粘贴《清场合格证》</td></tr>
<tr><td>备注</td><td colspan="3"></td></tr>
</table>

任务9-3 压制成形

一、任务描述

按照《压制软胶囊岗位操作法》及《RGY6X15F型软胶囊压制设备标准操作规程》，将上述胶液放入保温箱内，温度保持在80℃～90℃之间机压制胶片；将制成合格的胶片及内容物药液通过自动旋转制囊机压制成软胶囊。自动旋转制囊机生产过程中，控制压丸温度35℃～40℃，滚模转速3r/min左右；控制室内温度在20℃～25℃。空气相对湿度40%以下。

二、岗位职责

1. 严格执行《压制软胶囊岗位操作法》及《软胶囊压制设备标准操作规程》。

2. 负责压制软胶囊所用设备的安全使用及日常清洁、保养，保障设备的良好状态，防止生产安全事故的发生。

3. 严格按照生产指令核对压制软胶囊所有物料名称、数量、规格、外观无误。

4. 认真检查软胶囊机是否清洁干净，处于清场状态。

5. 自觉遵守工艺纪律，监控软胶囊机的正常运行，确保压制软胶囊岗位不发生混药、错药或对药品造成污染。发现偏差及时上报。

6. 认真如实填好生产记录，做到字迹清晰、内容真实、数据完整，不得任意涂改和撕毁，做好交接记录，不合格产品不能进入下道工序。

7. 工作结束或更换品种时应及时做好清洁卫生并按有关规程进行清场工作，认真填写相应记录。做到岗位生产状态标志、设备及生产工具所处状态标志清晰明了。

三、岗位操作法

（一）生产前准备

1. 复核清场情况

（1）检查生产场地是否无上一批生产遗留的软胶囊、物料、生产用具、状态标志等。

（2）检查压丸操作间的门窗、天花、墙壁、地面、地漏、灯罩、开关外箱、出风口是否已清洁，无浮尘、无油污。

（3）检查是否无上一批生产记录及与本批生产无关文件等。

（4）检查是否有上一次生产的《清场合格证》，且是否在有效期内，证上所填写的内容齐全，有QA签字。

2. 接收生产指令

（1）工艺员发“软胶囊压制工序生产记录”、物料标志、“运行中”标志（皆为空白）。

（2）仔细阅读“批生产指令”的要求和内容。

（3）填写“运行中”标志的各项内容。

3. 设备、生产用具准备

（1）准备所需模具、喷体及洁净胶盒等。

（2）检查生产用具、压制软胶囊设备是否清洁、完好、干燥。

（3）按《软胶囊机操作规程》进行配件安装和试运行，检查设备是否运作正常。

（4）检查电子秤、电子天平是否符合如下要求：计量范围符合生产要求，清洁完好，有计量检查合格证，并在规定的使用期内，且在使用前进行校正。

4. 物料的接收与核对

（1）对配料工序送来的药液，核对“中间产品递交许可证”上的产品名称、规格、有无QA签字，并复称重量。

（2）按“中间产品递交许可证”核对保温胶罐内胶液的名称、规格、有无QA签字、胶罐编号，清点个数。将胶罐进行保温，保温温度为50℃～60℃。

5. 检查操作间的室内温度及相对湿度是否符合工艺规程要求，并记录。

6. 检查操作人员的着装，应穿戴整齐、服装干净。

7. 由班组申请QA检查，检查合格后领取QA签发的《准产证》。

（二）操作

1. 加料

（1）用加料勺将药液倒入盛料斗，注意不要加得过满，盖上盖子。

（2）打开胶罐的放料口适当放出胶液，以保证胶液流出顺畅。

（3）将胶罐的放料口用胶管与主机箱连接，胶管外包裹胶套用以保温，胶盒温度设置为50℃～60℃。

（4）胶罐进气口连接压缩空气接口，压缩空气压力可根据胶液的黏稠度做适当调整。

2. 压制软胶囊

（1）按《软胶囊机操作规程》进行软胶囊机调试操作。

（2）根据工艺规程规定对喷体进行加热。

（3）调整转模压力，以刚好压出胶丸为宜，压力过大会损坏模具。

（4）根据工艺规程规定的内容物重进行装量调节。取样检测压出胶丸的夹缝质量、外观、内容物重，及时做出调整，直至符合工艺规程为止。

（5）正常开机，每小时每排胶丸取样，检查夹缝质量、外观、内容物重，每班检测胶皮厚度，并在批生产记录上记录，如有偏离控制范围的情况，应及时调整药液泵和胶皮涂布器。

（6）若在压制过程中，出现故障或意外停机后再开，须重复（4）的操作。

（7）开启转笼开关，边压制软胶囊边进行转笼定型干燥。

（8）生产过程中，定时将产生的胶网用胶袋盛装，放于指定地点，等待进一步处理。

（三）清场

（1）连续生产同一品种时，在规定的清洁周期将生产用具按《软胶囊生产用具清洁规程》进行清洁，设备按《软胶囊机清洁规程》、《干燥转笼清洁规程》进行清洁、生产环境按《C级洁净区清洁规程》进行清洁；非连续生产时，在最后一批生产结束后按以上要求进行清洁。每批生产结束后按《压丸间清场规程》进行清场。

（2）为了保证清场工作质量，清场时应遵循先上后下，先外后里，一道工序完成后方可进行下道工序作业。

（3）清场后，填写清场记录，上报QA，经QA检查合格后挂《清场合格证》。

（四）记录

操作完工后填写批生产记录。如实填写各生产操作记录。

四、操作规程

（一）开机前准备

1. 将控制箱、冷风机面板上的所有控制开关置于关断位置。
2. 检查传动系统箱内的润滑油是否足够（一般应注入约3L）。
3. 检查供料泵壳体内的石蜡油应浸没盘形凸轮滑块。
4. 检查主机左侧的润滑油箱内的石蜡油是否足够。
5. 安装转模及调整同步

（1）将准备压丸的转模装入定位轴上：①拆开门梁，将转模安装在相应的主轴上，使转模端面有刻线的一端朝外；②安装好转模后将门梁复位，将模具座上的定位销插入孔中，锁紧门梁和滚模。

（2）调整三个同步：①调整两转模同步，使模腔一一对应。旋转转模左边的加压旋钮，使两转模不加压力自然接触，松开机器背面对线机构的紧固螺钉，用对线扳手转动右主轴，使左右转模端面上的刻度线对准（最好以模腔边缘对齐为准），对准误差应不大于0.05mm，然后锁紧紧固螺钉。②调整转模与喷体同步。将喷体放下，以自重压在转模上（应在喷体与转模之间放一纸垫，以防互相摩擦损伤），通过微动操作主机运转，调整喷体端面刻线与转模端面上的刻线的相互位置，使喷体上喷孔置于模腔内，经供料泵注出的药液即可注入胶囊内，调整时必须考虑胶膜厚度的影响，使喷体刻线略低于转模刻线。③调整泵体与转模同步。脱开传动系统顶盖上的中介齿轮与变换齿轮，使其处于非啮合状态，转动供料泵方轴（由上向下观察顺时针方向转动），使供料泵前面的三根柱塞处于最前位置且消除盘形凸轮空行程（即柱塞即将向后推进），然后将中介齿轮与传动变换齿轮啮合，锁紧。

6. 将胶盒分别安装到左右胶皮轮上方，固定好。
7. 将控制箱上的选择开关拧到“I”位置，使机器通电。
8. 将引胶管的加热插头连接到主机上，对引胶管进行加热。
9. 在确认保温胶桶内的明胶液可顺利流出胶桶后，将引胶管的接头接在保温胶桶的出胶口上。
10. 将喷体加热棒、传感器和胶盒加热棒、传感器分别插入喷体和胶盒，插头连接到相应的插座位置上。

11. 将左右胶盒的温控仪的目标温度调至52℃～56℃。

12. 将压缩空气胶管插入保温胶罐的接口上，开启胶罐盖上的进气阀，开启胶罐出胶阀，罐内的明胶液受压而流进左右胶盒内（注意保持罐内气压在0.015MPa～0.04MPa范围内）。

（二）开机运行

1. 调节机器的速度控制旋钮，使机器按一定转速运转。

2. 将左右胶盒的出胶挡板适量开启，明胶液均匀涂布在转动的胶皮轮上形成胶皮。

3. 开启冷风机，并调节冷风机的出风量，以胶皮不黏在胶皮轮上为宜（视室温等实际情况而定）。

4. 将胶皮轮带出的胶皮送入胶皮导轮，然后进入模具，胶皮从模具挤出后，用镊子引导胶皮进入下丸器的胶丸滚轴及拉网轴，最后送入废胶桶。

5. 检查胶皮的厚度，视实际情况调节胶箱出胶挡板的开启度，以调节胶皮厚度至0.80mm左右（应使胶皮厚度两边均匀）。

6. 检查胶网的输送情况，若正常，放下喷体，使喷体以自重压在胶皮上。

7. 设定喷体温控仪的目标温度为32℃～38℃（温度视室温、胶皮厚等情况而定），开启喷体加热开关，插在喷体上的发热棒受电加热。

8. 调节模具的加压旋钮，令左右转模受力贴合，调节量以胶皮刚好被转模切断为准，注意模具过量的靠压会损坏。

9. 待喷体加热至目标温度后，将喷体上的滑阀开关杆向内推动，接通料液分配组合的通路，定量的药液喷入两胶皮之间，通过模具压成胶丸。此时应检查每个喷孔对应的胶丸装量（即内容物重），及时修正柱塞泵的喷出量（通过转动供料泵后面调节手轮进行调节，改变柱塞行程，进而改变装量）。

10. 启动干燥转笼，使S4旋钮置于“L”，将压出的符合要求的软胶囊送入笼内。

（三）停机

1. 将喷体开关杆向外拉动，切断料液通路，关闭喷体加热，将喷体升起架在喷体架上。

2. 松开模具加压旋钮，使两转模分开。

3. 关闭压缩空气开关，开启胶桶盖上的排气阀，拆掉压缩空气管，拔除引胶管加热开关。

4. 关闭左右胶盒、胶桶、冷风机的开关。

5. 继续运转主机，排净胶盒内胶液及胶皮轮上胶皮，然后停止主机。

6. 在转笼出口处放上接胶丸容器，将转笼上的S4旋钮置于“R”，转笼正转，使胶丸自动排出转笼。

7. 关闭所有电机电源、总电源。

（四）操作注意事项

1. 模具及喷体为精密部件，必须轻拿轻放，严禁在模具转动时持硬物在其上方操作，发现喷体出料孔堵塞时，必须停机后方可进行清理，否则容易夹伤手指和损坏模具；如发现模具腔内有胶皮黏附时，不能用手或镊子在模具上方挑出，以防伤及人手或损坏模具。

2. 每次启动主机前确认调速旋钮处于零。

3. 拆装模具及料液泵等部件时，不得两人同时操作，避免因操作不协调而发生伤人或设备事故。

4. 严禁喷体在不接触胶皮的情况下通电加热。

5. 机器运转时操作人员不得离开，经常检查设备运转情况，在压制生产过程中遇到以下情况必须停机处理：

（1）剥丸器及拉网花轴缠住胶网或胶皮；

（2）喷体堵塞；

（3）在模具上方进行一切持硬物的操作；

（4）胶皮过黏，经调节后仍不能做正常的生产。

6. 胶罐上机使用时，应常检查罐内压力是否超过规定值，以防因压力过大将罐盖炸飞伤人。

7. 干燥转笼转动换向时，必须等转笼完全静止后方可进行换向操作，严禁突然换向，否则可能导致电器元件损坏。

8. 工作完毕停机后，及时把所有电加热附件的电源插头拔出。

五、清洁规程

（一）转换生产品种、规格时的清洁程序

1. 生产结束后，将剩余的明胶及物料等从机器上清除下来，按规定处理。将模具、喷体、泵体、输料柱塞、料斗、胶盒、引胶管、干燥转笼等拆下。

2. 将拆下的机械部件拆散，用洗涤剂溶液仔细清洗干净，至无生产时的遗留物，然后用大量饮用水冲洗至水清澈无泡沫，再用纯化水冲洗2次；待水挥发后，用75%乙醇溶液浸泡冲洗；挥发多余乙醇后，将泵体、输料柱塞浸入液状石蜡，均匀沾满液状石蜡后，重新装机，其余部件晾干后，按规定收藏，保存于工具间。

3. 装机后往供料泵壳体内加入石蜡油，油面应浸没盘形凸轮滑块；往料斗加入少量液状石蜡，开动主机运转排出空气，避免供料泵柱塞氧化。

4. 干燥转笼机箱及不可拆卸的设备表面等用清洁布或不撑毛刷子蘸洗涤剂溶液清洗掉污物，油渍等，用饮用水擦净后，用75%乙醇溶液擦拭，最后按要求装机。

（二）生产相同品种，转换批号时的清洁程序

1. 每批产品生产结束后，将已完成的中间产品移交下工序，清除机器上的残留物料、中间产品，

2. 用布擦净机器上的污渍。

六、维护保养规程

1. 坚持每班检查和清洁、润滑、紧固等日常保养。

2. 经常注意仪表的可靠性和灵敏性。

3. 每周更换一次料泵箱体石蜡油。

4. 发现问题应及时与维修人员联系，进行维修，正常后方可继续生产。

5. 不同型号的软胶囊机操作及维护规程应根据其设备说明书做适当补充及调整。

七、生产记录

软胶囊压制生产记录、清场记录如表5–5所示。

表5–5 软胶囊压制生产记录、清场记录

工序名称：			生产时间：	年 月 日 时至	年 月 日 时
品名：		批号：	规格：		批量：
操作开始		年 月 日 时	操作结束		年 月 日 时
执行文件：《压制软胶囊岗位操作法》				黏贴《清场合格证》副本及《准产证》	
生产前检查：文件□ 设备□ 现场□ 物料□ 结论： 检查人： QA：					
物料	内容物	数量： kg		在储存期内：是□ 否□	
	胶液			在储存期内：是□ 否□	
喷体编号：			模具编号：		
压制	室温（℃）				
	相对湿度（%）				
	喷体温度（℃）				
	左胶盒温度（℃）				
	右胶盒温度（℃）				
	胶液批号				
	胶皮厚度	符合规定□	符合规定□	符合规定□	符合规定□
	操作人				
	复校人				
	日期/班次	日 班	日 班	日 班	日 班
	合计本批耗用胶液： 罐			记录人：	
	平均丸重： g		废丸重： kg		

续表

物料平衡计算公式：
限度范围：
内容物：　　　　　　　　　　　　　　　　结论：
胶带：　　　　　　　　　　　　　　　　　结论：

操作人		班组长		QA	

清场记录

清场前品种		规格		批号	
房间名称		清洁剂或消毒剂			
清场日期		有效期			

检查项目	清场要求	清场情况	QA检查
物料	结料，剩余物料退料	按规定做□	合格□
中间产品	清点，送规定地点放置，挂状态标志	按规定做□	合格□
工具器具	冲洗、湿抹干净，放规定地点	按规定做□	合格□
清洁工具	清洗干净，放规定处干燥	按规定做□	合格□
容器管道	冲洗、湿抹干净，放规定地点	按规定做□	合格□
生产设备	湿抹或冲洗，标志符合状态要求	按规定做□	合格□
工作场地	漫抹或湿拖干净，标志符合状态要求	按规定做□	合格□
废弃物	清离现场，放规定地点	按规定做□	合格□
工艺文件	与续批产品无关的清离现场	按规定做□	合格□

注：符合规定在“□”中打“√”，不符合规定则清场至符合规定后在“□”中打“√”

清场时间	年　月　日　班
清场人员	
QA签名	年　月　日　班

检查合格发放《清场合格证》，粘贴《清场合格证》

备注	

任务9-4　干燥与清洗

一、任务描述

按照《干燥岗位操作法》、《RGY6X15F型软胶囊机配套干燥定型转笼操作规程》，将压制成的软胶囊在网机内20℃下吹风干燥定型，待定型4h后，并整型。按照《洗丸岗位操作法》、《XWJ-Ⅱ型超声波软胶囊清洗机操作规程》，用乙醇在洗擦丸机中洗去胶囊表面油层，吹干洗液。

二、岗位职责

1. 严格按工艺要求和操作规程，进行软胶囊产品的干燥、清洗工作，保证质量，防止差错。

2. 按生产计划，积极与上下工序进行沟通，按时按量完成生产。

3. 按生产指令及时正确填写领料单，按时领入本工序所需的原、辅料（乙醇等），生产结束后，及时填写退料单，将物料退仓。

4. 做好中间产品进出站的清点、复核工作，认真填写中间站台账。

5. 负责保管进入车间的乙醇溶液。

6. 认真如实填好生产记录，做到字迹清晰、内容真实、数据完整，不得任意涂改和撕毁，做好交接记录。

7. 按要求做好清场和清洁工作。

8. 负责本工序设备和工具的清洁、养护、保管、检查，发现问题及时上报。

9. 负责本工序各工作间的清洁。

10. 工作结束或更换品种时应及时做好清洁卫生并按有关规程进行清场工作，认真填写相应记录。做到岗位生产状态标志、设备及生产工具所处状态标志清晰明了。

三、岗位操作法

（一）干燥岗位操作法

1. 生产前准备

（1）复核清场情况　①检查生产场地是否无上一批生产遗留的软胶囊、物料、生产用具、状态标志等；②检查干燥操作间和洗丸操作间的门窗、天花、墙壁、地面、地漏、灯罩、开关外箱、出风口是否已清洁，无浮尘、无油污；③检查是否无上一批生产记录及与本批生产无关文件等；④检查是否有上一次生产的《清场合格证》，且是否在有效期内，证上所填写的内容齐全，有QA签字。

（2）接收生产指令　①工艺员发生产记录、物料标志、“运行中”标志（皆为空白）；②仔细阅读“批生产指令”的要求和内容；③填写“运行中”标志的各项内容。

（3）设备、生产用具准备　①按生产指令准备所需干燥车、不锈钢勺、装丸盘等用具；②检查生产用具、干燥转笼是否清洁、完好、干燥；③按《干燥转笼操作规程》检查设备是否运作正常；④检查电子秤是否计量范围符合要求，清洁完好，有计量检查合格证和在规定的使用期内，并在使用前进行校正。

（4）领取软胶囊中间产品。从压制工序领取批生产指令所要求的软胶囊中间产品。复核品名、规格和QA签发的“中间产品递交许可证”。

（5）生产环境的工艺条件检查。检查干燥间的温度、相对湿度是否符合工艺规程要求，并记录。

（6）检查操作人员的着装，是否穿戴整齐、服装干净。

（7）有班组申请QA检查，检查合格后领取QA签发的《准产证》。

2. 生产操作

（1）将压制完毕的胶丸放入干燥转笼进行干燥。①按《干燥转笼操作规程》启动转笼，从转笼放丸口倒入胶丸，装丸最大量为转笼的3/4；②设备外挂上“运行中”标志，填写名称、规格、批号、日期，操作者签名。每班检查两次室温、室内相对湿度，并记录。③干燥7～16h，准备好胶盘放在胶丸出口处，将干燥转笼旋转方向调至右转，放出胶丸。

（2）将转笼放出的胶丸放上干燥车进行干燥。①将胶丸分置于干燥车上的筛网上（每个筛不宜放入过多，以2～3层胶丸为宜），并摊平。干燥车外挂已填写各项内容的“运行中”标志。②将盛有胶丸的干燥车推入干燥间静置干燥。③干燥时每隔3h翻丸一次，使干燥均匀和防止粘连，尤其注意翻动筛盘边角位置的胶丸。④干燥期间每2h记录一次干燥条件。⑤达到工艺规程所要求的干燥时间（8～16h）后，每车按上、中、下层随机抽取若干胶丸检查，胶丸坚硬不变形，即可送入洗丸间，或用胶桶装好密封并送至洗前暂存间。

（3）洗后软胶囊干燥操作　①将洗后的软胶囊放上干燥车，分置于筛网上（每筛以2～3层胶丸为宜），并摊平。干燥车外挂已填写各项内容的“运行中”标志。②将干燥车推入干燥隧道，挥去乙醇。③干燥期间每隔3h翻丸一次，使干燥均匀和防止黏连，尤其注意翻动筛盘边角位置的胶丸。④每2h记录一次干燥条件。⑤达到工艺规程所要求的干燥时间（5～9h）后，抽取若干胶丸检查，丸形坚硬不变形，即可收丸。⑥将干燥好的胶丸，放入内置洁净胶袋的胶桶中，扎紧胶袋，盖好桶盖，防止吸潮。⑦装桶后的干丸用电子秤进行称量净重。桶外挂物料标志，注明品名、批号、规格、生产日期、班次、净重、数量。

（4）生产过程中及时填写各种生产记录。

3. 清场

（1）连续生产同一品种时，按规定的清洁周期将生产用具按《软胶囊生产用具清洁规程》进行清洁，设备按《干燥转笼清洁规程》、《干燥车清洁规程》进行清洁，生产环境按《C级洁净区清洁规程》进行清洁，若非连续生产同一品种，在最后一批生产结束后按以上要求进行清洁。按《软胶囊干燥间清场规程》进行清场，并填写清场记录。

（2）为了保证清场工作质量，清场时应遵循先上后下，先外后里，一道工序完成后方可进行下道工序作业。

（3）清场后，填写清场记录，上报QA，经QA检查合格后挂《清场合格证》。

4. 记录

操作完工后填写批生产记录。如实填写各生产记录。

（二）洗丸岗位操作法

1. 生产前准备

（1）复核清场情况　①检查生产场地是否无上一批生产遗留的软胶囊、物料、生产用具、状态标志等；②检查压丸操作间的门窗、天花、墙壁、地面、地漏、灯罩、开关外箱、出风口是否已清洁，无浮尘、无油污；③检查是否无上一批生产记录及与本批生产无关文件等；④检查是否有上一次生产的《清场合格证》，且是否在有效期内，证上所填写的内容齐全，有QA签字。

（2）接收生产指令　①工艺员发生产记录、物料标志、“运行中”标志（皆为空白）；②仔细阅读“批生产指令”的要求和内容；③填写“运行中”标志的各项内容。

（3）设备、生产用具准备　①按生产指令准备所需干燥车、不锈钢勺、装丸盘；②检查生产用具、干燥车、超声波软胶囊清洗机是否清洁、完好，生产用具是否干燥；③按《超声波软胶囊清洗机操作规程》检查设备是否运作正常。

（4）核对软胶囊中间产品的生产指令与产品上标示的品名、规格是否相符。

（5）领用清洗软胶囊用的乙醇（浓度95%），同时核对其品名、规格、质量合格证、重量。领用的乙醇必须放置在有防爆功能的洗丸间。

（6）生产环境的工艺条件检查　①检查压差计数值是否符合规定；②检查洗丸间的室内温度、相对湿度。

（7）检查操作人员的着装，是否穿戴整齐、服装干净。

（8）有班组申请QA检查，检查合格后领取QA签发的《准产证》。

2. 洗丸操作

（1）调节频率，打开电源总开关。

（2）打开浸洗缸、喷淋缸的缸盖，倒入一定量（各约40L）乙醇，盖上缸盖，打开冷水阀（用于冷却洗丸时产生的热量）。

（3）调节各开关阀至工作状态，倒入胶丸于料斗中至略满，盏上斗盖。

（4）调节出丸口大小，以传送带上出丸顺畅有不漏丸为宜。

（5）按顺序开动按钮，进行洗丸。

（6）经浸洗、喷淋后出丸，以清洗的胶丸表面无油腻感即可放置于干燥车并摊干。

（7）洗完胶丸后，关闭各按钮和电源总开关。

3. 清场

（1）按《超声波软胶囊清洗机清洁规程》、《软胶囊生产用具清洁规程》、《C级洁净区清洁规程》进行清洁。按《洗丸间清场规程》进行清场，并填写清场记录。

（2）为了保证清场工作质量，清场时应遵循先上后下，先外后里，一道工序完成后方可进行下道工序作业。

（3）清场后，填写清场记录，上报QA，经QA检查合格后挂《清场合格证》。

4. 记录

操作完工后填写批生产记录。如实填写各生产记录。

四、操作规程

（一）RGY6X15F软胶囊机配套干燥定型转笼操作规程

1. 开机前准备

（1）确认准备使用的转笼已清洁，符合生产卫生要求。

（2）将转笼按顺序放置在机座上，确认转笼上的大光轮及大齿轮已完全和机座上的小光轮和小齿轮啮合。

（3）检查转笼活门上的螺母是否已上紧。

（4）盖上转笼护罩（注意护罩上的感应器要与机座上的感应开关相对应）。

（5）检查电箱上的风机、转笼旋钮是否在关闭位置。

（6）在末端转笼的出丸口盖上不锈钢盖。

2. 开机运行

（1）将电源开关置于开启位置。

（2）开启风机，使风机开始送风。

（3）将控制转笼转向的旋钮置于“L”，转笼此时反转，从转笼入口处倒入待干燥的软胶囊。此时软胶囊滞留在笼中进行干燥。

（4）待到达干燥时间后，在转笼出口放置清洁的胶盘，将转向旋钮置于停位置上，等转笼停定后，再调至“R”位置，转笼此时正转，软胶囊自动排出转笼，跌入胶盘中。

如采用较大型的数节干燥转笼串联的干燥机，将胶丸送入笼中操作如下（假设有五节转笼串联）：①将5#转笼的转向旋钮置于反转位置，1#～4#转笼的转向旋钮置于正转位置；②从转笼入口倒入待干燥软胶囊，此时软胶囊会经过1#～4#转笼，送入5#转笼内；③当5#转笼内软胶囊装至笼内容积约80%时，将4#转笼开关置于停位置上；④等数秒后使4#转笼反转，此时倒入的软胶囊经过1#～3#转笼进入4#转笼内；⑤按上述方法将软胶囊依次送入3#～1#转笼内；⑥当到达干燥时间后，依次将1#～5#转笼开关从正转位置旋到停止位置；⑦取下5#转笼出口处的封盖，在出口下方放置清洁的胶盘；⑧依次将

5#～1#转笼开关置于正转位置上，软胶囊会依次通过转笼，最后经过5#转笼进入胶盘内。

（5）完成出胶丸后，将粘在转笼内壁的胶丸手工取出：先取下笼护罩，拧下活门上的螺母，打开活门取出胶丸。

（6）完成后将活门合上并拧紧螺母。

（7）将转笼取下进行清洁。

（二）XWJ-Ⅱ型超声波软胶囊清洗机操作规程

1. 开机前准备

（1）打开设备后盖板。

（2）在两乙醇缸内分别倒入约40L乙醇，观察左侧液位计到3/5为宜。

（3）将设备后盖板盖上。

（4）根据软胶囊的大小调整加料斗闸板的位置。

（5）在出料口放置装料容器。

（6）打开乙醇缸冷却水管阀门。

（7）将设备面板各阀门置于“工作”位置。

2. 开机运行

（1）打开“浸泡”旋钮，观察超声波桶液位上升情况，不要让乙醇溢出，如乙醇溢出，应立即关闭“浸泡”开关，通过调节“液位”阀门，控制液位的高低。

（2）启动“浸泡”旋钮，并确认浸洗系统工作正常。

（3）启动“喷淋”旋钮，喷淋系统开始工作，将“喷淋速度”阀门调至合适位置，使喷淋速度适中。

（4）启动“超声波”旋钮，听到尖锐的声音，同时检查传送带，确认系统正常。

（5）将软胶囊倒入料斗内，开始洗丸。

（6）观察软胶囊在输送带上的输送情况，应使软胶囊既能铺满输送带，又不会从输送带上跌落。如未能满足以上条件，可通过调节料斗闸板来实现。

（7）检查冷却水量是否合适，通过冷却水管阀门来调节水流量大小。

（8）及时将装料容器中的软胶囊转移到干燥车上。

3. 换液

（1）系统乙醇变浑浊时应及时更换。

（2）将浸洗系统浑浊乙醇排出。①在设备左侧“排液”管口接上软管，软管的另一侧接到乙醇容器内；②将“浸洗”、面板下部的工作状态阀门置于“排旧液”状态；③将“浸泡”旋钮置于开位置，打开后盖板观察浑浊乙醇排出设备情况，待缸内乙醇即将排尽时（注意不可将乙醇排尽），将“浸泡”旋钮置于关位置；④用抹布将缸内残留乙醇吸收，并用干净乙醇清洁缸体内壁。

（3）将喷洗系统乙醇注入浸洗系统。①将“浸洗”阀门置于“吸新液”状态，

“喷洗”、工作状态阀门置于“排泪液”状态；②将“喷淋”旋钮置于开位置，打开后盖板观察乙醇从喷淋缸注入浸洗缸情况，待缸内乙醇即将排尽时（注意不可将乙醇排尽），将“喷淋”旋钮置于关位置；④用干净抹布将缸内残留乙醇吸收，并用干净乙醇清洁缸体内壁；③将“浸洗”、“喷洗”及工作状态阀门置于“工作”状态。

（4）往喷洗缸内加入新乙醇约40L。

4. 停机

按“超声波”→“浸洗”→“喷淋”顺序依次关闭系统。

（三）软胶囊干燥及清洗设备安全操作注意事项

1. 干燥定型转笼 当转笼转动换向时，必须等转笼完全静止后方可进行换向操作，严禁突然换向，否则可能导致电器元件损坏。

2. 超声波软胶囊清洗机

（1）真空泵严禁空转。

（2）超声波桶内无乙醇时，严禁开启超声波，避免损坏设备。

（3）开机前必须检查各阀门均处于工作位置，检查各管路、电路、网路均处于正常情况，方可开机。

（4）如有紧急情况，应首先关闭电源。

（5）乙醇缸内冷却水管阀门在工作时必须打开，使乙醇温度保持在25℃～30℃之间。

（6）如设备长时间停用，必须把缸内乙醇全部排出，并将缸内壁擦洗干净。

（7）经常清洗各过滤网，经常检查各管路是否有泄漏，一经发现应及时维修。

五、清洁规程

（一）软胶囊干燥定型转笼的清洁规程

1. 与软胶囊直接接触的部分在清洗间进行清洗，不可拆卸移动的部分在操作间进行清洁。

2. 用蘸有清洁剂溶液的刷子反复刷洗转笼上残留的油渍、污垢，用饮用水冲洗至无滑腻感，再用纯化水冲洗2min。

3. 用洗洁精溶液擦抹转笼护罩表面、机底、机外壁，直至无污物残留，再用饮用水擦抹至无滑腻感。

4. 用75%乙醇溶液或0.2%苯扎溴铵溶液擦抹消毒。

5. 清洁效果评价：无油污、无软胶囊残留、无污物、无积垢。

6. 废物要及时装入洁净的胶袋中，密闭放在指定地点，生产结束及时清离洁净区。

7. 清洁合格，机外挂“已清洁”标志，并填写清洁人、清洁日期、清洁有效期。

（二）XWJ-Ⅱ型超声波软胶囊清洗机的清洁规程

1. 生产使用前清洁

（1）设备内乙醇缸、废丸斗、传送带、出料口及进料斗等用75%乙醇溶液擦拭。

（2）设备外部用饮用水擦净，如沾有油污，用清洁剂溶液擦净并用饮用水擦拭至无滑腻感。

2. 生产结束清洁

（1）吸除清洗机内的废乙醇：调节排旧液开关阀，把浸洗缸、喷淋缸内的废乙醇吸到存放容器内，放置在规定地点，清洁完毕后清离洁净区（注意：吸乙醇时，应保留少许乙醇在缸内，避免损坏真空泵）。

（2）关闭旋钮，关闭冷水阀及电源总开关。

（3）用干净毛巾吸收浸洗缸，喷淋缸内剩余乙醇，清除缸内杂物，清除隔网筛的废丸。

（4）擦洗设备表面至无油污。

（5）用75%乙醇溶液擦拭消毒。

3. 清洁效果评价 无浮尘、无污渍、无未清洁死角、无积垢。

4. 废物处理 废物要及时装入洁净的胶袋中，密闭放在指定地点，生产结束及时清离洁净区。

5. 清洁合格 清洁合格，机外挂“已清洁”标志，并填写清洁人、清洁日期、清洁有效期。

六、维护保养规程

1. 经常检查润滑油杯内的油量是否足够。
2. 设备外表及内部应洁净无污物聚集。
3. 齿盘的固定和转动齿是否磨损严重，如严重需调整。
4. 每季度检查一次电动机轴承，要及时调整更换。

七、生产记录

转笼干燥记录、清场记录如表5-6所示，洗丸与隧道干燥记录、清场记录如表5-7所示。

表5-6 转笼干燥记录、清场记录

工序名称：		生产时间： 年 月 日 时至 年 月 日 时	
品名：	批号：	规格：	批量：
操作开始	年 月 日 时	操作结束	年 月 日 时

续表

生产前检查： 文件□ 设备□ 现插□ 物料□ 检查人：			《清场合格证》副本及《准产证》粘贴处	
日期／班次	记录时间	室温（℃）	相对湿度（%）	操作人
日 班				
日 班				
日 班				
日 班				
日 班				
干燥开始时间	月 日 时 分		记录人	
干燥结束时间	月 日 时 分		记录人	

物料平衡计算公式：
限度范围：
半成品： 结论：
残损量： 结论：

	班组长		QA	

清场记录

清场前品种		规格		批号	
房间名称		清洁剂或消毒剂			
清场日期		有效期			

检查项目	清场要求	清场情况	QA检查
物料	结料，剩余物料退料	按规定做□	合格□
中间产品	清点，送规定地点放置，挂状态标志	按规定做□	合格□
工具器具	冲洗、湿抹干净，放规定地点	按规定做□	合格□
清洁工具	清洗干净，放规定处干燥	按规定做□	合格□
容器管道	冲洗、湿抹干净，放规定地点	按规定做□	合格□
生产设备	湿抹或冲洗，标志符合状态要求	按规定做□	合格□
工作场地	漫抹或湿拖干净，标志符合状态要求	按规定做□	合格□
废弃物	清离现场，放规定地点	按规定做□	合格□
工艺文件	与续批产品无关的清离现场	按规定做□	合格□

注：符合规定在“□”中打“√”，不符合规定则清场至符合规定后在“□”中打“√”

清场时间	年 月 日 班
清场人员	
QA签名	年 月 日 班

检查合格发放《清场合格证》，粘贴《清场合格证》

备注	

表5–7 洗丸与隧道干燥记录、清场记录

工序名称：		生产时间： 年 月 日 时至 年 月 日 时	
品名：	批号：	规格：	批量：

洗丸	领料量		折合万粒	
	洗液名称		搅拌时间	
	洗丸效果		离心速度	
	离心时间		出料量	
	操作者		复核者	
干燥	进室时间		室内温度	
	相对湿度		收丸时间	
	收料量		收料人	

本班产量		折合万粒		废料量	
本批产量			折合万粒		

物料平衡

$$\frac{\text{干燥后产量（　　）+废料量（　　）}}{\text{领料量（　　）}}\times 100\%=$$

计算人： 复核人：

结论：

质量监控员：

操作人		班组长		QA	

清场记录

清场前品种		规格		批号	
房间名称		清洁剂或消毒剂			
清场日期		有效期			

检查项目	清场要求	清场情况	QA检查
物料	结料，剩余物料退料	按规定做□	合格□
中间产品	清点，送规定地点放置，挂状态标志	按规定做□	合格□
工具器具	冲洗、湿抹干净，放规定地点	按规定做□	合格□
清洁工具	清洗干净，放规定处干燥	按规定做□	合格□
容器管道	冲洗、湿抹干净，放规定地点	按规定做□	合格□
生产设备	湿抹或冲洗，标志符合状态要求	按规定做□	合格□
工作场地	漫抹或湿拖干净，标志符合状态要求	按规定做□	合格□
废弃物	清离现场，放规定地点	按规定做□	合格□
工艺文件	与续批产品无关的清离现场	按规定做□	合格□

注：符合规定在“□”中打“√”，不符合规定则清场至符合规定后在“□”中打“√”

清场时间	年 月 日 班
清场人员	
QA签名	年 月 日 班

检查合格发放《清场合格证》，粘贴《清场合格证》

备注	

任务评价

一、技能评价

评价项目		评价细则	评价结果	
			班组评价	教师评价
实训操作	操　作（40分）	1. 开启设备前能够检查设备（10分）		
		2. 能够按照操作规程正确操作设备（10分）		
		3. 能注意设备的使用过程中各项安全注意事项（10分）		
		4. 操作结束将设备复位，并对设备进行常规维护保养（10分）		
	产品质量（15分）	1. 性状、水分、细度复合要求（8分）		
		2. 收率符合要求（7分）		
	清　场（15分）	1. 能够选择适宜的方法对设备、工具、容器、环境等进行清洗和消毒（8分）		
		2. 清场结果符合要求（7分）		
实训记录	完整性（15分）	1. 能完整记录操作参数（7分）		
		2. 能完整记录操作过程（8分）		
	正确性（15分）	1. 记录数据准确无误，无错填现象（8分）		
		2. 无涂改，记录表整洁、清晰（7分）		

二、知识评价

（一）选择题

1. 单项选择题

（1）滴制法制备软胶囊时滴入与胶液不相溶的冷却液常选用（　　）

A. 明胶　　B. 甘油　　C. 水　　D. 液状石蜡

（2）干燥是软胶囊剂的制备过程中不可缺少的过程。在压制或滴制成形后，软胶囊胶皮内含有40%～50%的水分，未具备定型的效果，生产时要进行干燥，使软胶囊胶皮的含水量下降至（　　）左右

A. 10%　　B. 15%　　C. 20%　　D. 25%

（3）软胶囊剂装量差异检查时，应取（　　）粒进行检查

A. 5　　B. 10　　C. 15　　D. 20

（4）在维生素E胶丸时，其化胶操作中，明胶：水：油比例是（　　）

A. 2：1：1　　B. 2：1：2　　C. 2：1：3　　D. 2：1：4

（5）软囊剂崩解时限的检查，其普通软胶囊应在（　　）小时内全部崩解；

A. 1　　B. 2　　C. 3　　D. 4

2. 多项选择题

（1）软胶囊剂制备方法有（　　）

A. 压制法　　B. 滴制法　　C. 溶解法　　D. 乳化法　　E. 粉碎法

（2）软胶囊的囊壳主要由（　　）组成

A. 明胶　　B. 增塑剂　　C. 水　　D. 主药　　E. 纤维素

（3）下列哪些药物适合制成软胶囊（　　）

A. 油性药物　　B. 低熔点药物

C. 对光敏感遇湿热不稳定的药物　　D. 具有挥发性成分的药物

E. 易氧化的药物

（4）压制法制备的软胶囊中间有压缝，可根据模具的形状来确定软胶囊的外形，常见的有（　　）

A. 橄榄形　　B. 椭圆形　　C. 球形　　D. 鱼形　　E. 正方形

（5）软胶囊内容物配制常用的设备有（　　）

A. 调配罐　　B. 胶体磨　　C. 乳化罐　　D. 发酵罐　　E. 粉碎机

（二）简答题

1. 软胶囊剂的特点有哪些？哪些药物适宜制成软胶囊？

2. 滚模式软胶囊机工作原理是什么？

3. 请以RGY6X15F软胶囊机为例，阐述其操作规程。

（三）案例分析题

某药厂采用压制法制备软胶囊时，出现软胶囊之间粘结，易变形等问题，试根据本章所学内容分析其原因，并找出解决的方法。

（杨宗发）

任务 10 水杨酸乳膏的生产

任务资讯

一、软膏剂的概述

软膏剂系指药物与油脂性或水溶性基质混合制成的均匀性半固体外用制剂。

软膏剂按药物在基质中的分散状态不同，可分为溶液型软膏剂、混悬型软膏剂和乳剂型软膏剂。溶液型软膏剂是指药物溶解（或共熔）于基质中制成的软膏剂；混悬型软膏剂是指药物细粉均匀分散于基质组分中制成的软膏剂；乳剂型软膏剂又称为乳膏剂，系指药物溶解或分散于乳状液型基质中形成的均匀的半固体外用制剂。其根据基质不同可分为O/W型乳膏剂与W/O型乳膏剂。另外，还有一些特殊用途或特殊基质的软膏剂，如糊剂、眼膏剂、凝胶剂等。

软膏剂主要具有保护创面、润滑皮肤和局部治疗作用，如消炎、杀菌、收敛、防腐等作用；亦可以经透皮吸收后产生全身治疗作用，其广泛应用于一些皮肤科和外科疾病的治疗。

软膏剂在生产与贮存期间均应符合下列质量要求：①基质应均匀、细腻，涂于皮肤或黏膜上应无刺激性；②混悬型软膏中不溶性固体药物及糊剂的固体成分，均应用适宜的方法磨成细粉，确保粒度符合规定；③根据需要可加入保湿剂、防腐剂、增稠剂、抗氧化剂和皮肤渗透促进剂等附加剂；④基质应具有适当的黏稠性，易涂布于皮肤或黏膜上，不融化，黏稠度随季节变化应很小；⑤软膏剂应无酸败、异臭、变色、变硬，不得有油水分离及胀气现象；⑥基质应能释放药物或促进药物释放、吸收，使药物到达作用部位。

二、软膏剂的基质

软膏剂主要由药物和基质组成，基质不仅是软膏剂的赋形剂，也是药物的载体，基质对软膏剂形成和药物的释放与吸收都有重要影响。软膏剂应根据作用要求、药物的性质、制剂的疗效和产品的稳定性等选用适宜的基质，基质的性质对软膏剂的质量、疗效、外观等都有很大影响。

理想基质应符合下列要求：润滑无刺激性，稠度适宜，易于涂布；性质稳定，与主药不发生配伍变化；具有一定的吸水性，能吸收伤口分泌物；不妨碍皮肤的正常功能，具有良好的释药性；易清洗，不污染衣物。在实际使用中，应根据基质的性质和用药目的等选择适宜的基质，还常采用添加附加剂或混合使用等方法来保证制剂的质量，以适应治疗要求。

常用的软膏基质主要有油脂性基质、水溶性基质及乳剂型基质。

（一）油脂性基质

油脂性基质主要包括烃类、类脂类、硅酮类和动、植物油脂等疏水性物质。此类基质涂于皮肤能形成封闭性油膜，促进皮肤水合作用，对表皮增厚、角化、皲裂有软化保护作用，但释药性差，不易洗除，主要用于遇水不稳定的药物制备软膏剂。

1. 烃类 是指从石油中得到的各种烃的混合物，其大部分属于饱和烃，常用的烃类基质有凡士林、液状石蜡与石蜡。油脂性基质中烃类基质以凡士林最为常用，固体石蜡与液状石蜡用以调节稠度。

2. 类脂类 是指高级脂肪酸与高级脂肪醇化合而成的酯及其混合物，有类似脂肪的物理性质，但化学性质较脂肪稳定，具一定的吸水性能和表面活性作用，常用的有羊毛脂、蜂蜡、鲸蜡等。羊毛脂可增加基质的吸水性及稳定性。

3. 油脂类 包括植物油、动物油，来源于动、植物的高级脂肪酸甘油酯及其混合物，其透皮性能较烃类为好，但贮存过程中易分解、氧化和酸败。将植物油催化加氢制得的饱和或近饱和的氢化植物油稳定性好，不易酸败，亦可用作软膏基质，植物油也常与熔点较高的蜡类熔合成适当稠度的基质。

4. 二甲硅油 简称硅油或硅酮，是一系列不同分子量的聚二甲基硅氧烷的总称。本品为一种无色或淡黄色的透明油状液体，无臭，无味，黏度随分子量的增加而增大。硅油化学性质稳定，具有优良的疏水性，润滑作用好，对皮肤无刺激性，易清洗，常与其他油脂性基质合用制成防护性软膏，也可用于乳膏剂中，起润滑作用。

（二）水溶性基质

水溶性基质主要是天然或合成的水溶性高分子物质组成。目前常见的水溶性基质主要是合成的聚乙二醇的混合物，其平均分子量在300~6000之间。此外，甘油明胶、纤维素衍生物类等物质也可作为水溶性基质。

（三）乳剂型基质

乳剂型基质由油相、水相和乳化剂组成。常用的油相多为固体和半固体，主要有硬脂酸、石蜡、蜂蜡、高级醇（如十八醇）等，有时为调节稠度而加入液状石蜡、凡士林或植物油等；常用乳化剂有肥皂类、月桂醇硫酸钠、单硬脂酸甘油酯、聚山梨酯类、平平加O、乳化剂OP等。乳剂型基质有O/W型与W/O型两类，乳化剂的作用对形成乳剂的类型起主要作用。

W/O型基质能吸收部分水分，易于涂布，油腻性小，对皮肤有缓和的凉爽感。O/W型基质外相含大量水分，在贮存过程中可能霉变，常需加入防腐剂；同时水分易蒸发失散而使软膏变硬，故常需加入甘油、丙二醇、山梨醇等保湿剂。

三、软膏剂的制备

软膏剂常用制备方法有研合法、熔合法和乳化法，油脂性基质的软膏剂制备常采用研合法和熔和法，水溶性基质的软膏主要采用熔合法，乳膏剂的制备主要使用乳化法。一般软膏剂的生产流程如图5–6。

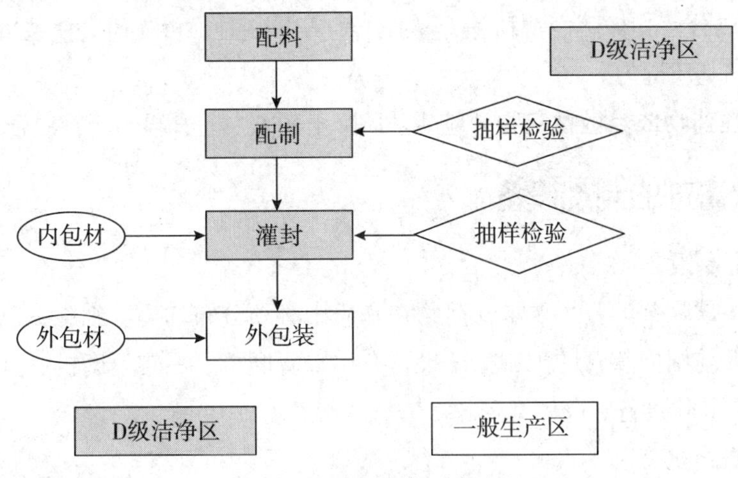

图5–6 软膏剂制备工艺流程

（一）研合法

软膏剂的基质为油脂性的半固体和液体组分或主药不宜加热时，在常温下通过研磨即能均匀混合时，可用此法。配制时先将药物与部分基质或适宜液体研磨成细糊状，再递加其余基质研匀。小量配制可采用乳钵，大量生产时用电动研钵。

（二）熔合法

适用于所用基质的熔点不同、在常温下不能均匀混合时可采用此法。配制时一般先将熔点较高的基质熔化后，再加入低熔点的组分，最后加入液体成分和药物。大量生产时可用电动搅拌机或三滚筒软膏机。

（三）乳化法

将油溶性组分混合加热（水浴或夹层锅）熔融；另将水溶性组分溶于水，加热至温度相近时（80℃左右），使其温度略高于油相温度，然后将水相逐渐加入油相中，边加边搅，待乳化完全后，搅拌至冷凝。大量生产时常用真空均质乳化机。

（四）软膏剂制备中药物的处理及加入方法

1. 不溶性固体药物 先将药物制成细粉、极细粉或微粉，然后先与少量基质研匀，再逐渐递加其余基质并研匀，或将药物细粉加到不断搅拌下的熔融基质中，继续搅拌至冷凝。

2. 可溶性药物 油溶性药物可直接溶于熔化的油脂性基质或先溶于少量液体油

中，再与油脂性基质混匀制成油脂性溶液型软膏；水溶性药物溶于少量水中，再与水溶性基质混匀制成水溶性溶液型软膏；水溶性药物加入到油脂性基质中时，先将药物溶于少量的水中后，然后用羊毛脂或其他吸水性较强的基质组分吸收，再加入油脂性基质中制成油脂性软膏。

3. 中药浸出物 中药煎剂、流浸膏等药物，可先浓缩至膏状，再与基质混合。固体浸膏可加少量溶剂，如水、乙醇等使之软化或研成糊状，再与基质混匀。

4. 共熔成分 如樟脑、薄荷脑、麝香草酚等并存时，可先研磨使共熔后，再与冷至40℃左右的基质混匀。

5. 挥发性药物或热敏性药物 应使基质降至40℃左右，再与药物混合均匀。

四、软膏剂的制剂设备

（一）配制设备

按照制备软膏剂的基本要求，药物在基质中必须分布均匀、细腻，以保证药物剂量与药效。目前国内软膏的配制生产设备有单辊研磨机、三辊研磨机、真空均质制膏机、真空均质乳化设备、胶体磨等。

1. 单辊研磨机

（1）结构 由可旋转的转筒与固定的研磨辊组成。研磨辊有两个研磨面，以倒U形与辊筒平行排列，用油压装置控制研磨面与辊筒间隙。

（2）工作原理 配制时，将熔化或软化的基质与药物粉末初步搅拌混合后，加到已启动的转筒与研磨辊之间，物料附于辊筒表面旋转，被剪切循环混合，研磨粉碎，最后经刮刀刮下可得成品。

2. 三辊研磨机

（1）结构 主要构造是由三个平行的辊筒和转动装置组成。

（2）工作原理 加料斗位于第一和第二辊筒之间，辊筒间的距离可以调节，三个辊的转速各不相同，从加料处至出料处辊速依次加快，可使软膏从前面向后传送，最后转到接收器中。物料在辊间被压缩、剪切、研磨而被粉碎混合，同时第三辊筒还可沿轴线方向往返移动，使软膏受到辊辗与研磨，软膏将更加均匀细腻。如图5-7所示。

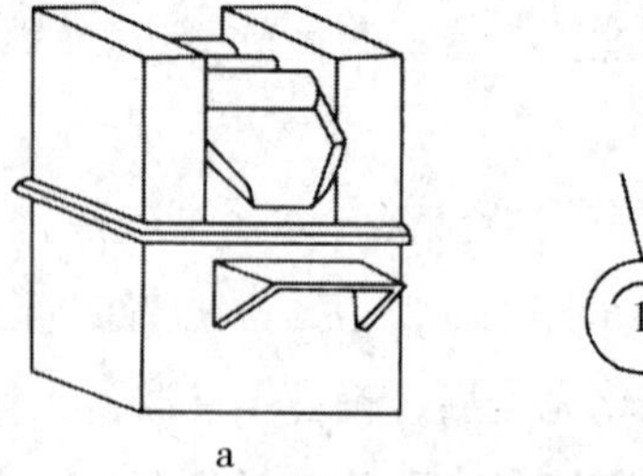

图5-7 三辊研磨机示意
a.外形 b.辊筒旋转方向

3. 真空均质制膏机

（1）结构 包括三组搅拌，分别是主搅拌、溶解搅拌和均质搅拌；配有电气控制箱，可进行自动程序控制和记录，也可手控。现阶段ZRJ型真空均质制膏机在国内应用较为广泛。

（2）工作原理　主搅拌是刮板式搅拌器，装有可活动的聚四氟乙烯刮板，避免软膏黏附于罐壁而过热、变色，同时影响传热；主搅拌速度相对缓慢，能混合软膏剂中各种成分，且不影响软膏剂的乳化过程的目的。溶解搅拌比主搅拌速度快，能快速将各种成分粉碎、混匀，还能促进固体粉末的溶解。均质搅拌高速转动，内带定子和转子起到胶体磨的作用，在搅拌叶的带动下，膏体在罐内上下翻动，把膏体中颗粒打细，搅拌均匀。故该制膏机所制膏体更细腻，外观光泽度更亮。该机使用液压装置可以使罐盖自动升降，罐身可翻转90°，以利于出料、清洗，整机附有真空抽气泵，膏体经真空脱气后，可消除膏体中微泡。如图5-8所示。

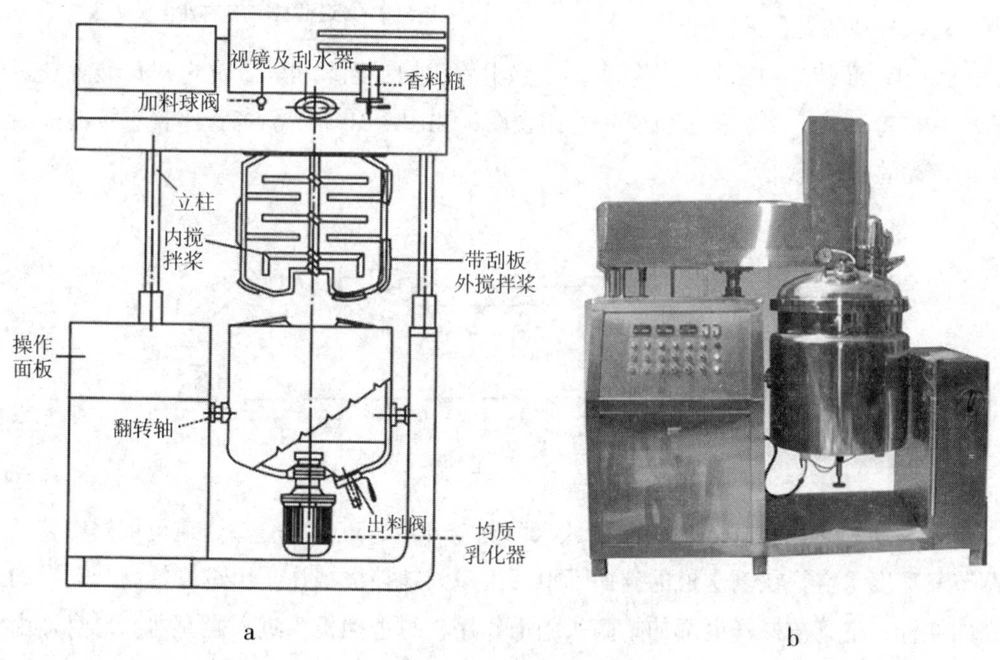

图5-8　真空均质制膏机

a. 示意图　b. ZRJ型实物图

4. 真空均质乳化设备

（1）结构　主要由主机和辅机组成。主机由主机架、均质搅拌锅、升降翻转倾倒机构、均质搅拌机构、真空系统、电气控制系统等所组成。

（2）工作原理　物料在均质锅内通过锅内刮板搅拌及框式搅拌器的剪切、压缩、折叠，使其混合而向下流往锅体下方的均质器处，再经过高速旋转的转子与定子之间所产生的强力的剪断、冲击、乱流等作用，物料在剪切缝中被切割使膏体形成。由于均质锅内处于真空状态，物料在搅拌过程中产生的气泡被及时抽走。如图5-9。

（二）灌装设备

软膏灌装机有多种分类方法：①按自动化程度分为手工灌装机、半自动灌装机和自动灌装机；②按膏体定量装置可分为活塞式和旋转泵式容积定量灌装机；③按膏体开关装置可分为旋塞式和阀门式灌装机；④按软膏操作工位可分为直线式和回转式灌装机；⑤按软管材质可分为金属管、塑料管和通用灌装机；⑥按灌装头数可分为单头、双头或多头灌装机。下面以GZ型自动灌装机为例，对软膏灌装设备进行介绍。

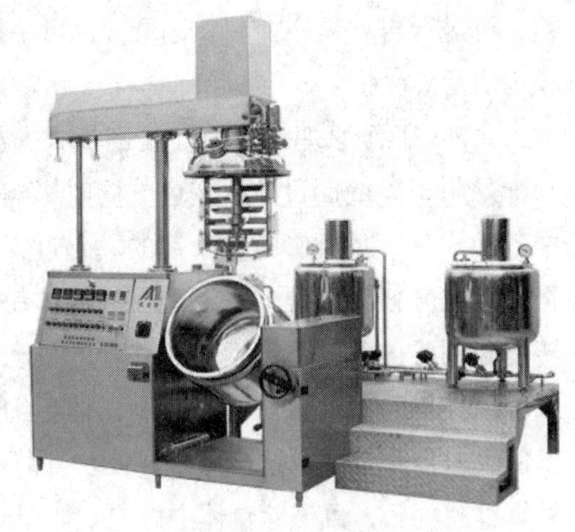

图5-9 ZRJ型真空均质乳化设备实物

GZ型自动灌装机根据其工作能力，分为上管机构、灌装机构、光电对位装置、封口机构和出管机构。该机各工位管座的俯视图，如图5-10所示。各管座置于管链式传送机构带动的托杯上。

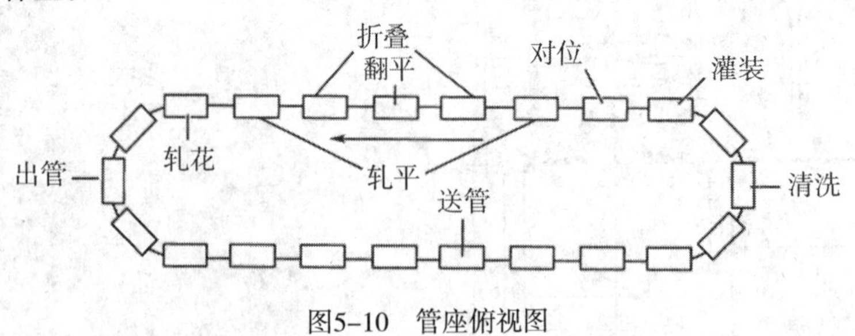

图5-10 管座俯视图

1. 上管机构 由操作人员将空管放入两侧空管输送道。空管输送道可依据空管长度调节其宽度。空管在输送道的斜面下滑，出口处被挡板挡住，由进管抬高凸轮带动升高的杠杆，空管被杠杆上部的抬高头斜面作用，越过挡板，进入翻身器。翻身器由进料凸轮控制，通过翻身器连杆和摆杆，推动翻身器翻转90°，空管以管尾朝上的方向滑入管座。管座链轨道上装有翻身器撞板，可调节距离，以保证空管从翻身器上正确地滑入管座。在测试时，只要将左侧保险销把手转过90°，空管就停止进入翻身器，机器仍继续运转，空管不再送入管座，便于调节下面动作。

空管滑入管座，高低不一致，中心不吻合。此时压管机构工作，将空管插紧到管座，每只管座壁上有几块夹片和夹紧弹簧圈，将空管夹紧，固定在管座中心。这对保证后面各工位的正确工作非常重要。

2. 灌装机构 此机构确保膏体定量装入空管。灌装机构由升高头、释放环和探管装置、泵阀控制机构、活塞泵、吹气泵、料斗等部分组成。

（1）管座被升高头在灌装位置上托起，升高头为保证升高动作稳定，两边嵌有永久磁铁，吸住管座。空管随管座上升，管尾套入喷嘴，同时抬起释放环。

（2）释放环和探管装置是防止没有管子时，膏体继续喷出，污染机器的装置。有空管在管座时，管子随管座升高，推高释放环约5mm，通过挂脚带动带孔轴，压下释放环制动杆，其上面的滚轮将滚轮轨压下，与制动杆勾住。这样制动杆就可带动泵的冲程臂动作，再由泵冲程连杆带动活塞杆往前运动，活塞在活塞缸内挤压软膏实现灌装。管座上无空管时，尽管升高头依旧将管座升高，由于没有空管推动释放环，释放环不动作，滚轮没有压下，滚轮轨不与制动杆相勾。虽然制动杆随凸轮动作，但不能带动泵冲程臂动作，故不能灌装。灌装机构原理，如图5-11所示。

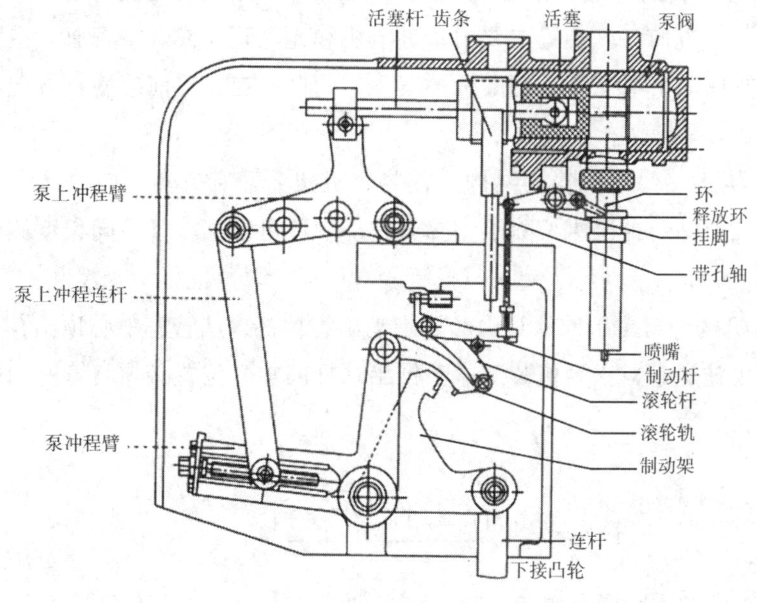

图5-11　罐装机构示意

（3）泵阀控制机构　活塞泵一头接料斗进膏体，另一头通向灌装喷嘴。当活塞冲至最前位置时，泵冲程臂上的螺钉把捕捉器释放，捕捉器的转动臂撑住套筒，同时由于活塞转动凸轮使回转凸轮工作，使套筒上移，通过捕捉器的转臂，带动齿条一起上升，从而转动泵阀，将料斗出口与泵缸连通，活塞后退时，膏体即从料斗吸入活塞泵内。随后，活塞再向前推进，套筒随凸轮下移，齿条也随之下移，泵阀又朝相反方向转动，与料斗连通阀口关闭，泵缸与喷嘴连通阀口打开，膏体即由泵内从喷嘴压入管子里。活塞每完成一次往复运动，泵阀控制机构也即完成一次开关顺序，GZ型自动灌装机有两个活塞泵，可同时灌装两支软管。

当管座上没有空管时，释放环不动作，滚轮轴与制动杆处于脱开状态，泵冲程臂不动作，活塞杆停止运动，捕捉器仍被泵冲程臂上的螺钉挡住，捕捉器的转臂撑不到套筒，当套筒上移时，不能带动齿条运动，泵阀不转动，膏体不会再进入活塞缸内。

（4）活塞泵　活塞泵的作用是通过活塞的往复运动，把膏体吸入泵内，压出后灌进管子里。可以对活塞进程的微量调节，来达到调节灌装量的目的。

（5）吹气泵　在泵体两侧装有两个小活塞吹气泵。吹气泵的活塞杆随泵阀回转而向上推动，当灌装结束，开始回吸，同时泵阀的转动齿上拨快推进吹气泵的杆上滚轮，吹气泵和喷嘴连通，吹气泵中压缩空气吹向喷嘴，将余料吹净。

（6）料斗　料斗贮存配制合格的膏体，安放在活塞泵上方，与活塞泵进料阀门相通。它是由不锈钢材料制成的锥形斗。膏体黏度大时，料斗外壁装有电加热、恒温控制装置，保持膏体在一定黏度范围，便于灌装。

3. 光电对位装置　光电对位装置的作用是使软膏管在封尾前，管外壁的商标图案都排列成同一个方向。该装置主要由步进电机和光电管完成。空管放入空管输送道经翻身器插入管座时，每支管子的商标图案无方向性。在扎尾前应使其方向排列一致，使产品的外观质量提高。

4. 封口机构　封口机构的结构，在封口机架上配有三套平口刀站、二套折叠刀站、一套花纹刀站。封口机架除了支撑刀站外，还可根据软管不同长度调整整套刀架的上下位置。

5. 出管机构　封尾后的软管由凸轮带动出管顶杆，从管座中心顶出，并翻落到斜槽，滑入输出输送带，送到包装工序。推出顶杆的中心位置必须与管座的中心基本一致，才能顺利出管。

工作任务

水杨酸乳膏的生产指令如表5-8所示。

表5-8　水杨酸乳膏的生产指令

文件编号			指令日期	年　月　日		
产品名称	水杨酸乳膏		批号			
规格	20g/支		理论产量	1045支		
序号	原、辅料名称	处方量（g）	消耗定额			备注
			投料量（kg）	损耗量（kg）	领用量（kg）	
1	水杨酸	100	1.000	0.002	1.002	
2	硬脂酸甘油酯	140	1.400	0.0028	1.4028	
3	硬脂酸	200	2.000	0.004	2.040	
4	白凡士林	240	2.400	0.0048	2.448	
5	液状石蜡	200	2.000	0.004	2.040	
6	甘油	240	2.400	0.0048	2.448	

续表

7	十二烷基硫酸钠	20	0.100	0.0002	0.102	
8	羟苯乙酯	2	0.010	0.0002	0.010	
9	纯化水	960	9.600	0.0192	9.792	
制成		105支	1045支			
起草人			审核人		批准人	
日期			日期		日期	

·任务分析·

一、处方分析

本品为O/W型乳膏。水杨酸为主药，十二烷基硫酸钠及硬脂酸甘油酯为混合乳化剂。硬脂酸、白凡士林、液状石蜡为油相，甘油、纯化水为水相，同时甘油还具有保湿的作用，羟苯乙酯为防腐剂。

二、工艺分析

按照乳膏剂的生产过程，将工作任务细分为三个子工作任务，即任务10–1配料，任务10–2配制，任务10–3灌封，如图5–12所示。

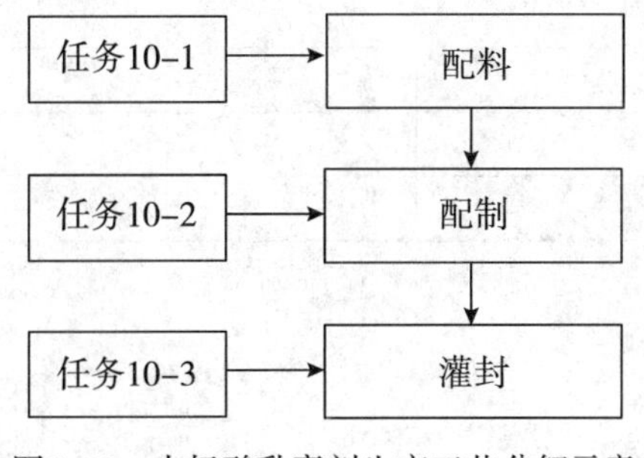

图5–12　水杨酸乳膏剂生产工艺分解示意

三、质量标准分析

1. 装量　照最低装量检查法（《中国药典》二部附录Ⅹ F）检查，应符合规定。（表5–9）

2. 微生物限度　除另有规定外，照微生物限度检查法（《中国药典》二部附录Ⅺ J）检查，应符合规定。

除了按照《中国药典》二部规定的检查项目进行控制检查外，还可对主药含量测定、物理性质（熔程、黏度及流变性）、刺激性、稳定性、药物的释放度及吸收等方面进行检查控制。

表5–9 最低装量检查限度

标示装量	固体、半固体、液体		黏稠液体（容量法）	
	平均装量	每个容器装量	平均装量	每个容器装量
20g（ml）以下	不少于标示装量	不少于标示装量的93%	不少于标示装量的90%	不少于标示装量的85%
20g（ml）至50g（ml）	不少于标示装量	不少于标示装量的95%	不少于标示装量的95%	不少于标示装量的90%
50g（ml）以上	不少于标示装量	不少于标示装量的97%	不少于标示装量的95%	不少于标示装量的93%

·任务计划·

按照乳膏剂生产岗位要求，将学生分成若干个班组，由组长带领本组成员认真学习各岗位职责，对工作任务进行讨论，并进行人员分工，对每位员工应完成的工作任务内容、完成时限和工作要求等做出计划。（表5–10）

表5–10 生产计划表

工作车间：		制剂名称：	规格：	
工作岗位	人员及分工	工作内容	工作要求	完成时限

·任务实施·

任务10–1 配 料

一、任务描述

按照《配料岗位操作法》、《称量操作规程》，使用DJ型电子秤生产指令中的物料备用。

二、岗位职责

1. 严格执行《配料岗位操作法》、《称量操作规程》。

2. 负责配料所用设备的安全使用及日常保养，避免发生生产事故。

3. 严格执行生产命令，保证配料所用的药材名称、数量、规格、质量的准确无误。

4. 自觉执行工艺纪律，确保本岗位物料不发生混药、错药等现象。

5. 如实填写各种生产记录，对所填写的原始记录负责。

6. 搞好本岗位的清场工作。

三、岗位操作法

（一）生产前的准备

1. 检查操作间、设备及容器的清洁状态，检查清场合格证，核对其有效期，取下标识牌，按生产部门标识管理规定进行标识管理。

2. 按生产指令填写工作状态卡，挂生产标志牌于指定位置。

（二）操作

1. 根据生产指令，领取已处理原、辅料，并进行二人称量、核对、签名。

2. 配料桶编号，挂牌标明品名、规格、批号、批量、配制时间、配制人、总重、皮重、净重等内容。

3. 配料时戴口罩和手套。

4. 按投料计算结果进行称量配料操作。二人核对，逐项进行称量并记录。

5. 配料时将各种处理好的原、辅料按顺序排好，依照品种称量的量程选择称量器具，并按称量器具使用标准操作规程进行称量。

6. 每称完一种原、辅料，将称量记录详细填入配料记录。

7. 配料完毕后再进行仔细核对检查。确认正确后，二人核查签字。

8. 配料完毕，填写记录。

（三）清场

1. 操作完毕，取下生产标志牌，挂清场牌，依据清场标准操作程序、称量器具清洁标准操作程序、D级清洁区清洁标准操作程序进行清洁、清场。

2. 清场后，经QA检查合格后，发《清场合格证》，挂已清场标志牌；填写清场记录。

四、操作规程

（一）开机前准备

1. 将电子秤置于稳固平坦之桌面或地面使用，避免置放于温度变化过大或空气流动剧烈之场所。

2. 使用独立电源插座，以免其他电器干扰，调整电子秤的调整脚，使秤平稳且水平仪内气泡居圆圈中央。

（二）开机运行

1. 按“开/关”键仪表进行99999–00000自动回零后，便进入称量状态。

2. 在使用的过程中，空称、零点不为零时，即可按“零”键。仪表数字自动回零，置零范围±2%。

3. 将所需称量的物体放在秤台上，待仪表上的数值稳定便是此次称量的毛重数据。

4. 当称同一物体或同一批数量的物体时可采用按“累计”键把单次重量进行储存，在称完之后再按“累计重示”键可显示出此次所称物体的毛重；如想随时查看累计重量，按“累计重示”键，则显示已累计次数及累计重量值，保持2s后，返回称量状态；如想长时间察看，则按“累计重示”键不放；如清除累计可同时按“扣重”和“累计重示”键，即可清除累计结果，此时累计指示符号熄灭，中途开、关机后，累计结果丢失。

5. 被称物体需要去皮时，将物体置于秤台上，待显示稳定后，按“扣重”键，即完成去皮重程序，此时仪表显示净重为“0”扣重标志符号亮。

（三）停机

1. 称量完毕后，按“开/关”键便进入关机状态。

2. 清洁完毕，挂上“已清洁”卫生状态牌。

五、清洁规程

1. 首先关掉电源，将丝光毛巾用饮用水润湿、拧干后，仔细擦拭电子秤各部位。
2. 将丝光毛巾漂洗干净、拧干后，将上述部位再擦拭至干净。
3. 检查电子秤是否正常及清洁。
4. 清洁标准：肉眼检查，电子秤应光洁明亮，无可见异物或污迹。
5. 清场后，填写清场记录，经QA检查合格后挂《清场合格证》。

六、维护保养规程

1. 每一次的维护和故障排除都要做好相关记录。
2. 设备上的检测精度要定期校验（每年校验一次），确保显示正确。
3. 电子秤不能工作和储存在有腐蚀气体的有害环境中。
4. 电子秤不能工作在有振动的运输车中。
5. 电子秤在运输、使用中避免雨水冲淋、抛扔、碰撞。
6. 清洁电子秤时不能使用有机化学液体擦洗。
7. 每次称量完成后，要将电子秤擦拭干净，拔掉电源，放回原位。

七、生产记录

配料生产记录如表5-11所示。

表5-11　配料生产记录

操作间编号		工序名称		生产时间	年　月　日　时至　　年　月　日　时

品　名	规　格	批　号	温　度	相对湿度

物料名称	处方量	领用量	实投量	残损量	剩余量
药品总量		操作人		复核人	
操作人		班组长		QA	

清场记录

清洁消毒记录

洁净级别：　　　　有效期至：

清洁内容	清洁剂		消毒剂		操作人	检查人
	名称	用量	名称	用量		

清场后检查记录

序号	项目	有	否
1	有否将所有物料清场		
2	有否填写生产原始记录		
3	有否清洁设备、工具、容器		
4	有否清洁操作间		
5	有否清洁初效回风口、除尘机、除尘管道及地漏		
6	有否关闭水、电、空压、真空		

日期：　　　　操作人：　　　　复核人：　　　　检查人：

备　注	

任务10-2 配 制

一、任务描述

按照《乳膏剂配制岗位操作法》和《乳膏剂配制设备标准操作规程》，使用ZRJ型真空均质制膏机完成水杨酸乳膏的配制操作。凡士林等基质需经消毒和过滤处理。

二、岗位职责

1. 严格执行《乳膏剂配制岗位操作法》、《乳膏剂配制设备标准操作规程》。

2. 负责乳膏剂配制所用设备的安全使用及日常保养，防止生产事故发生。

3. 严格执行生产指令，保证乳膏剂配制所有物料名称、数量、规格、质量准确无误，乳膏剂质量达规定质量要求。

4. 自觉遵守工艺纪律，保证配制岗位不发生混药、错药或对药品造成污染，发现偏差及时上报。

5. 认真如实填好生产记录，做到字迹清晰、内容真实、数据完整，不得任意涂改和撕毁，做好交接记录，顺利进入下道工序。

6. 工作结束或更换品种时应及时做好清洁卫生，并按有关SOP进行清场工作，认真填写相应记录。做到岗位生产状态标志、设备所处状态标志、清洁状态标志清晰明了。

三、岗位操作法

（一）生产前的准备

1. 检查操作间、工具、容器、设备等是否有清场合格标志，并核对是否在有效期内，否则按清场标准程序进行清场并经QA人员检查合格后，填写《清场合格证》，方可进入下一步操作。取下《清场合格证》、《清洁合格证》，贴于本批生产记录上，填写“正在生产”标志卡，挂于操作间门的规定位置。

2. 根据要求选择适宜配制设备，设备要有“合格”标牌、“已清洁”标牌，并对设备状况进行检查，确认设备正常，方可使用。

3. 检查水、电供应正常，开启纯化水阀，放水10min。

4. 检查配制容器、用具是否清洁干燥，必要时用75%乙醇溶液对乳化罐、油相罐、配制容器、用具进行消毒。

5. 根据生产指令填写领料单，到仓库管理员处领取相应的原、辅料。核对品名、批号、规格、数量、质量无误后，进行下一步操作。所用原、辅料须有检验报告单。

6. 按《配料岗位操作规程》称量备料，称量数量应与批生产指令一致。

7. 操作前检查加热、搅拌、真空等装置是否正常，关闭底部出料口阀门，打开真空泵冷却水阀门。

8. 挂本次运行状态标志，进入配制操作。

（二）水杨酸乳膏的配制操作

1. 配制油相　加入油相基质，控制温度在70℃，待油相开始熔化时，开动搅拌至完全熔化。

2. 配制水相　将水相基质和药物投入处方量的纯化水中，加热搅拌，使溶解完全。

3. 乳化　保持上述油相、水相的温度，将油相、水相通过带过滤网的管路压入乳化锅中，启动搅拌器、真空泵、加热装置。乳化完全，降温后，停止搅拌，关闭真空装置。

4. 将乳膏静置24h后，取样送QC进行半成品含量检验。

5. 半成品检验合格后，将合格后的乳膏称重，送至灌封工序。

6. 配制结束后，用温水清洗不锈钢夹层锅和用具。按《生产车间清场清洁管理规程》作好清场、清洁工作。清场完毕，请QA检查员检查，合格后签发《清场合格证》，挂于固定位置。如实填写生产记录、清洁和清场记录。

（三）清场

1. 将生产所剩物料收集，标明状态，交中间站，并填写好记录。

2. 清洁并保养设备　按《配制锅清洁消毒规程》、《洁净区周转容器具清洁规程》执行。

3. 对场地、用具、容器进行清洁消毒，经QA人员检查合格，发《清场合格证》。

4. 清洁后填写清场记录。

四、操作规程

（一）开机前准备

1. 检查真空乳化机进料口上过滤器的过滤网是否完好；

2. 检查所有电机是否运转正常，并关闭所有阀门。

（二）开机运行

1. 将水相、油相物料经称量分别投入水相锅和油相锅，开始加热，待加热快完成时，开动搅拌器，使物料混合均匀；

2. 开动真空泵，待乳化锅内真空度达到-0.05MPa时，开启水相阀，待水相吸进一半时，关闭水相阀门；

3. 开启油相阀门，待油相吸进后关闭油相阀门；

4. 开启水相阀门直至水相吸完，关闭水相阀门，停止真空系统；

5. 开动乳化头10min后停止，开启刮板搅拌器及真空系统，当锅内真空度达-0.05MPa时，关闭真空系统，开启夹套阀门，在夹套内通冷却水冷却。

（三）停机

1. 待乳剂制备完毕后，停止刮板搅拌，开启阀门使锅内压力恢复正常，开启压缩空气排出物料；

2. 将乳化锅夹套内的冷却水放掉。

五、清洁规程

（一）油相罐的清洁

1. 取下油相罐的盖子，送清洗间用纯化水刷洗干净；

2. 往油相罐加入1/3罐容积的热水，浸泡、搅拌、冲洗5min，排除污水，再加入适量的热水和洗洁精，用毛刷从上到下清洗罐壁及搅拌桨、温度探头等处（尤其注意罐底放料口的清洗），直至无可见残留物；

3. 将不锈钢连接管拆下，把两端带长绳子的小毛刷塞入管中，用水冲到另一端，两人分别在管的两端拉住绳子，加入热水和洗洁精，来回拉动绳子刷洗管内壁，然后倒出污水再加入纯化水重复操作2次，直至排水澄清、无异物；

4. 分别用纯化水淋洗油相罐、不锈钢连接管2次；

5. 用75%乙醇溶液仔细擦拭油相罐内部和罐盖，消毒后将油相罐盖好；

6. 用毛巾将油相罐外部从上到下仔细擦洗，尤其注意阀门及相连电线套管、水管等处死角，毛巾应单向擦拭，并每擦约1㎡清洗1次。

（二）乳化罐的清洁

1. 将乳化罐顶部油相过滤器、真空过滤器打开取下，放工具车上送洗涤间，用热水清洗至无可见残留物；

2. 将罐内加入足量热水（水面高出乳化头10cm），放下罐顶，开动搅拌、乳化5min，排出污水，重复操作1次。罐内加入适量热水和清洗剂，用毛刷刷洗罐盖、罐壁、搅拌器、乳化头2～3次，排出污水，再用纯化水冲洗约10min直至无可见异物；

3. 用纯化水淋洗油相过滤器、真空过滤器及乳化罐2次；

4. 用75%乙醇溶液擦拭罐内表面、罐盖和搅拌器进行消毒；

5. 用毛巾将乳化罐外部、底板及电控柜从上到下仔细擦洗干净，注意擦净罐底部的阀门及相连电线套管、水管等处死角；毛巾应单向擦拭，并每擦约1㎡清洗1次；

6. 安装好乳化罐顶部的油相过滤器、真空过滤器；

7. 在连续生产时每周至少1次、在生产间隔时，用5%甲酚皂或0.2%苯扎溴铵擦拭设备底部和电控柜。

（三）其他注意事项

1. 清洁后关好开关、各处进水的阀门。

2. 每批生产结束后按上述清洁方法进行清洁。

3. 清洁有效期为3d，如果超过有效期，需按上述清洁方法重新进行清洁。

六、维护保养规程

1. 乳化锅内没有物料时严禁开动乳化头，以免空转损坏；

2. 经常检查液体过滤器滤网是否完好并经常清洗，以免杂质进入乳化锅内，确保乳化头正常运行；

3. 往水相锅和油相锅投料时应小心，不要将物料投在搅拌轴或桨叶上。

任务10-3 灌 封

一、任务描述

按照《乳膏剂灌封岗位操作法》和《乳膏剂灌封设备标准操作规程》，将制备合格的软膏，使用GFW-40型自动灌装封尾机，通过搅拌、乳化等过程将其罐入20g/支的金属或塑料管内经密封制成符合药典要求的软膏剂。

二、岗位职责

1. 严格执行《乳膏剂灌封岗位操作法》、《乳膏剂灌封设备标准操作规程》。

2. 负责灌封所用设备的安全使用及日常保养，防止生产事故发生。

3. 严格执行生产指令，保证软膏剂灌封所有物料名称、数量、规格、质量准确无误，灌封质量达规定质量要求。

4. 自觉遵守工艺纪律，保证灌封岗位不发生混药、错药或对药品造成污染，发现偏差及时上报。

5. 认真如实填好生产记录，做到字迹清晰、内容真实、数据完整，不得任意涂改和撕毁，做好交接记录，顺利进入下道工序。

6. 工作结束或更换品种时应及时做好清洁卫生并按有关SOP进行清场工作，认真填写相应记录。做到岗位生产状态标志、设备所处状态标志、清洁状态标志清晰明了。

三、岗位操作法

（一）生产前的准备

1. 操作前，应先检查灌封间、工具、容器、设备等是否有清场、清洁合格标志，并核对是否在有效期内，否则应按清场标准程序进行清场并经QA人员检查合格后，填写《清场合格证》，方能进行以下操作。取下前批《清场合格证》、《清洁合格证》。

2. 根据要求选择适宜灌封设备，设备要有“合格”、“已清洁”标牌，并对设备状况进行检查，确认设备正常，方可使用。

3. 检查水、电、气供应正常。

4. 检查储油箱的液位不超过视镜的2/3，润滑油涂抹阀杆和导轴。

5. 用75%乙醇溶液对储料罐、喷头、活塞、连接管等进行消毒后按从下到上的顺序安装，安装计量泵时方向要准确、扭紧，紧固螺母时用力要适宜。

6. 检查抛管机械手是否安装到位。

（二）灌封操作

1. 手动调试2～3圈，保证安装、调试到位。

2. 从内包材暂存室领取铝管，检查铝管，表面应平滑光洁，内容清晰完整，光标位置正确，铝管内无异物，管帽与管嘴配合，检查合格后装机。

3. 装上批号板，点动灌封机，观察灌封机运转是否正常；检查密封性、光标位置和批号。

4. 按生产指令从配制室领取配制好的软膏，复核品名、规格、数量。

5. 挂本次运行状态标志，进入操作。

6. 操作人员戴好口罩和一次性手套。

7. 加料　将配制后的软膏加满灌封机的储料罐，盖上盖子，生产中当储料罐内料液不足储料灌总容积的1/3时，必须进行加料。

8. 灌封操作　开启灌封机总电源开关，设定每小时产量、是否注药等参数，按“送管”开始进空管，通过点动设定装量合格并确认设备无异常后，正常开机。

9. 在灌封过程中，每隔10min检查一次密封口、批号、装量。要注意装量、压合要严密，QA检查员、生产部工艺员随机抽查灌封品的质量情况。若有不合格品，应集中存放，作出状态标志。

10. 在生产中有异常情况，则应及时报告QA检查员，按偏差和异常情况处理。

（三）灌封结束

1. 工作结束后将灌封好的合格品存放于周转容器中，填写好生产记录。

2. 一批生产结束后，按《生产车间清场管理规程》要求进行清场，填写好清场记录，并请QA检查员检查后签发《清场合格证》，贴挂于门的规定位置。

（四）清场

按《洁净区操作间清洁标准操作规程》、《乳膏剂灌封设备清洁标准操作规程》，对设备、场地、用具、容器进行清洁消毒，经QA人员检查合格，发《清场合格证》，填写清场记录。

四、操作规程

（一）开机前准备

1. 检查气源是否正常，在传动部位导杆上涂抹适量润滑油，在油雾器中注入洁净透明油。

2. 打开电源开关，打开温控仪加热开关，预设为180℃左右。

（二）开机运行

1. 将“自动手动”旋钮旋至“手动”位置，按下各点动按钮，检查各工位是否正常工作。

2. 接通电源、气源，将电源旋至“开”位置，将模式旋钮旋至“自动”位置，将加热开关旋至“开”位置。

3. 按下“启动”按钮，机器开始进入自动工作状态，观察各工位工作是否协调一致。

4. 将物料倒入料筒中，用料勺接在出料口上，会有料排出，待空气排尽后，插管试灌，称重后，调节装量至符合规定。

5. 将管插入管座，按下启动按钮，观察加热位置、切尾情况，根据封尾情况对转盘高度、切尾刀、加热温度在生产中进行微调。

（三）停机

灌封完毕后关闭电源、气源。

五、清洁规程

1. 设备的拆卸 按从上到下的顺序拆下贮料罐上的循环水管和温度计、搅拌器、储料罐、计量泵、循环泵等。

2. 贮料罐、搅拌器的清洁

（1）把拆下的储料罐和搅拌器送至洗涤间。储料罐放在不锈钢桶中预洗，将储料罐加入罐容积1/3的热水浸泡、刷洗5min，排除污水，按以上方法重复预洗1～2次直至无肉眼可见残留物。

（2）加入适量的热水和洗洁精，先用毛刷从上到下将罐壁刷洗，然后用饮用水冲洗2遍，拆下的搅拌器置于洗涤池内，用热水加洗洁精刷洗，然后用纯化水冲洗2次。

（3）储料罐和搅拌器分别用纯化水淋洗2min。

（4）用75%乙醇溶液擦拭储料罐壁和搅拌器进行消毒，晾干后，送至称量间存放。

3. 计量泵、循环泵、连接管的清洁

（1）把拆下的计量泵、循环泵、软管送清洗间（应拆下计量泵及活塞各部位的垫圈，垫圈用纯化水冲洗）；计量泵、循环泵、连接管拆开后放入装有热水的桶内浸泡5min（注意应浸没）；再用毛刷擦洗计量泵、循环泵，不得用铁质毛刷擦洗，活塞上的凹槽、小孔用毛刷擦洗直至无可见残留物。

（2）向桶内加入适量的热水和洗洁精，用毛刷轻轻擦洗计量泵、循环泵直至无可见残留物后再用饮用水冲洗2次。

（3）用纯化水淋洗计量泵、循环泵等2min，然后排放纯化水。

（4）用75%乙醇溶液擦拭计量泵、循环泵进行消毒，晾干后放于工具箱内，清洗干净的垫圈擦干后用小的密封袋密封后定置存放。

4. 灌封机表面的清洁

（1）将废铝管清扫干净。

（2）将灌封机表面及控制柜用毛巾从上到下仔细擦洗，并注意转盘及各个“夹子”以及底板上的清洁，有机玻璃用纯化水、毛巾擦净。

5. 清洁后，关好电源开关及进气阀门。

6. 每批生产结束后按上述清洁方法进行清洁。

7. 清洁有效期为3d，如果超过有效期，需按上述清洁方法重新进行清洁。

六、维护保养规程

1. 料阀的锥形阀体是精密部件，一旦拆下重新装上，必须重新检查其密封度。

2. 料缸底部的计量电机导杆应经常涂抹润滑油，以保持灵活；料缸气缸下部的螺杆应抹入足量的润滑脂，起润滑和密封作用。

七、生产记录

乳膏剂生产记录、清场记录如表5-12所示。

表5-12 乳膏剂生产记录、清场记录

品名：	规格：	批号：	批量 万支	生产日期：		
操作步骤			记 录		操作人	复核人
1. 检查房间上次生产清场记录			已检查，符合要求 □			
2. 检查房间温度、相对湿度			温度______℃ 相对湿度______%			
3. 检查房间中有无上次生产的遗留物；有无与本批产品无关的物品、文件			已检查，符合要求 □			
4. 检查磅秤、天平是否有效，调节零点			已检查，符合要求 □			
5. 检查用具、容器应干燥洁净			已检查，符合要求 □			
6. 检查配料罐的加热、搅拌、温度感应等部分正常，底部阀门关闭，对设备进行点检			已检查，符合要求 □			
7. 计算水相各物质用量，称量物料			纯化水______kg 水相物质1______kg 水相物质2______kg			
8. 计算油相各物质用量，称量物料			油相物质1______kg 油相物质2______kg			

续表

9. 将油相物料加入油相罐中，加温，待油相熔化后开动搅拌，搅拌完成后保温储存	物料完全熔化 □ 物料温度________℃ 搅拌时间________min 保温储存时间________min		
10. 将水相物加入水相锅中，加温搅拌	物料温度________℃ 搅拌时间________min		
11. 水相、油相过滤后压入乳化罐中，在真空下乳化搅拌	乳化罐真空度________mmHg 搅拌速度________r / min 搅拌时间________min		
12. 乳化完毕真空静置冷却	软膏最终冷却温度________℃		
13. 出料、称重，供软膏灌封使用	得到软膏________kg		
14. 灌封机点动运转应灵活无异常声音	已检查，符合要求 □		
15. 复核铝管的规格、批号、数量	规格________批号________ 数量________万支________		
16. 检查抛管机械手是否安装到位；检查灌封机压缩空气压力	抛管机械手安装到位 □ 灌封机压缩空气压力：____bar		
17. 手动试机2～3圈，保证安装、调试到位	已试机，符合要求 □		
18. 装上批号板	批号为：________		
19. 装上铝管，关闭下料开关，试车，检查每支空铝管的密封性、光标位置和批号	已试机，符合要求 □ 密封性检查合格率：________%		
20. 将药液加入储料罐，调节装量至符合规定，进行灌封	装量合格 □ 外观检查合格 □ 密封性检查合格 □		
21. 生产过程中定时检测装量、外观及密封性	装量合格 □ 外观检查合格 □ 密封性检查合格 □		
22. 灌封好的产品检查、计数	成品：________万支		

物料平衡=	处理后物料总量+废弃物料总量	×100%=		×100%=
	处理前总量			

物料平衡标准99%±1%

备　注	

清场记录

清场前	批号：	生产结束日期：　　年　月　日　班	
房间名称		清洁剂或消毒剂名称	
检查项目	清场要求	清场情况	QA检查
物料	结料，剩余物料退料	按规定做 □	合格 □
中间产品	清点，送规定地点放置，挂状态标志	按规定做 □	合格 □
工具器具	冲洗、湿抹干净，放规定地点	按规定做 □	合格 □
清洁工具	清洗干净，放规定处干燥	按规定做 □	合格 □

续表

容器管道	冲洗、湿抹干净，放规定地点	按规定做 □	合格 □
生产设备	湿抹或冲洗，标志符合状态要求	按规定做 □	合格 □
工作场地	湿抹或湿拖干净，标志符合状态要求	按规定做 □	合格 □
废弃物	清离现场，放规定地点	按规定做 □	合格 □
工艺文件	与续批产品无关的清离现场	按规定做 □	合格 □
注：符合规定在“□”中打“√”，不符合规定则清场至符合规定后填写			
清场时间	年 月 日 班		
清场人员			
QA签名		日期及班次	
检查合格发放《清场合格证》，清场合格证粘贴处			
备注			

任务评价

一、技能评价

评价项目		评价细则	评价结果	
			班组评价	教师评价
实训操作	配料操作（15分）	1. 开启设备前能够检查设备（3分）		
		2. 能够按照操作规程正确操作设备（6分）		
		3. 能注意设备的使用过程中各项安全注意事项（3分）		
		4. 操作结束将设备复位，并对设备进行常规维护保养（3分）		
	配制操作（15分）	1. 开启设备前能够检查设备（3分）		
		2. 能够按照操作规程正确操作设备（6分）		
		3. 能注意设备的使用过程中各项安全注意事项（3分）		
		4. 操作结束将设备复位，并对设备进行常规维护保养（3分）		

续表

实训操作	灌封操作（15分）	1. 开启设备前能够检查设备（3分）		
		2. 能够按照操作规程正确操作设备（6分）		
		3. 能注意设备的使用过程中各项安全注意事项（3分）		
		4. 操作结束将设备复位，并对设备进行常规维护保养（3分）		
	分包装操作（10分）	1. 开启设备前能够检查设备（2分）		
		2. 能够按照操作规程正确操作设备（4分）		
		3. 能注意设备的使用过程中各项安全注意事项（2分）		
	清　场（15分）	1. 能够选择适宜的方法对设备、工具、容器、环境等进行清洗和消毒（8分）		
		2. 清场结果符合要求（7分）		
实训记录	完整性（15分）	1. 能完整记录操作参数（7分）		
		2. 能完整记录操作过程（8分）		
	正确性（15分）	1. 记录数据准确无误，无错填现象（7分）		
		2. 无涂改或涂改方法正确，记录表整洁、清晰（8分）		

二、知识评价

（一）选择题

1. 单项选择题

（1）凡士林的叙述错误的是（　　）

A. 系一种固体混合物　　B. 化学性质稳定

C. 起局部覆盖作用　　D. 不刺激皮肤和黏膜

（2）不污染衣服的基质是（　　）

A. 凡士林　　B. 液状石蜡　　C. 硅酮　　D. 蜂蜡

（3）有关软膏基质的叙述中错误的是（　　）

A. 凡士林的释药性及吸水性均差

B. 聚乙二醇释药性及穿透性均好

C. 豚脂涂展性及穿透性均好

D. 羊毛脂吸水性及穿透性强

（4）用于创伤面的软膏剂的特殊要求（　　）

A. 不得加防腐剂、抗氧剂　　B. 均匀细腻

C. 无菌　　　　　　　　　　　　D. 无刺激性

（5）关于乳膏剂基质的叙述中错误的是（　　）

A. 系借助乳化剂的作用，将一种液相均匀分散于另一种液相中形成的液态分散系统

B. O/W型释药性强，易洗除

C. O/W型易发霉，常需加保湿剂和防腐剂

D. W/O型乳剂基质，较不含水的油性基质易涂布，油腻性小

（6）熔合法制备软膏剂的注意事项叙述错误的是（　　）

A. 熔和时熔点低的先加，熔点高的后加

B. 药物加入基质要不断搅拌均匀

C. 夏季可适量增加基质中石蜡的用量

D. 冬季可适量增加基质中液状石蜡的用量

（7）下列基质属于油脂性软膏基质的是（　　）

A. 卡波普　　B. 甘油明胶　　C. 羊毛脂　　D. 聚乙二醇

（8）最有助于药物穿透、吸收的软膏基质是　（　　）

A. 植物油脂　　　　　　B. 水溶性基质

C. 动物油脂　　　　　　D. 乳剂型基质

（9）以下油脂性软膏基质中，吸水性最强的是（　　）

A. 凡士林　　B. 羊毛脂　　C. 液状石蜡　　D. 单硬脂酸甘油酯

（10）在软膏剂中具有保湿作用是（　　）

A. 山梨醇　　B. 鲸蜡醇　　C. 聚乙二醇4000　　D. 液状石蜡

（11）下列关于油脂性基质的叙述中错误的是（　　）

A. 液状石蜡可调节软膏的稠度

B. 硅酮可与其他油脂性基质合用制成防护性软膏

C. 植物油对皮肤的渗透性较豚脂小

D. 羊毛脂吸水后形成O/W型乳剂

（12）改善凡士林吸水性的物质是（　　）

A. 石蜡　　B. 硅酮　　C. 单软膏　　D. 羊毛脂

（13）最适用于大量渗出性伤患处的基质是（　　）

A. 凡士林　　B. 羊毛脂　　C. 乳剂型基质　　D. 水溶性基质

（14）下列除（　　）外均为O/W型乳化剂

A. 吐温80　　B. 三乙醇胺皂　　C. 胆固醇　　D. 硬脂酸钾

（15）根据患部状况选择软膏基质的叙述中错误的是（　　）

A. 有大量渗出液的患部宜选用乳剂型基质

B. 干燥的患部不宜选用含水软膏基质

C. 有大量渗出液的患部不宜选用凡士林基质

D. 干燥的患部不宜选用水溶性基质

（16）下列软膏剂制备中药物加入药物的操作错误的是（　　）

A. 不溶性固体药物应先研成极细粉，过筛

B. 浸膏先加少量稀醇使之软化或研成糊状，再与基质混匀

C. 药物为挥发性共熔成分时，可溶于约60℃的熔融油脂性基质中

D. 药物若能溶解，应先使其溶解，再与基质混合

（17）下列关于乳剂型软膏基质的叙述错误的是（　　）

A. 乳剂型基质特别是O/W型软膏剂中药物释放较快

B. 乳剂型基质易于涂布

C. 乳剂型基质有O/W型和W/O型两种

D. 乳剂基质的油相多为液体

（18）以下属于水溶性软膏基质的是（　　）

A. 十八醇　　B. 聚乙二醇　　C. 硬脂酸　　D. 硅酮

2. 多项选择题

（1）下列类脂基质的叙述中，错误的是（　　）

A. 羊毛脂的性质接近皮脂，有利于药物透入皮肤

B. 含水羊毛脂的含水量为50%

C. 蜂蜡仅作调节软膏的硬度

D. 鲸蜡可用作调节基质的稠度及辅助乳化剂

E. 常用的有羊毛脂、蜂蜡、鲸蜡

（2）可以作乳剂型基质的油相成分是（　　）

A. 凡士林　　B. 硬脂酸　　C. 甘油

D. 三乙醇胺　　E. 聚乙二醇

（3）下列软膏基质处方，配制后属于乳剂型基质的是（　　）

A. 硅油、蜂蜡、花生油　　B. CMC-Na、甘油、水

C. 羊毛脂、凡士林、水　　D. 硬脂酸、三乙醇胺、水

E. 聚乙二醇4000、聚乙二醇6000

（4）以下需进行无菌检查的是（　　）

A. 用于大面积烧伤及皮肤严重损伤的软膏

B. 一般软膏

C. 滴眼剂

D. 用于创伤的眼膏

E. 口服散剂

（5）下列属于油脂性软膏基质的是（ ）

A. 石蜡 B. 凡士林 C. 硅油

D. 羊毛脂 E. 聚乙二醇

（6）下列关于软膏剂的质量要求叙述中错误的是（ ）

A. 易于涂布皮肤或黏膜上融化

B. 软膏剂应均匀、细腻

C. 软膏剂不得加任何防腐剂和抗氧剂

D. 软膏剂应无酸败、异臭、变色等现象

E. 具有适宜的黏稠度

（7）作为软膏基质不需加抗氧剂和防腐剂的是（ ）

A. 植物油 B. 豚脂 C. 硅酮

D. 凡士林 E. 动物油

（8）关于软膏剂正确的表述为（ ）

A. 按分散系统可分为三类：即溶液型、混悬型、乳剂型

B. 用于创面的软膏剂应无菌

C. 软膏剂常用的基质分为三类：油脂性基质、乳剂基质、水溶性基质

D. 水溶性基质：甘油明胶、纤维素衍生物类、凡士林

E. 软膏剂制备方法：研和法、熔和法、乳化法

（9）O/W型乳剂型软膏基质中常需加入（ ）

A. 润滑剂 B. 保湿剂 C. 防腐剂

D. 助悬剂 E. 矫味剂

（10）软膏剂的制备方法有（ ）

A. 研和法 B. 熔合法 C. 乳化法

D. 冷压法 E. 凝聚法

（二）简答题

1. 软膏剂基质、乳膏剂的乳化剂各具备什么特点?

2. 软膏剂的质量要求有哪些?

3. 软膏剂配制过程中常见问题及处理方法。

（三）案例分析题

1. 含水软膏基质

【处方】白蜂蜡 120.5 g 石蜡 120.5 g

硼砂 5.0 g 液状石蜡 560.0 g

纯化水 适量 共制 1000 g

分析讨论：

（1）本品为何类型的软膏基质?为什么?

（2）本品制备操作的要点是什么?

2. 分析水杨酸乳膏处方中各组分的作用，并写出制备方法。

【处方】水杨酸 50g　　硬脂酸甘油酯 70g
硬脂酸 100g　　白凡士林 120g
液状石蜡 100g　　甘油 120g
十二烷基硫酸钠 10g　　羟苯乙酯 1g
纯化水 480ml

3. 地塞米松软膏

【处方】地塞米松 0.25g　　硬脂酸 120g
白凡士林 50g　　液状石蜡 150g
月桂醇硫酸钠 1g　　甘油 100g
三乙醇胺 3g　　羟苯乙酯 0.25g
纯化水 适量　　共制 1000g

试分析上述处方中各成分作用。

（李海亮）

任务 11 硫酸锌口服液的生产

·任务资讯·

一、口服液概述

本任务所讲口服液是指口服溶液剂、口服混悬剂、口服乳剂。

口服溶液剂系指药物溶解于适宜溶剂中制成供口服的澄清液体制剂。

口服混悬剂系指难溶性固体药物，分散在液体介质中，制成供口服的混悬液体制剂，也包括干混悬剂或浓混悬液。

口服乳剂系指两种互不相溶的液体，制成供口服的稳定的水包油型乳液制剂。

用适宜的量具以小体积或以滴计量的口服溶液剂、口服混悬剂、口服乳剂的液体制剂称为滴剂。

口服液服用剂量小、味道好、吸收较快、质量稳定、携带服用方便、易保存、尤其适合大工业生产，已成为药物制剂中发展最快的剂型之一；但生产设备、工艺条件要求较高，成本昂贵。

口服溶液剂、口服混悬剂、口服乳剂在生产与贮藏期间均应符合下列有关规定。①口服溶液剂的溶剂、口服混悬剂的分散介质常用纯化水；②根据需要可加入适宜的附加剂，如防腐剂、分散剂、助悬剂、增稠剂、助溶剂、润湿剂、缓冲剂、乳化剂、稳定剂、矫味剂以及色素等，其品种与用量应符合国家标准的有关规定，不影响产品的稳定性，并避免对检验产生干扰；③不得有发霉、酸败、变色、异物、产生气体或其他变质现象；④口服乳剂应呈均匀的乳白色，以半径为10cm的离心机4000r/min的转速离心15min，不应有分层现象；⑤口服混悬剂的混悬物应分散均匀，放置后若有沉淀物，经振摇应易再分散，并应检查沉降体积比；⑥口服滴剂包装内一般应附有滴管和吸球或其他量具；⑦单剂量口服混悬剂、口服乳剂的含量均匀度等应符合规定；⑧除另有规定外，应密封，遮光贮存；⑨口服混悬剂在标签上应注明“用前摇匀”；以滴计量的滴剂在标签上要标明每毫升或每克液体制剂相当的滴数。

二、口服液的常用溶剂和附加剂

口服液的处方组成中除主药和辅药之外，还有溶剂以及矫味剂、防腐剂、助溶剂、增溶剂等附加剂。

（一）常用溶剂

优良的溶剂应该化学性质稳定、无生理活性、不影响主药的作用和含量测定、毒性小、成本低、无臭味且具有防腐性等。但同时符合这些条件的溶剂很少，所以需要在掌握常用溶剂性质的基础上适当选用。

1. 水 水是口服液最常用的溶剂，因饮用水杂质较多，配置水性液体制剂宜用蒸馏水或去离子水。本身无任何药理及毒理作用，价廉易得。能与乙醇、甘油、丙二醇等极性溶剂任意混合。水能溶解绝大多数无机盐与许多极性有机物、生物碱盐、苷类、糖类、树胶、黏液质、鞣质、蛋白质、某些合成药物、酸类及色素等，但水性液体制剂不稳定，易长霉，不宜久贮。

2. 乙醇 乙醇是除水以外较常用的有机溶剂。可与水、甘油、丙二醇等任意混合。乙醇的溶解范围也很广，能溶解大部分有机物质和植物中成分，如生物碱及其盐类、苷类、挥发油、树脂、鞣质及某些有机酸和色素等，且毒性比其他有机溶剂小，20%以上的乙醇具有防腐作用。但乙醇本身有生理作用、易挥发、易燃烧等缺点，应配成稀乙醇使用，其制剂应密闭贮存。乙醇与水混合时由于化学作用生成水合物而产生热量，并使体积缩小，在配制稀醇液时要冷却至标准温度（20℃）再补足至需要的容量。

3. 甘油 甘油为黏稠性液体，味甜、毒性小，能与水、乙醇、丙二醇等任意混合，能溶解许多不易溶于水的药物。口服液中含甘油12%（g/ml）以上时，不但使制剂有甜味，且能防止鞣质的析出。

4. 丙二醇 药用丙二醇是1，2–丙二醇，毒性及刺激性小。性质与甘油相似，但黏度较甘油小，可与水、乙醇、甘油任意混合，能溶解很多有机药物，如磺胺类药、局部麻醉药、维生素A、维生素D及性激素等。丙二醇与水的等比例混合液能延缓某些药物的水解，增加制剂的稳定性。丙二醇有辛辣味，使用时应注意。

5. 聚乙二醇类（PEG） 低聚合度的聚乙二醇（如PEG300～400）为透明、无色、略有微臭的黏性液体。化学性质稳定，安全低毒，能与水任意混合，能溶解许多水溶性无机盐和水不溶性有机物，且对易溶解的药物具有一定的稳定作用。

6. 脂肪油 脂肪油为多种精制植物油，常用的有麻油、豆油和花生油等。能溶解油溶性药物如激素、挥发油、游离生物碱及许多芳香族化合物等。本品不能与水、乙醇、甘油等混合，易酸败，也易与碱性物质起皂化反应而变质。

（二）附加剂

1. 矫味剂 为掩盖和矫正药剂的不良臭味而加入药剂中的物质称为矫味剂。矫味剂常用来掩盖药物的恶味，也可用来改进药剂的味道，有些矫味剂同时兼有矫臭作用，而有些则需另加芳香剂矫臭。常用的矫味剂有以下几种。

（1）甜味剂 甜味剂能掩盖药物的咸、涩和苦味。甜味剂包括天然和合成两大类。天然甜味剂中以蔗糖、单糖浆及芳香糖浆应用较广泛，芳香糖浆如橙皮糖浆、枸橼糖浆、樱桃糖浆、甘草糖浆及桂皮糖浆等不但能矫味，也具有矫臭作用。天然甜味剂甜菊苷，为微黄白色粉末，无臭，具有清凉甜味，其甜度约为蔗糖的300倍，甜味持久且不被吸收，为无热量甜味剂，常用量为0.025%～0.05%。甘油、山梨醇、甘露醇亦可作甜味剂。合成甜味剂糖精钠，甜度为蔗糖的200～700倍，易溶于水中，常用量为0.03%，常与其他甜味剂合用。阿司帕坦亦称蛋白糖，化学名为天门冬酰氨苯丙氨酸甲酯，系二肽类甜味剂，甜度为蔗糖的150～200倍，并具有清凉感，可用于低糖量、低热量的保健食品和药品中。

（2）芳香剂 在药剂中用以改善药剂气味的香料和香精称为芳香剂。香料由于来源不同，分为天然香料和人造香料两类。天然香料有从植物中提取的芳香挥发性物质，如柠檬、茴香、薄荷油等，以及此类挥发性物质制成的芳香水剂、酊剂、醑剂等。人造香料亦称香精，是在人工香料中添加适量溶剂调配而成，如苹果香精、橘子香精、香蕉香精等。

（3）胶浆剂 胶浆剂具有黏稠缓和的性质，可干扰味蕾的味觉而具有矫味的作用。常用的有海藻酸钠、阿拉伯胶、明胶、甲基纤维素、羧甲基纤维素钠等的胶浆。常于胶浆中加入甜味剂，增加其矫味作用。

（4）泡腾剂　系利用有机酸（如枸橼酸、酒石酸）与碳酸氢钠混合，遇水后产生大量二氧化碳，由于二氧化碳溶于水呈酸性，能麻痹味蕾而矫味。

2. 防腐剂　口服液易发生霉变，易被微生物污染。《中国药典》二部对口服给药制剂的微生物限度标准规定为：细菌数每1g不得过1000cfu，每1ml不得过100cfu；霉菌和酵母菌数每1g或1ml不得过100cfu；大肠埃希菌每1g或1ml不得检出。

常用的防腐措施有：①防止污染。在制剂的整个过程中，应尽量注意避免或减少污染微生物的机会。例如缩短生产周期和暴露时间；缩小与空气的接触面积；加防腐剂前不宜久存；用具容器最好进行灭菌处理，瓶盖、瓶塞可用水煮沸15min后烘干或临用前取出淋干；灌装时瓶口内少留空气并密塞，可防止一些需氧菌的生长和繁殖；还应加强制剂室的环境卫生和操作者的个人卫生；成品应在阴凉、干燥处贮存，以防长霉变质。②添加防腐剂。根据制剂的品种和性质，选择不同的防腐剂和不同的浓度。

防腐剂是指能抑制微生物生长、繁殖的物质。优良的防腐剂在抑菌浓度范围内应无毒无刺激，用于内服的防腐剂应无异味；抑菌范围广，抑菌力强；在水中的溶解度可达到所需的抑菌浓度；不影响药剂中药物的理化性质和药效的发挥；防腐剂也不受药剂中药物及其他附加剂的影响；性质稳定，不易受热和药剂pH的变化而影响其防腐效果，长期贮存不分解失效。

防腐剂品种较多，常用的有以下几种。

（1）尼泊金类（对羟基苯甲酸酯类）这是一类优良的防腐剂。无毒、无味、无臭、不挥发、化学性质稳定。抑菌作用随烷基碳数增加而增加，但溶解度则减小。防腐作用受pH影响不大，但在酸性溶液中作用较强，在碱性溶液中作用减弱。几种酯的合并应用有协同作用，效果更好（乙酯∶丙酯=1∶1，乙酯∶丁酯=4∶1）。在含吐温类的药液中不宜采用尼泊金类作防腐剂，因其络合作用，防腐能力明显减小，甚至无抑菌作用。抑菌浓度：甲酯0.05%～0.25%，乙酯0.05%～0.15%，丙酯0.02%～0.075%，丁酯0.01%。

（2）苯甲酸与苯甲酸钠　为一类有效的防腐剂，其防腐作用是靠未解离的分子，所以在酸性条件下抑菌效果好，最适pH值是4。一般用量为0.03%～0.1%。苯甲酸钠必须转变成苯甲酸后才有抑菌作用。一般用量为0.2%～0.5%。苯甲酸的防霉作用较尼泊金类弱，而防发酵能力则较尼泊金类强，苯甲酸0.25%和尼泊金乙酯（0.05%～0.1%）联合应用对防止发霉和发酵均为理想。

（3）山梨酸　微溶于水（20℃时，0.2%），可溶于乙醇（20℃时，12.9%）。本品起防腐作用是未解离的分子，在酸性溶液中的效果好。本品对霉菌和细菌均有较强的抑菌作用。适用于含吐温类的液体药剂的防腐，山梨酸与吐温虽然也能发生络合作用，但因其抑菌浓度低，在一般用量情况下，未络合的游离山梨酸的浓度，仍高于其最低抑菌浓度，故有一定防腐作用。常用浓度为0.15%～0.2%。

（4）其他　桉叶油（使用浓度为0.01%～0.05%）、桂皮油（使用浓度为0.01%）、薄荷油（使用浓度为0.05%）等。

3. 着色剂　改变药剂的颜色、外观，可减少患者对服药的厌恶感，也可用来识别药物的浓度和区分应用方法。

常用的有：天然色素如焦糖（深棕色）、叶绿素（绿色）、β-胡萝卜素（红黄色）、氧化铁、苏木等。人工合成色素，用量一般为0.0005%～0.001%，可根据需要将红、黄、蓝三种原色按适当比例混合，拼制成各种不同的色谱。我国允许食用的有苋菜红、胭脂红、柠檬黄、靛蓝、日落黄、姜黄及亮黄，常配成1%贮备液使用。

4. 其他附加剂　如增溶剂、助溶剂等。

三、口服液的质量检查

除另有规定外，口服溶液剂、口服混悬剂、口服乳剂应进行以下相应检查。

1. 装量　除另有规定外，单剂量包装的口服溶液剂、口服混悬剂、口服乳剂装量，应符合下列规定。

取供试品10个（袋、支），分别将内容物倾尽，测定其装量，每个（袋、支）装量均不得少于其标示量。

多剂量包装的口服溶液剂、口服混悬剂、口服乳剂、口服滴剂照最低装量检查法（《中国药典》二部附录X F）检查，应符合规定。

2. 沉降体积比　口服混悬剂照下述方法检查，沉降体积比应不低于0.90。其检查方法为：除另有规定外，用具塞量筒量取供试品50ml，密塞，用力振摇1min，记下混悬物的开始高度H_0，静置3h，记下混悬物的最终高度H，按下式计算：

$$沉降体积比=\frac{H}{H_0} \tag{5-1}$$

3. 微生物限度　照微生物限度检查法（《中国药典》二部附录XI J）检查，应符合规定。

四、口服液的制备

非最终灭菌的口服液一般在配液、过滤后，于100℃灭菌30min，然后在无菌条件下灌装；最终灭菌的口服液的配液、过滤、灌封等操作的生产环境应符合D级控制区洁净度要求。本任务以后者为例，讲解口服液的制备过程。

最终灭菌的口服液的生产工艺如图5-13。

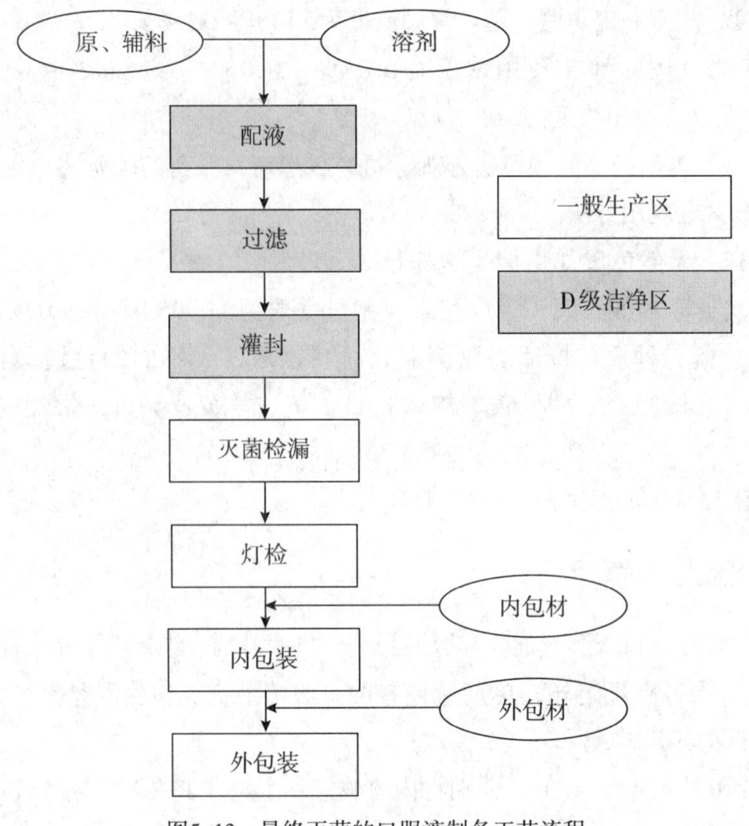

图5-13 最终灭菌的口服液制备工艺流程

1. 配液 配液是指将药物溶解在适宜溶剂中以得到一定浓度溶液的操作过程。配液操作是口服液、注射剂等剂型生产中的关键操作之一。配液的方法分为浓配法和稀配法。配制溶液时，一般先取少量溶剂溶解药物，处方中含有的抗氧化剂、增溶剂、助溶剂等附加剂，应在主药之前加入或直接与主药混合；在水中溶解度小的附加剂，如某些防腐剂、芳香剂等，可先用适量乙醇、甘油等溶解、稀释，再缓慢加入水溶液中，并加强搅拌使其溶解；对溶解缓慢的药物，适当的粉碎、加热和搅拌，可以加快溶解速度，使混合均匀；性质不同或极性不同的溶液混合时，应注意加入的顺序和速度，必要时应先用适宜的溶剂稀释后再混合，以保证分散均匀。详见项目二小容量注射剂的生产。

2. 过滤 口服液的常用的过滤方法有高位静压滤过法、减压滤过法和加压滤过法。

（1）高位静压滤过法 即常压滤过，是借高位产生的静压力将药液进行过滤的方法。此法压力稳定、质量可靠，但滤速较慢，只适合小量生产，已趋淘汰。

（2）减压滤过法 是以抽真空形成负压而将药液抽滤的一种方法。该法设备简单，滤过速度快，但进入系统的空气必须经过过滤处理，且压力不够稳定，滤层易松动，影响质量。

（3）加压滤过法　是采用离心泵将药液压入过滤器进行过滤的方法。该法压力大而稳定、滤速快、质量好、产量高，现广泛用于药厂的大量生产。无菌过滤宜采用此法。

如生产中药口服液，由于其成分复杂，常需要加入助滤剂，采用加压和减压的方法过滤以除去杂质。

3. 灌封　口服液多以10ml为分装量，单剂量分装于灭菌的口服液瓶内，批量生产的口服液采用机械灌装。灌装后应迅速用橡胶塞和铝盖进行密封。

4. 灭菌检漏　灌封后的口服液应选择适宜的灭菌方法进行灭菌，通常采用热压灭菌法，并进行检漏。

五、口服液生产设备

1. 配液、洗瓶及灭菌干燥设备　参见“项目二小容量注射剂的生产”。

2. 灌封设备　常见的口服液的灌封设备有口服液灌装旋盖机、口服液灌轧机、塑料安瓶灌封包装机等。

口服液灌装旋盖机（图5-14）用于以玻璃或塑料螺口瓶作为包装容器的口服液的灌封，全机可进行理瓶、输瓶、定量灌装、理盖、送盖、旋盖等工序。

口服液灌轧机（图5-15）用于以玻璃管制直口瓶为包装容器的口服液的灌封，全机可完成理瓶、输瓶、定量灌装、理盖、送盖、轧盖等工序。

塑料安瓶灌封包装机（图5-16）用于以塑料易折安瓶为包装容器的口服液的灌封，可使PVC膜制瓶、灌封一次完成。此机主要有机体、传动系统、供片装置、夹持松片机构、成型装置、冲载装置、输导装置、板块传送机构、物料灌装、尾边加热封合装置、打批号装置、切尾边机构、分切装置、成品转送机构、电控系统、气控系统、水冷却系统等组成。

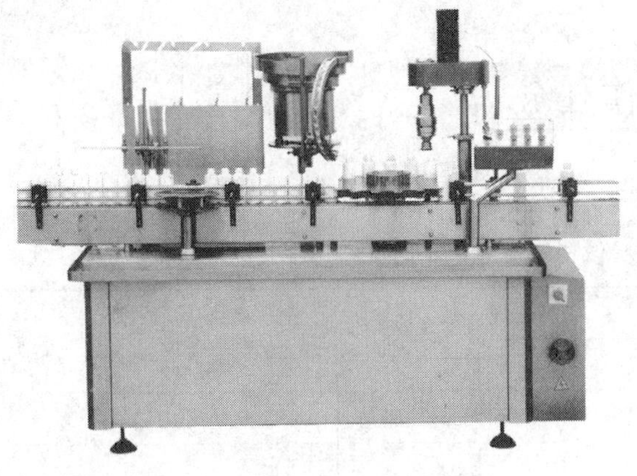

图5-14　口服液灌装旋盖机实物

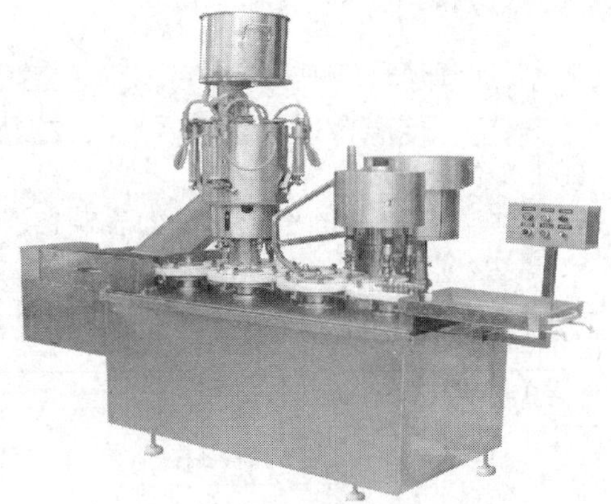

图5-15　口服液灌轧机实物

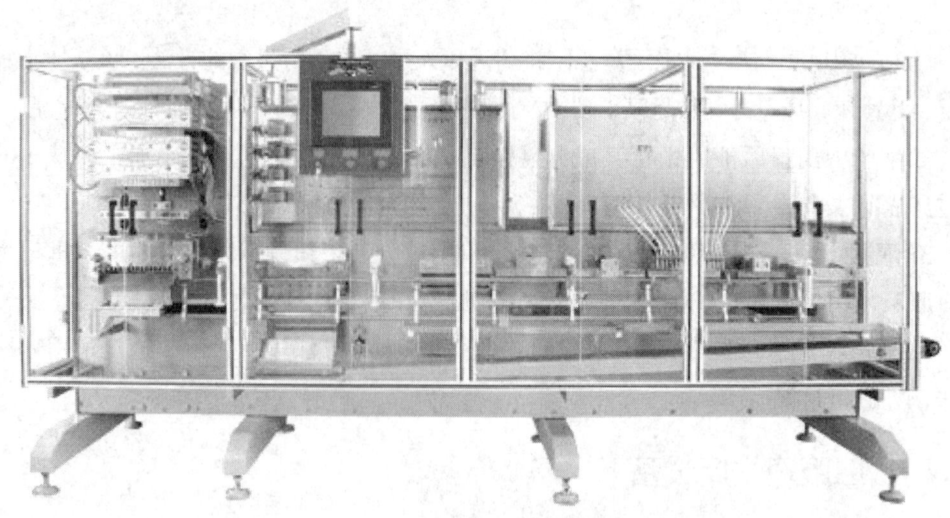

图5-16　塑料安瓶灌封包装机实物

六、口服液的包装与贮存

1. 口服液的包装　口服液的包装材料包括：容器、瓶塞（如橡胶塞、塑料塞等）、瓶盖（塑料盖、金属盖帽等）、标签、硬纸盒以及说明书、纸箱等。其中制作包装容器的材料应不与药物发生作用，不改变药物的理化性质和疗效；能防止和杜绝外界不利因素的影响；坚固耐用、体轻、形状适宜、便于携带和运输；不吸收、不沾留药物；价廉易得等。目前常见的包装容器有玻璃管制直口瓶、玻璃或塑料螺口瓶、以及制瓶、灌封一次完成的塑料易折安瓶等。

2. 口服液的贮存　口服液特别是以水为分散介质者，在贮存期间极易因水解和微生物污染而沉淀、变质或败坏，除在生产时注意防菌和添加防腐剂外，应密闭、贮于阴凉、干燥处，且贮存期不宜过久。

工作任务

硫酸锌口服液的生产指令如表5-13所示。

表5-13　硫酸锌口服液的生产指令

产品名称	硫酸锌口服溶液		规　格	100ml：0.2g
产品批号			配制量	1000ml
	原、辅料名称	规格	每1000ml投料量	批号及供应厂家
	硫酸锌		2.100g	
	枸橼酸		0.520g	
	单糖浆		210.0ml	

续表

配制处方	羟苯乙酯溶液（5%）		10.2ml		
	加纯化水水至	1000		ml	
起草人		审核人		批准人	
日期		日期		日期	

·任务分析·

一、处方分析

主药硫酸锌在中性或碱性溶液中易水解，生成氢氧化锌的沉淀，加枸橼酸使溶液呈酸性，可增加稳定性，防止产生沉淀。单糖浆作矫味剂，羟苯乙酯溶液作防腐剂，纯化水为溶剂。

二、工艺分析

本品采用SZGX四头直线式灌装旋盖机进行灌装，按照生产过程，将工作任务细分为四个子工作任务，即任务11-1配液过滤；任务11-2灌封；任务11-3灭菌检漏；任务11-4灯检。见图5-17。

三、质量标准分析

本品含硫酸锌（$ZnSO_4 \cdot 7H_2O$）应为标示量的90.0%～110.0%。

1. 性状 本品为无色至淡黄色或淡黄绿色液体，味香甜，略涩。

2. 鉴别 本品显锌盐与硫酸盐（《中国药典》二部附录Ⅲ）的鉴别反应。

3. 检查 pH值 应为2.5～4.5。（《中国药典》二部附录Ⅵ H）。

其他 应符合口服溶液剂项下有关的各项规定（《中国药典》二部附录Ⅰ O）。

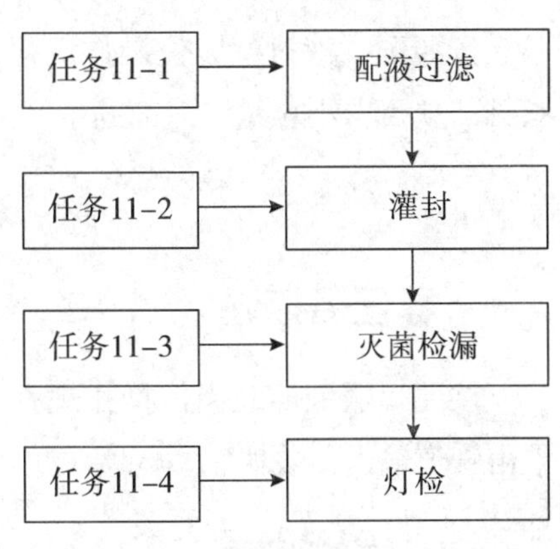

图5-17 硫酸锌口服液生产工艺分解示意

4. 含量测定 精密量取本品100ml（约相当于硫酸锌0.2g），加氨-氯化铵缓冲液（pH10.0）10ml，加氟化铵1g与铬黑T指示剂少许，用乙二胺四醋酸二钠滴定液（0.05mol/L）滴定至溶液由暗紫红色转变为暗绿色并持续1min不褪。每1ml乙二胺四醋酸二钠滴定液（0.05mol/L）相当于14.38mg的$ZnSO_4 \cdot 7H_2O$。

任务计划

按照口服液生产岗位要求，将学生分成若干个班组，由组长带领本组成员认真学习各岗位职责，对工作任务进行讨论，并进行人员分工，对每位员工应完成的工作任务内容、完成时限和工作要求等做出计划表。（表5-14）

表5-14 生产计划表

工作车间：		制剂名称：	规格：	
工作岗位	人员及分工	工作内容	工作要求	完成时限

任务实施

任务11-1 配液过滤

按照配、液过滤岗位操作规程，以纯化水为溶剂，完成配液过滤操作，具体操作参见“项目二小容量注射剂的生产，任务3-1配液”。

任务11-2 灌 封

一、任务描述

按照口服液灌装岗位操作规程，操作口服液灌装旋盖机，完成灌装操作。所用药液由管道输入，玻璃瓶、瓶塞（盖）由洗瓶间传入。

二、岗位职责

1. 严格执行《灌装岗位操作法》、《灌装标准操作规程》。

2. 做好口服液灌装旋盖机的日常维护和保养工作。

3. 严格执行生产指令，认真核对所用物料的品名、规格、数量、质量等，确保本岗位不发生混药、错药。

4. 严格执行工艺规程，保证装量符合标准，发现偏差及时汇报。

5. 自觉执行工艺纪律，不离岗、脱岗，防止安全事故发生。

6. 确保生产环境符合要求，避免污染和交叉污染。

7. 如实、及时填写各种生产记录。

8. 搞好本岗位的清场工作。

三、岗位操作法

（一）生产前准备

1. 检查有无上批《清场合格证》副本，并在有效期内；检查灌装间温湿度、压差是否符合要求，有无上批遗留物；检查设备是否有“完好”、“已清洁”标志。

2. 灌装间进行清洁消毒，QA人员检查合格后，签发《生产许可证》。

3. 需要使用的工具等用75%乙醇溶液消毒。

4. 从热风循环烘箱中取出已清洁消毒后的不锈钢周转盘，备用。

5. 将清洁消毒后的硅胶管、灌装器、活塞、针头组成灌装系统连接就位。

6. 接通电源，按“点动”按钮对机器进行点动运转，检查是否有卡阻现象，方可开机空运行数分钟。检查理瓶机、灌装机各部运转情况有无异常，并在各运转部位加润滑油。

7. 根据批生产指令挂贴标有产品名称、规格、批号、批量等内容的“正在生产”标志。

（二）操作

1. 将合格的瓶子放入理瓶机中，开机，启动理瓶主电机及箱内甩瓶电机使理瓶机正常运行，将瓶子理顺后输出，送至灌装机上传送带，再启动灌装机进入工作状态运行。

2. 打开总电源，开启传送带、旋盖、振荡器，调整供盖速度，启动主机。

3. 取少许合格玻璃瓶摆放在传送带上，查看灌封针头插入瓶子的位置和深度是否合适，上塞、旋盖是否准确，并按技术标准调整。

4. 插上回流管，接通过滤后的纯化水，开动灌装机，冲洗灌装系统10min，并将灌装系统内的纯化水排空。

5. 检查终端过滤器过滤后药液的澄明度、色泽均符合标准后，将药液经灌装系统打回流，检查每支针头回流药液的澄明度应符合标准。回流药液集中于指定容器，用真空抽回配制岗位重新过滤。回流管送容器清洗间，清洗、消毒后存放。

6. 按照工艺要求调节好装量。

7. 启动设备进行灌装操作，在灌装操作过程中，随时检查半成品的澄明度、装量及旋盖状态，挑出质量不合格品。

8. 在出料口将灌装合格产品装入不锈钢盘，满盘后放入标明品名、规格、产品批号、生产日期、灌装机号及顺序号的流动卡。

9. 及时将合格品经传递窗传至灭菌岗位，进行灭菌检漏。

10. 将挑出的质量不合格品及时回收，并将回收药液用真空抽回配制岗位重新过滤。

11. 灌装完毕，及时填写生产记录。

12. 设备发生故障不能正常工作时，及时请维修人员维修。发生异常情况时填写《异常情况处理报告》交车间主任及时处理，并通知QA人员。

（三）清场

1. 按《清场管理制度》、《容器具清洁管理制度》、《灌装旋盖机标准清洁规程》做好清场工作。

2. 将生产废弃物按车间污物、废物管理规程处理。

3. 对理瓶机、灌装机按相应设备清洁规程进行清洁、消毒，检查合格后放置“已清洁”标志。

4. 灌装间进行清洁消毒。

5. 清场后，填写清场记录，上报QA，经QA检查合格后挂《清场合格证》。

四、操作规程

（一）开机前准备

1. 检查灌装旋盖机是否有“完好”、“已清洁”标志。

2. 检查各部件螺丝是否有松动。

3. 检查硅胶管、灌装器、活塞、针头是否完好，清洁，并将其连接就位。

4. 将清洁消毒后的硅胶管、灌装器、活塞、针头组成灌装系统连接就位。

（二）开机运行

1. 接通电源，按“点动”按钮对机器进行点动运转，检查是否有卡阻现象。检查理瓶机、灌装机各部运转情况有无异常，并在各运转部位加润滑油。

2. 将合格的瓶子放入理瓶机中，开机启动理瓶主电机及箱内甩瓶电机使理瓶机正常运行，将瓶子理顺后输出，送至灌装机上传送带，再启动灌装机进入工作状态运行。

3. 打开传送带按钮、旋盖按钮、振荡器按钮，调整供盖速度（调速旋钮顺时针方向为大）。

4. 取少许合格玻璃瓶摆放在传送带上，查看灌封针头插入瓶子的位置和深度是否合适，上塞、旋盖是否准确，并按技术标准调整。（灌装针管高度的调整：一般出厂时均已调整锁紧，不要随意变动；旋盖机构：如需调整时，先松开调节圆螺母上的防松螺钉、旋转圆螺母压紧或松开压缩弹簧，顺时针旋紧则压紧钢球，则得到旋紧度，逆时针旋松圆螺母则放松压缩弹簧，使钢球受的压紧力减小而打滑（旋得不紧），调整确当后再将防松螺钉旋紧，圆螺母即为锁紧，调整结束）

5. 装量的调整：灌装量的多少是通过活塞泵的工作行程的大小来实现的，即活塞行程大装量亦大，反之则小（一般在出厂时已调整至额定装量，无须再调）。如需调节活塞行程大或小，必须先松开六角螺母，同时松开调节螺钉上的螺母，扭转调节螺钉，左旋使偏心距增大即行程增大（装量增加），反之为偏心距减少（装量减小），可以微量调节到一定精度后，锁紧螺母，即完成调节全过程。

6. 全部调节完毕后，主机启动，进行连续生产。

（三）停机

待药液全部灌装完毕后，按开启理瓶机、灌装机的逆顺序关闭理瓶机、灌装机。按照《灌装旋盖机清洁规程》清洁设备。

（四）操作注意事项

1. 操作中要注意安全，严格按照操作规程操作设备。

2. 若机器出现异常或发出不正常声音时，应立即停车检查。

3. 随时查看针头喷药情况，更换针头、活塞等器具应检查药液澄明度、装量，合格后方可继续生产。

4. 注意上瓶及瓶子传送情况，如发生故障，查明原因，排除故障后继续生产。

5. 机器在生产过程中应及时清除药液或玻璃碎屑。

五、清洁规程

1. 关闭电源开关，拔下电源插头，拆卸灌注系统，放在指定容器内。

2. 将进瓶斗、出瓶斗、齿轮及灌封机各部件存在的碎玻璃屑清除干净。

3. 用灭菌清洁布将进瓶斗、出瓶斗、齿轮及灌封机上的药液、油垢擦洗干净，用灭菌清洁布擦一遍。

4. 用消毒剂清洁、消毒进瓶斗，出瓶斗，齿轮及灌封机外壁。

5. 理瓶机、灌封机清洁消毒后，填写设备清洁记录，经QA人员检查合格，并贴挂“已清洁”标志卡。

六、维护保养规程

1. 对本机传动各运转部分中齿轮、链轮等传动件应每周加一次钙基润滑脂，蜗轮减速机应经常检查机油平面高度，及时调换新油。

2. 直线轴承、导杆衬套应每班加少许20号机用油。

3. 圆柱凸轮槽内和齿轮副应每周加一次钙基润滑脂，保证机器有足够润滑，运行平稳，延长机器寿命。

4. 离合装置的保养：电磁开关应保持干净，无油、无污物；花键轴上每周加少许机用油，以保持离合灵活；拨叉位置应定时加少量二硫化钼，有足够润滑；当操纵失灵时，应检查牵引钢丝绳是否磨损断开，予以更新即可。

5. 调整机器时，工具要使用适当，严禁用过大的工具或用力过猛来拆卸零件，避免损坏机器性能。每当机器进行调整后，一定要将松过的螺钉紧好，再用摇手柄转动机器，查看其动作是否符合要求后，方可以开机。

6. 机器必须保持清洁，严禁机器上有油污、药液或玻璃碎屑。

7. 下班前应将机器各部位清洁一次，每周大清洗一次，特别是将平时使用中不宜清洁到的地方揩净，并用压缩空气吹净。

七、生产记录

口服液灌装生产记录如表5-15所示。

表5-15　口服液灌装生产记录

<table>
<tr><td colspan="6">编码：　　温度______℃　　相对湿度______%　　年　月　日　班</td></tr>
<tr><td>品名</td><td></td><td>规格</td><td></td><td>批号</td><td></td></tr>
<tr><td colspan="2">生产前检查</td><td>生产时间</td><td colspan="3">年　月　日　时至　日　时</td></tr>
<tr><td colspan="2">1. 是否有清场、清洁合格标志</td><td colspan="2">是□　否□</td><td rowspan="4">检查人</td><td rowspan="4">复核人</td></tr>
<tr><td colspan="2">2. 是否有上批生产遗留物</td><td colspan="2">是□　否□</td></tr>
<tr><td colspan="2">3. 设备容器是否清洁、完好</td><td colspan="2">是□　否□</td></tr>
<tr><td colspan="2">4. 环境条件符合要求</td><td colspan="2">是□　否□</td></tr>
<tr><td colspan="6">灌装操作</td></tr>
<tr><td>按灌装岗位操作规程及灌装机操作规程操作，将所得药液用灌装机进行灌装</td><td>罐装机开机前清洁状态
药液总量
平均装量
余料量
装瓶总量
药液损耗量
收率</td><td colspan="2">______
______L
______ml/支
______L
______支
______L
______%</td><td>操作人</td><td>复核人</td></tr>
<tr><td colspan="6">质量控制（每30 min自查一次装量差异）</td></tr>
<tr><td>控制项目</td><td colspan="3">外观</td><td colspan="2">装量</td></tr>
<tr><td>标准</td><td colspan="3"></td><td colspan="2"></td></tr>
<tr><td>结果</td><td colspan="3"></td><td colspan="2"></td></tr>
<tr><td>检验人</td><td colspan="3"></td><td colspan="2"></td></tr>
<tr><td colspan="6">物料去向</td></tr>
</table>

续表

物料平衡计算	
罐装总量+余料量+损耗量 / 罐装前药液总量 ×100%=	平衡限度 要求： ≤限度≤ 实际为：
______ ×100%=	计算人：

偏差分析与处理：

工序负责人： QA签名：

表5–16 口服液灌装自检记录

<table>
<tr><td colspan="3">编码：</td><td colspan="3">温度 ℃</td><td colspan="3">相对湿度 %</td><td colspan="3">年 月 日 班</td></tr>
<tr><td colspan="2">品名</td><td colspan="2"></td><td colspan="2">规格</td><td colspan="2"></td><td colspan="2">批号</td><td colspan="2"></td></tr>
<tr><td colspan="4">装量差异记录</td><td colspan="2">日 期</td><td colspan="6">年 月 日 时至 日 时</td></tr>
<tr><td colspan="12">每隔30min记录一次，每次取10支，分别用量筒检查，装量差异应符合标准
装量范围： ml～ ml</td></tr>
<tr><td rowspan="2">序号
时间</td><td colspan="7">装量数据记录</td><td colspan="4">单位：ml</td></tr>
<tr><td>1</td><td>2</td><td>3</td><td>4</td><td>5</td><td>6</td><td>7</td><td>8</td><td>9</td><td>10</td><td>平均值</td></tr>
<tr><td></td><td></td><td></td><td></td><td></td><td></td><td></td><td></td><td></td><td></td><td></td><td></td></tr>
<tr><td></td><td></td><td></td><td></td><td></td><td></td><td></td><td></td><td></td><td></td><td></td><td></td></tr>
<tr><td></td><td></td><td></td><td></td><td></td><td></td><td></td><td></td><td></td><td></td><td></td><td></td></tr>
<tr><td></td><td></td><td></td><td></td><td></td><td></td><td></td><td></td><td></td><td></td><td></td><td></td></tr>
<tr><td></td><td></td><td></td><td></td><td></td><td></td><td></td><td></td><td></td><td></td><td></td><td></td></tr>
<tr><td colspan="12">操作人：</td></tr>
</table>

任务11–3 灭菌检漏

按照灭菌检漏岗位操作规程，采用高压蒸汽灭菌法，用高压蒸汽灭菌检漏柜完成灭菌检漏操作。具体内容参见“项目二小容量注射剂的生产，任务3–3灭菌检漏”。

任务11–4 灯 检

按照灯检操作规程，对经灭菌检漏的口服液进行灯检操作。具体内容参见“项目二小容量注射剂的生产，任务3–4灯检印字包装”。

任务评价

一、技能评价

<table>
<tr><th colspan="2" rowspan="2">评价项目</th><th rowspan="2">评价细则</th><th colspan="2">评价结果</th></tr>
<tr><th>班组评价</th><th>教师评价</th></tr>
<tr><td rowspan="21">实训操作</td><td rowspan="4">配液、过滤操作（10分）</td><td>1. 开机前能对配液、过滤设备进行检查，能正确组装过滤器组件（2分）</td><td></td><td></td></tr>
<tr><td>2. 能够按照设备操作规程正确操作设备（3分）</td><td></td><td></td></tr>
<tr><td>3. 能按照配液过滤操作规程完成配液、过滤操作，防止污染和交叉污染的措施到位，各项安全注意事项注意到位（3分）</td><td></td><td></td></tr>
<tr><td>4. 操作结束将设备复位，并对设备进行常规维护保养（2分）</td><td></td><td></td></tr>
<tr><td rowspan="5">灌封操作（25分）</td><td>1. 能对设备进行检查，能正确组装硅胶管、灌装器、活塞、针头等（6分）</td><td></td><td></td></tr>
<tr><td>2. 能够对装量、旋盖、送瓶等机构进行调节（6分）</td><td></td><td></td></tr>
<tr><td>3. 能够按照设备操作规程正确操作设备（6分）</td><td></td><td></td></tr>
<tr><td>4. 能按照灌装操作规程完成灌装操作，防止污染和交叉污染的措施到位，装量符合要求（4分）</td><td></td><td></td></tr>
<tr><td>5. 操作结束将设备复位，并对设备进行常规维护保养（3分）</td><td></td><td></td></tr>
<tr><td rowspan="4">灭菌检漏操作（10分）</td><td>1. 能对灭菌检漏柜以及电、汽、气、水、压力表等进行检查（2分）</td><td></td><td></td></tr>
<tr><td>2. 能够按照设备操作规程正确操作设备（3分）</td><td></td><td></td></tr>
<tr><td>3. 能按照灭菌检漏操作规程完成灭菌、检漏操作，能严格按照工艺要求控制灭菌温度、压力、时间，各项安全注意事项注意到位（3分）</td><td></td><td></td></tr>
<tr><td>4. 操作结束将设备复位，并对设备进行常规维护保养（2分）</td><td></td><td></td></tr>
<tr><td rowspan="4">灯检操作（5分）</td><td>1. 对环境、设备检查到位（1分）</td><td></td><td></td></tr>
<tr><td>2. 能够按照设备操作规程正确操作设备（1分）</td><td></td><td></td></tr>
<tr><td>3. 能按照灯检操作规程完成灯检操作，不合格品、废品分类合理，各项安全注意事项注意到位（2分）</td><td></td><td></td></tr>
<tr><td>4. 操作结束将设备复位，并对设备进行常规维护保养（1分）</td><td></td><td></td></tr>
<tr><td rowspan="2">产品质量（15分）</td><td>1. 物料各项信息准确，无异物（7分）</td><td></td><td></td></tr>
<tr><td>2. 含量符合工艺要求（8分）</td><td></td><td></td></tr>
<tr><td rowspan="2">清 场（15分）</td><td>1. 能够选择适宜的方法对设备、工具、容器、环境等进行清洗和消毒（8分）</td><td></td><td></td></tr>
<tr><td>2. 清场结果符合要求（7分）</td><td></td><td></td></tr>
</table>

续表

评价项目		评价细则	评价结果	
			班组评价	教师评价
实训记录	完整性（10分）	1. 能完整记录操作参数（5分）		
		2. 能完整记录操作过程（5分）		
	正确性（10分）	1. 记录数据准确、规范（5分）		
		2. 无涂改或涂改方法正确，记录表整洁、清晰（5分）		

二、知识评价

（一）选择题

1. 单项选择题

（1）口服溶液剂中药物存在的形式为（　　）

A. 分子或离子　B. 液滴　C. 微粒　D. 颗粒

（2）下列不是口服液的附加剂的是（　　）

A. 防腐剂　B. 矫味剂　C. 助溶剂

D. 着色剂　E. 黏合剂

（3）口服混悬剂的沉降体积比应不低于（　　）

A. 0.30　B. 0.60　C. 0.80　D. 0.90

（4）下列影响过滤的因素，错误的是（　　）

A. 加大过滤压力，可增加滤速

B. 增加过滤面积，滤速增加

C. 滤饼厚度增加，滤速增加

D. 滤液黏度与滤速成反比

（5）采用离心泵将药液压入过滤器进行过滤的方法为（　　）

A. 高位静压过滤　B. 常压过滤　C. 加压过滤　D. 减压过滤

2. 多项选择题

（1）有关口服液防腐剂的要求正确的是（　　）

A. 在抑菌浓度范围内应无毒无刺激

B. 抑菌范围广，抑菌力强

C. 在水中的溶解度可达到所需的抑菌浓度

D. 不影响药剂中药物的理化性质和药效的发挥

E. 可以任意添加

（2）优良的口服液的溶剂应该具有的性质有（　　）

A. 化学性质稳定　B. 无生理活性　C. 不影响主药的作用和含量测定

D. 毒性小、成本低、无臭味　E. 有一定的黏稠度

（3）以下可以作为口服液溶剂的是（　　）

A. 水　B. 乙醇　C. 甘油

D. 丙二醇　E. 聚乙二醇类（PEG）

（4）下列属于口服液生产工序的是（　　）

A. 配液　B. 灌封　C. 灭菌

D. 灯检　E. 过滤

（5）以下可以作为口服液防腐剂的是（　　）

A. 对羟基苯甲酸酯类　B. 苯甲酸与苯甲酸钠　C. 山梨酸

D. 桉叶油　E. 薄荷油

（二）简答题

1. 画出口服液生产的工艺流程图。

2. 简述口服液的配液方法及其注意事项。

3. 口服溶液剂的质量要求有哪些？

（王峥业）

参考答案

项目一　制药用水的生产

〔任务1〕　纯化水的生产

一、技能评价（略）

二、知识评价

（一）选择题

1. 单项选择题

（1）C　（2）A　（3）B　（4）A　（5）A

2. 多项选择题

（1）ABDE　（2）ABCD　（3）ABCD　（4）ABCD　（5）ABCDE

（二）简答题（略）

（三）案例分析题（略）

〔任务2〕　注射用水的生产

一、技能评价（略）

二、知识评价

（一）选择题

1. 单项选择题

（1）D　（2）D　（3）A　（4）D　（5）B

2. 多项选择题

（1）ABCDE　（2）BCD　（3）ACD　（4）ABCDE　（5）ABCE

（二）简答题（略）

（三）案例分析题（略）

项目二　小容量注射剂的生产

〔任务3〕　盐酸普鲁卡因氯化钠注射液的生产

一、技能评价（略）

二、知识评价

（一）选择题

1. 单项选择题

（1）C　（2）A　（3）C　（4）B　（5）D

2. 多项选择题

（1）ACDE　（2）ABCE　（3）ABC　（4）ACD　（5）ABD

（二）简答题（略）

（三）案例分析题（略）

〔任务4〕　维生素C注射液的生产

一、技能评价（略）

二、知识评价

（一）选择题

1. 单项选择题

（1）C　（2）B　（3）A　（4）D　（5）D

2. 多项选择题

（1）ABDE　（2）ABC　（3）ABD　（4）ABC　（5）AD

（二）简答题（略）

（三）案例分析题（略）

项目三　大容量注射液的生产

〔任务5〕　5%葡萄糖注射液的生产

一、技能评价（略）

二、知识评价

（一）选择题

1. 单项选择题

（1）A　（2）D　（3）D　（4）D　（5）B

2. 多项选择题

（1）ABC　（2）ABCDE　（3）AB　（4）ABC　（5）ABCD

（二）简答题（略）

（三）案例分析题（略）

〔任务6〕　0.9%氯化钠注射液的生产

一、技能评价（略）

二、知识评价

（一）选择题

1. 单选题

（1）D　（2）A　（3）B　（4）A　（5）B

2. 多选题

（1）AB　（2）ABCD　（3）ABCDE　（4）ABCE　（5）ABCDE

（二）简答题（略）

（三）案例分析题（略）

项目四　粉针剂的生产

〔任务7〕　注射用青霉素钾粉针剂的生产

一、技能评价（略）

二、知识评价

（一）选择题

1. 单项选择题

（1）A　（2）D　（3）B　（4）D　（5）B

2. 多项选择题

（1）ABCD　（2）ABC　（3）ABC　（4）ABCD　（5）AB

（二）简答题（略）

（三）案例分析题（略）

〔任务8〕　注射用阿糖胞苷粉针剂的生产

一、技能评价（略）

二、知识评价

（一）选择题

1. 单项选择题

（1）A　（2）A　（3）A　（4）C

2. 多项选择题

（1）ABCD　（2）ABCD　（3）ABCD

（二）简答题（略）

（三）案例分析题（略）

项目五　其他制剂的生产

〔任务9〕　维生素E软胶囊的生产

一、技能评价（略）

二、知识评价

（一）选择题

1. 单项选择题

（1）D　（2）A　（3）D　（4）B　（5）A

2. 多项选择题

（1）AB　（2）ABC　（3）ABCDE　（4）ABCD　（5）ABC

（二）简答题（略）

（三）案例分析题（略）

〔任务10〕　水杨酸乳膏的生产

一、技能评价（略）

二、知识评价

（一）选择题

1. 单项选择题

（1）A　（2）C　（3）B　（4）C　（5）A

（6）A　（7）C　（8）D　（9）B　（10）A

（11）D　（12）D　（13）D　（14）C　（15）B

（16）A　（17）D　（18）B

2. 多项选择题

（1）BC　（2）AB　（3）BD　（4）CD　（5）AD

（6）ABCD　（7）AC　（8）CD　（9）ABCE　（10）BC

（11）ABC　（12）ACD

（二）简答题（略）

（三）案例分析题（略）

〔任务11〕 硫酸锌口服液的生产

一、技能评价（略）

二、知识评价

（一）选择题

1. 单项选择题

（1）A （2）E （3）D （4）C （5）C

2. 多项选择题

（1）ABCD （2）ABCD （3）ABCDE （4）ABCD （5）ABCDE

（二）简答题（略）

参考文献

[1] 国家药典委员会. 中华人民共和国药典（2010年版）. 北京：中国医药科技出版社，2010.

[2] 韩瑞亭. 药物制剂技术. 北京：中国农业大学出版社，2008.

[3] 张洪斌. 药物制剂工程技术与设备. 北京：化学工业出版社，2010.

[4] 杨瑞红. 药物制剂技术与设备. 2版. 北京：化学工业出版社，2012.

[5] 张劲. 药物制剂技术. 北京：化学工业出版社，2009.

[6] 胡英，周广芬. 药物制剂. 2版. 北京：中国医药科技出版社，2008.

[7] 于广华，毛小明. 药物制剂技术. 北京：化学工业出版社，2012.

[8] 陈晶. 药物制剂技术. 北京：化学工业出版社，2013.

[9] 王云云，王秋香. 药物制剂技术. 西安：第四军医大学出版社，2011.

[10] 兰小群，李艳艳. 实用药物制剂技术实训教程. 上海：上海交通大学出版社，2010.

[11] 朱玉玲. 药物制剂技术. 北京：化学工业出版社，2012.

[12] 张健泓. 药物制剂技术. 北京：人民卫生出版社，2013.

[13] 刘一. 药物制剂知识与技能教程. 北京：化学工业出版社，2006.

[14] 黄家得. 药物制剂实训教程. 北京：中国医药科技出版社，2008.

[15] 张琦岩，孙耀华. 药剂学. 北京：人民卫生出版社，2009.

[16] 崔福德. 药剂学. 6版. 北京：人民卫生出版社，2008.

[17] 谢淑俊. 药物制剂设备：下册. 北京：化学工业出版社，2009.

[18] 杨凤琼. 实用药物制剂技术. 2版. 北京：化学工业出版社，2010.

[19] 魏增余. 中药制药设备应用技术. 江苏:江苏教育出版社，2012.

[20] 王行刚. 药物制剂设备与操作. 北京：人民卫生出版社，2009.

[21] 杨宗发. 制剂设备. 北京：中国医药科技出版社，2013 .

[22] 邓才彬. 药物制剂设备. 北京：人民卫生出版社，2013.

[23] 杨宗发. 药物制剂设备. 北京：人民军医出版社，2012.